AUS LIEBE ZUM LANDLEBEN

Natürlich schön und gesund

AUS LIEBE ZUM LANDLEBEN

Natürlich schön und gesund

Natürliche Essenzen, Cremes, Öle und Emulsionen, Naturrezepte, Seifen, Badezusätze

von
Marlies Busch

Dort-Hagenhausen-Verlag

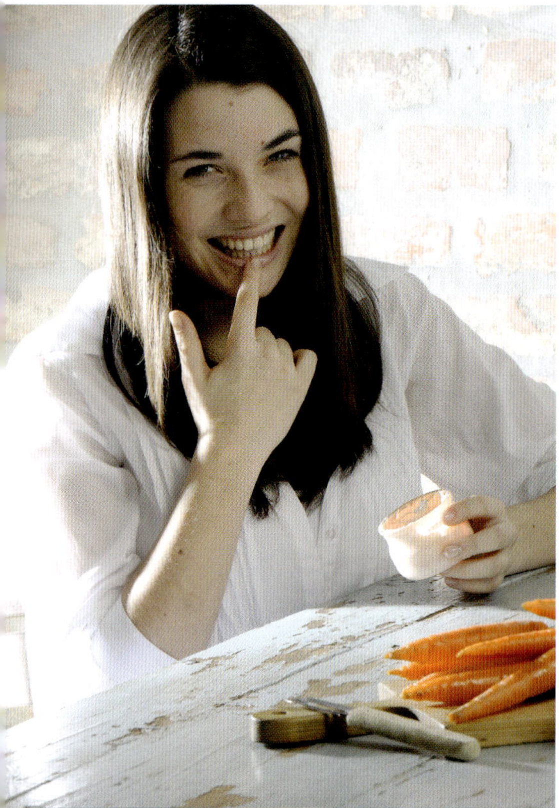

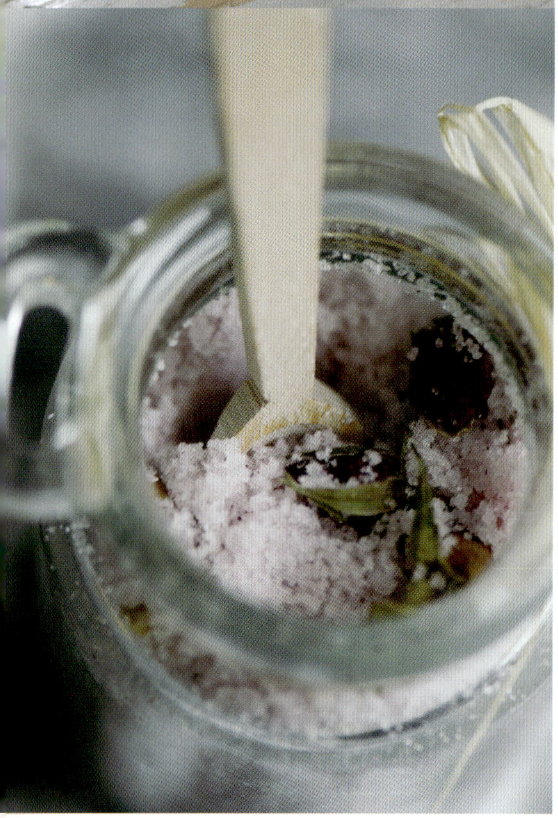

Inhalt

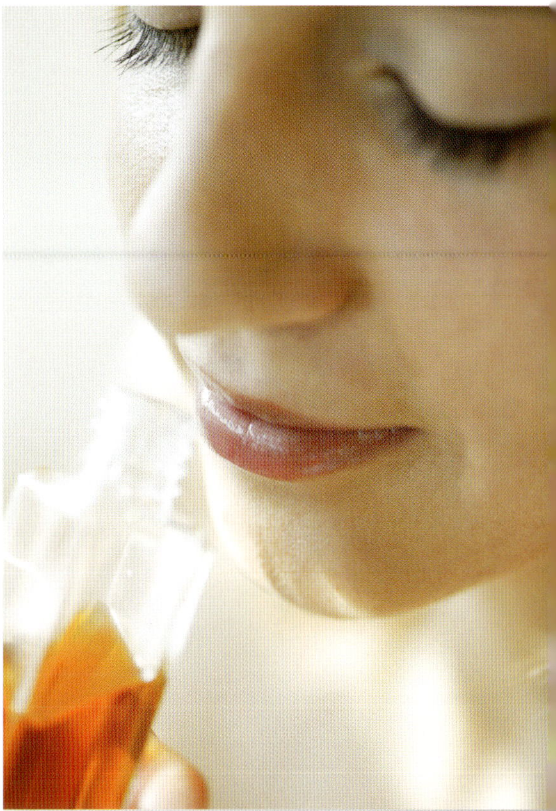

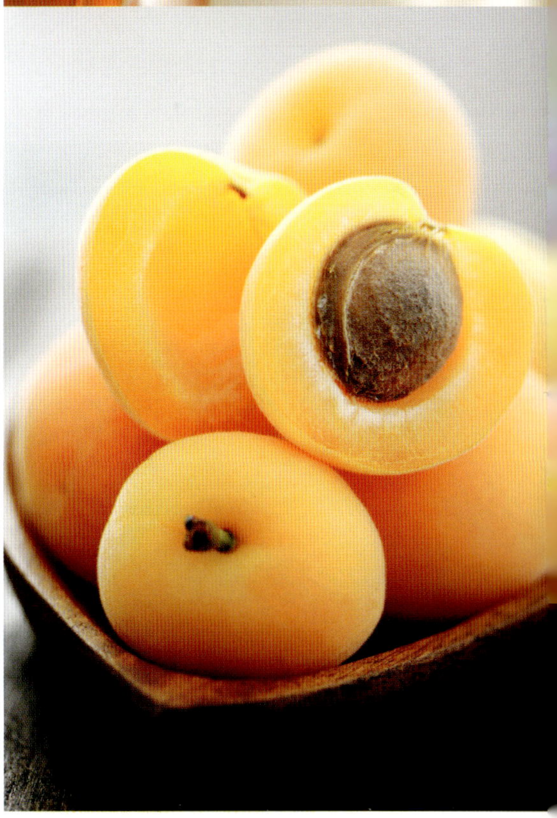

Vorwort

Wer schön und gesund sein möchte, sollte sein Augenmerk auf eine natürliche Pflege und Ernährung legen, denn das Geheimnis der Schönheit ist nicht nur eine strahlende Haut und glänzendes Haar, sondern auch eine gesunde Ernährung. Nur so kann man Körper, Geist und Seele in Einklang bringen und erreicht eines der bemerkenswertesten Ziele: die natürliche, attraktive Ausstrahlung. Die altersgerecht richtige, natürliche Körperpflege in Kombination mit der gesundheitsbewussten Ernährung hat einen höchst positiven Einfluss auf das Wohlbefinden des Menschen.

In Rückbesinnung auf die natürliche und gesunde Lebensweise im Einklang mit der Natur auf dem Lande interessieren sich viele Frauen für unverfälschte Kosmetik, ohne Konservierungsstoffe, ohne Tests an Tieren, mit Inhaltsstoffen, die übersichtlich und nachvollziehbar sind und von innen und außen für Schönheit sorgen und gesund erhalten.

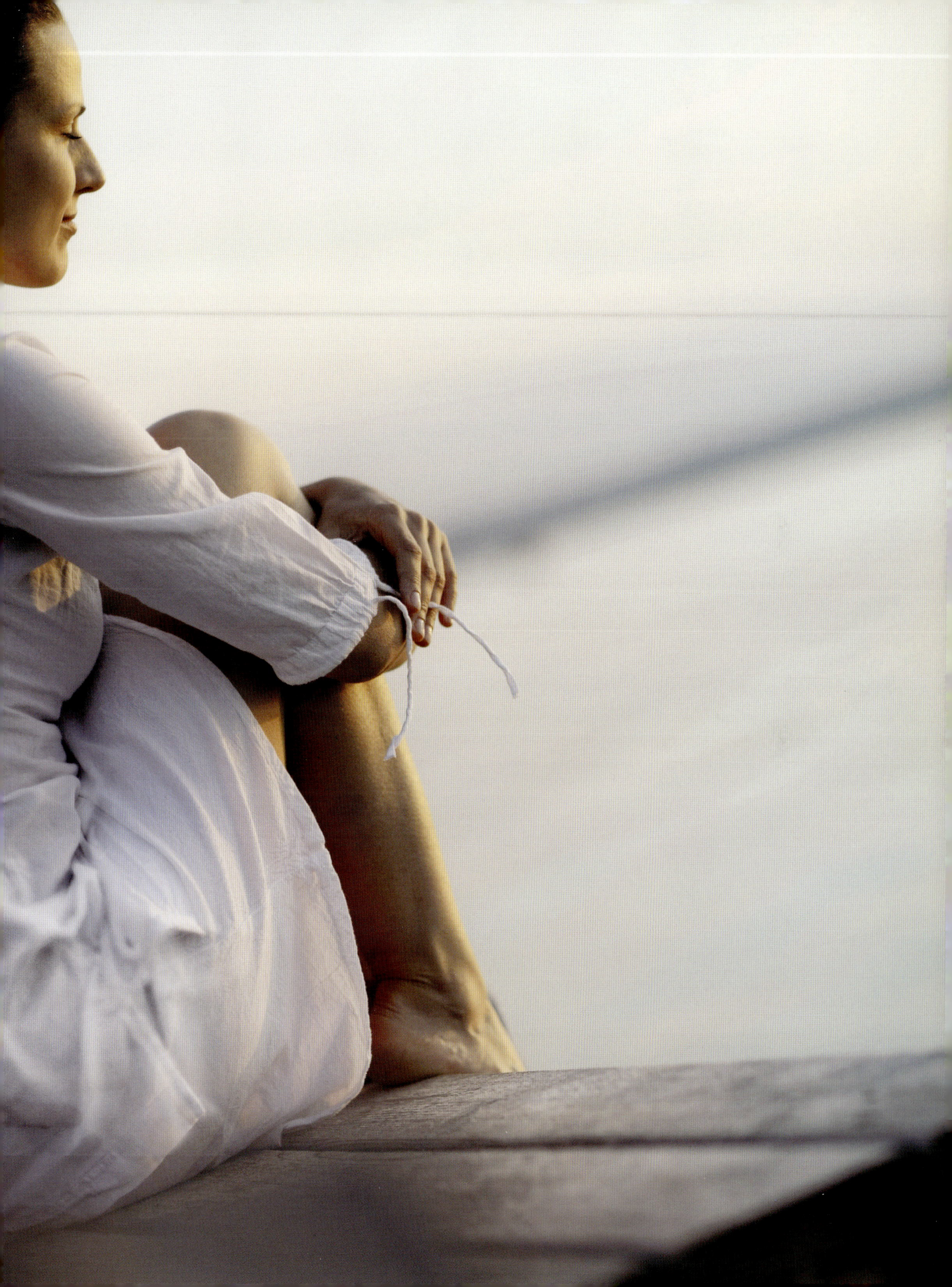

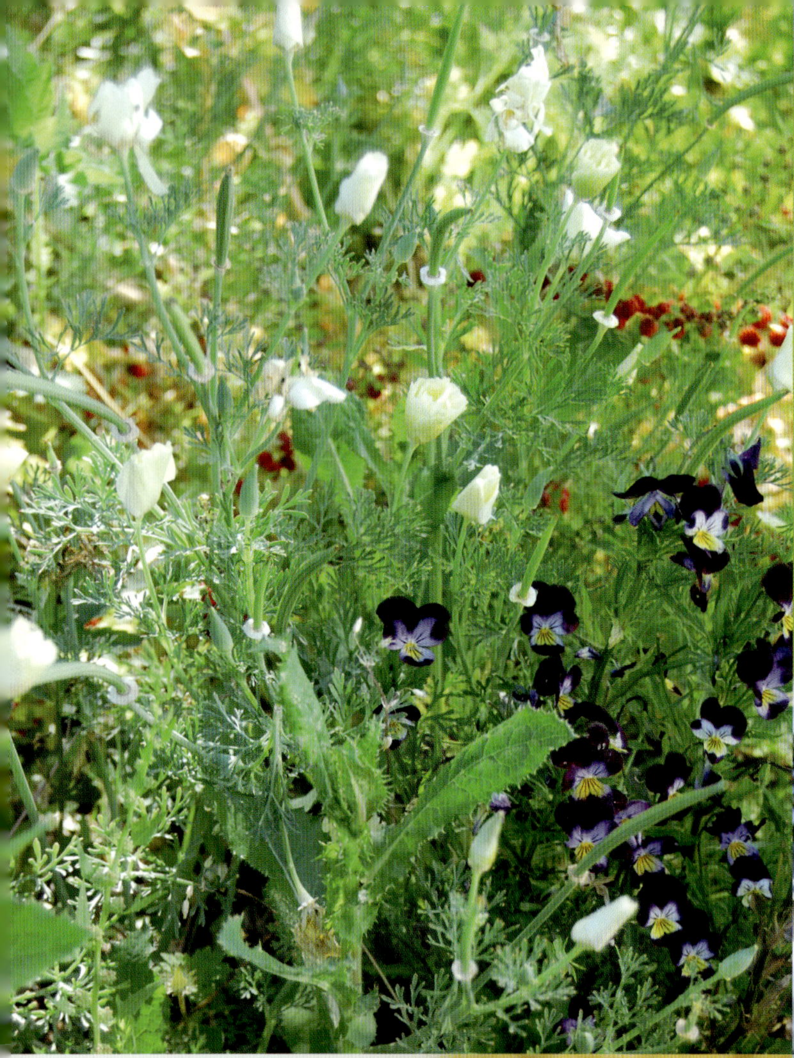

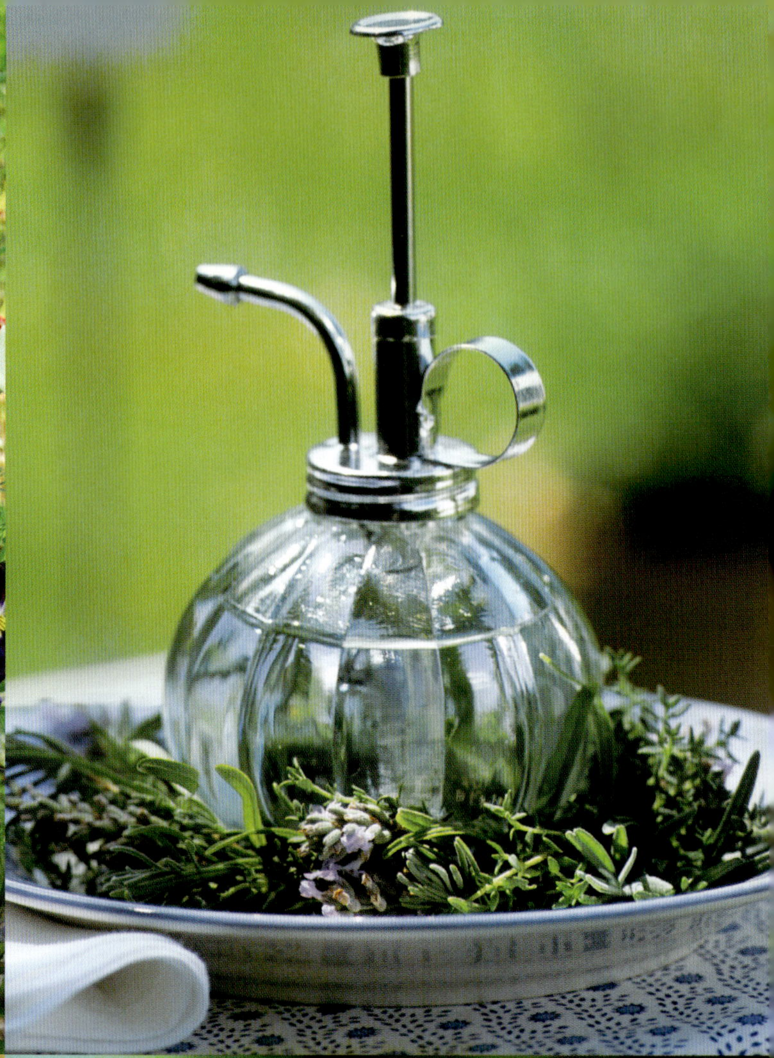

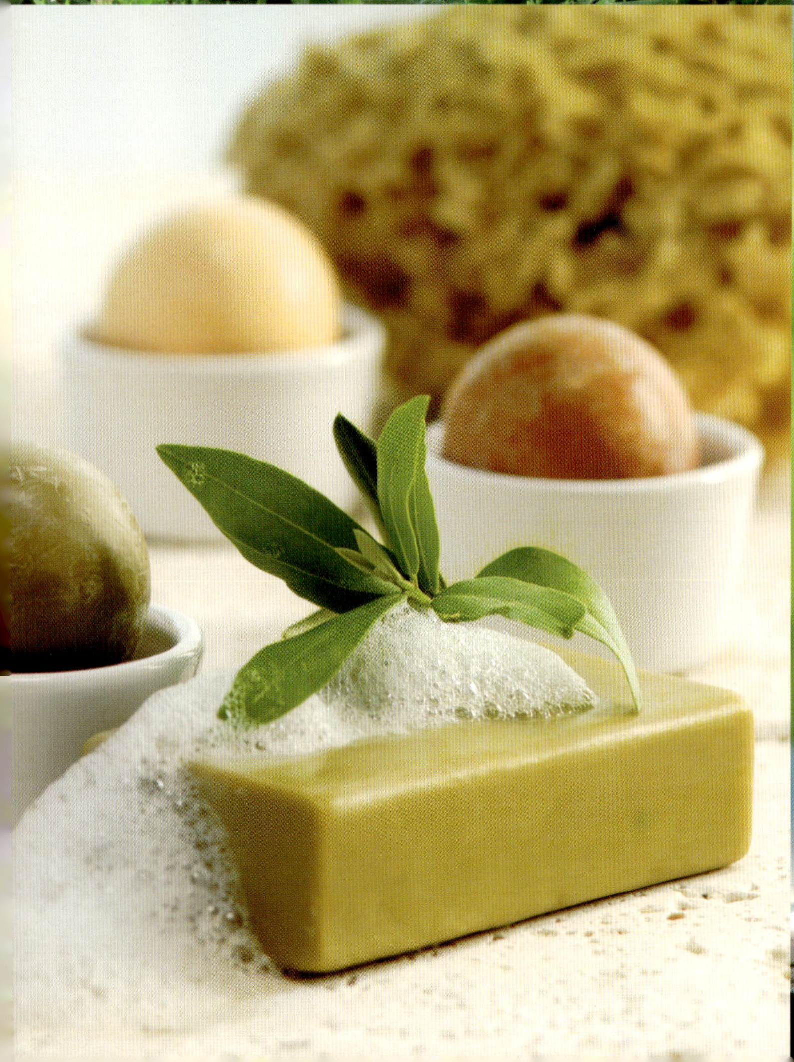

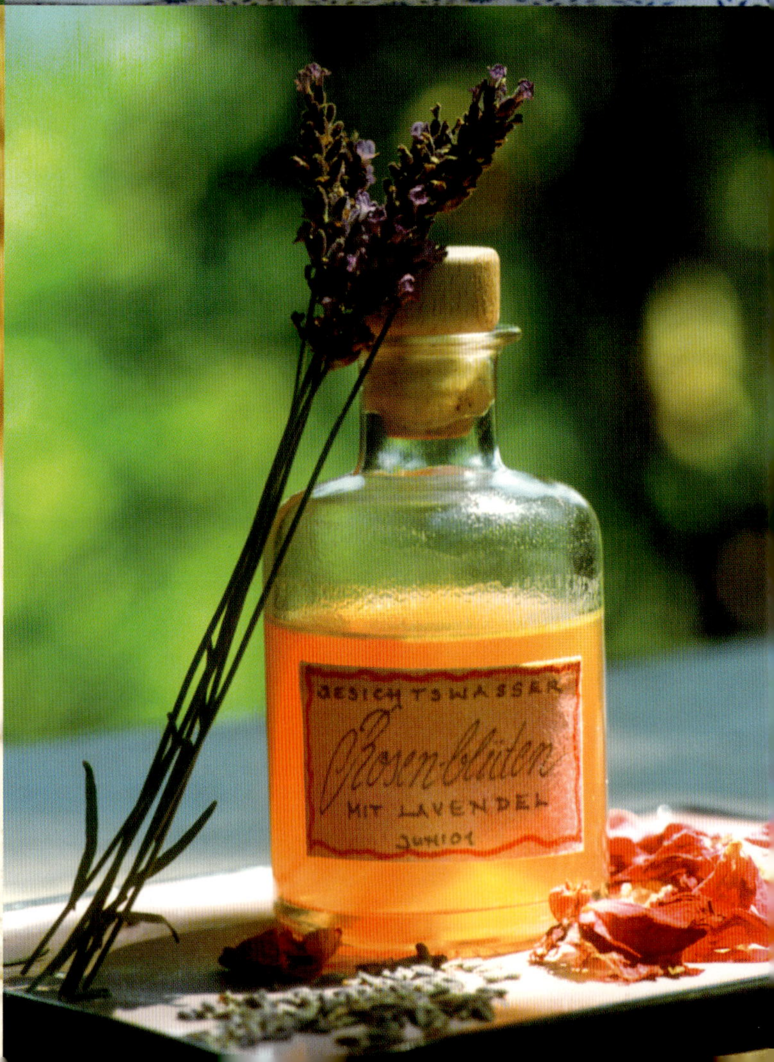
GESICHTSWASSER
Rosen-blüten
MIT LAVENDEL
JUNI 01

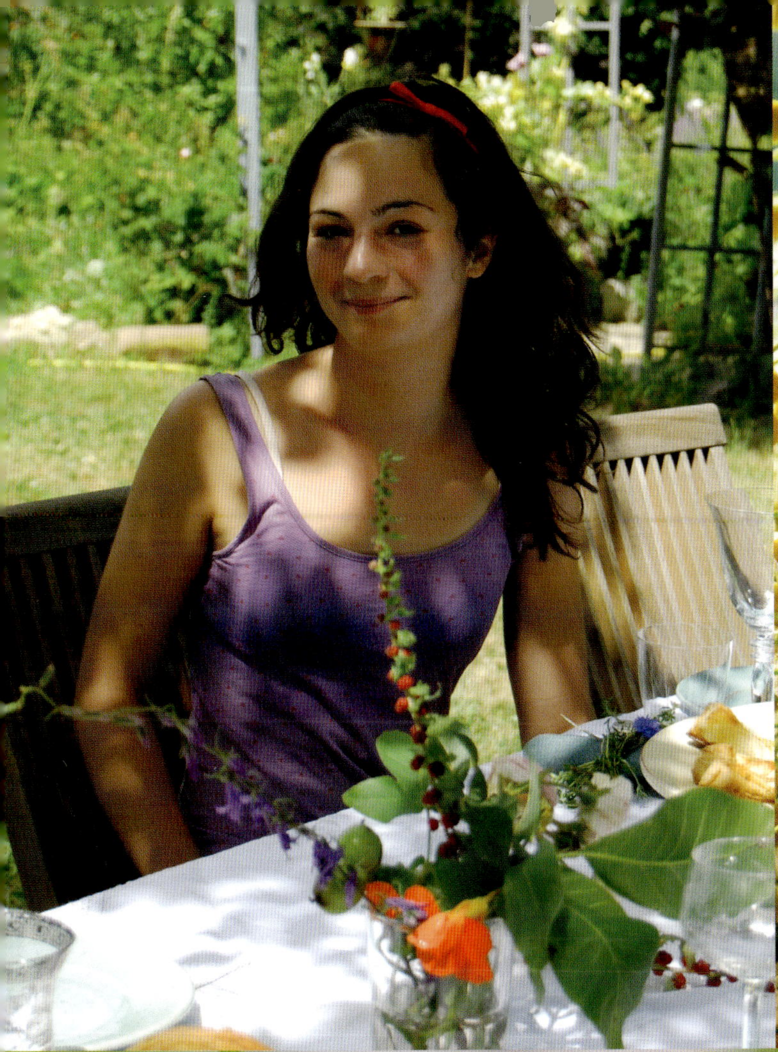

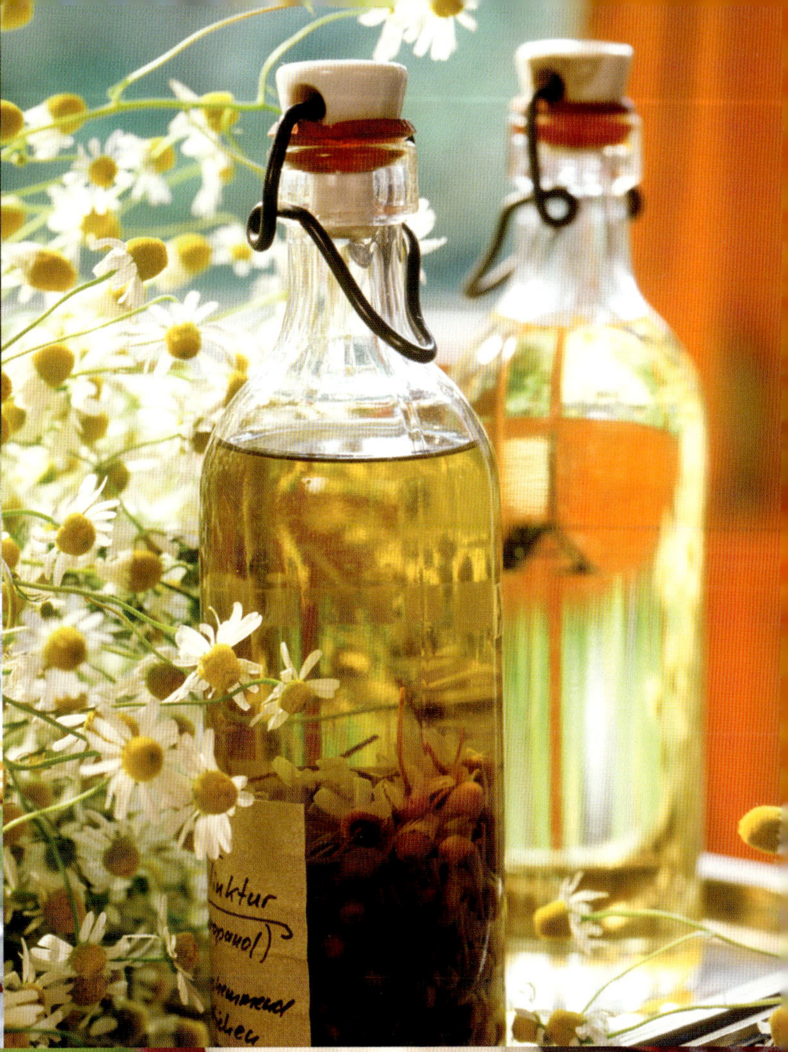

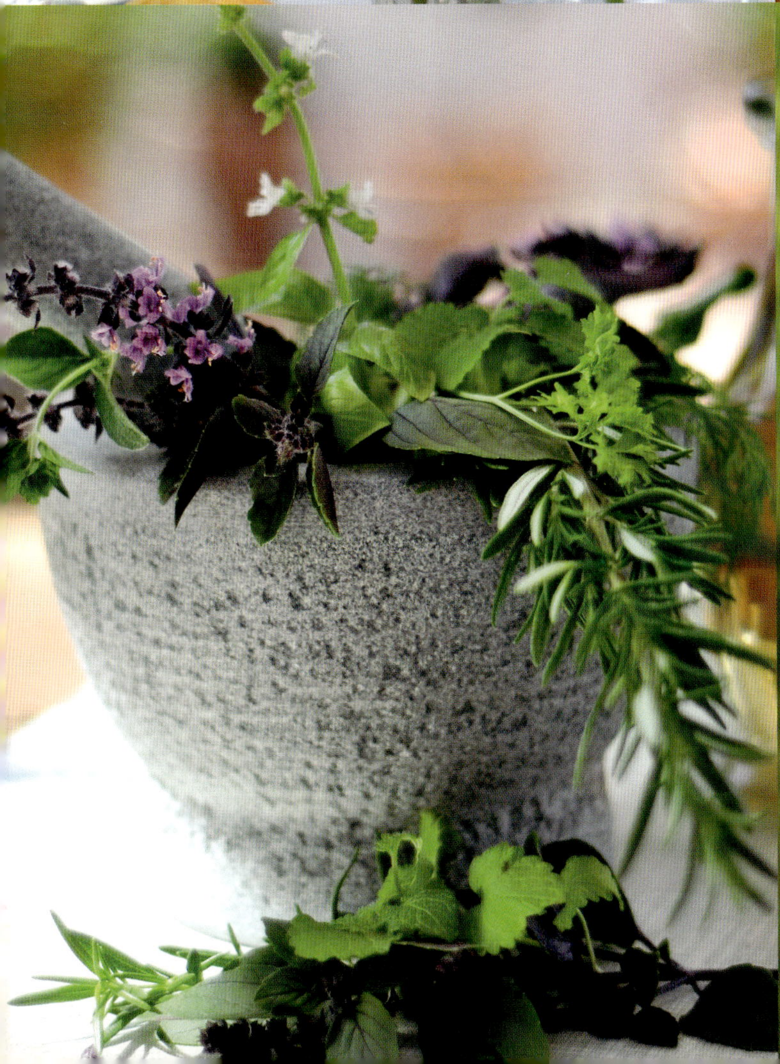

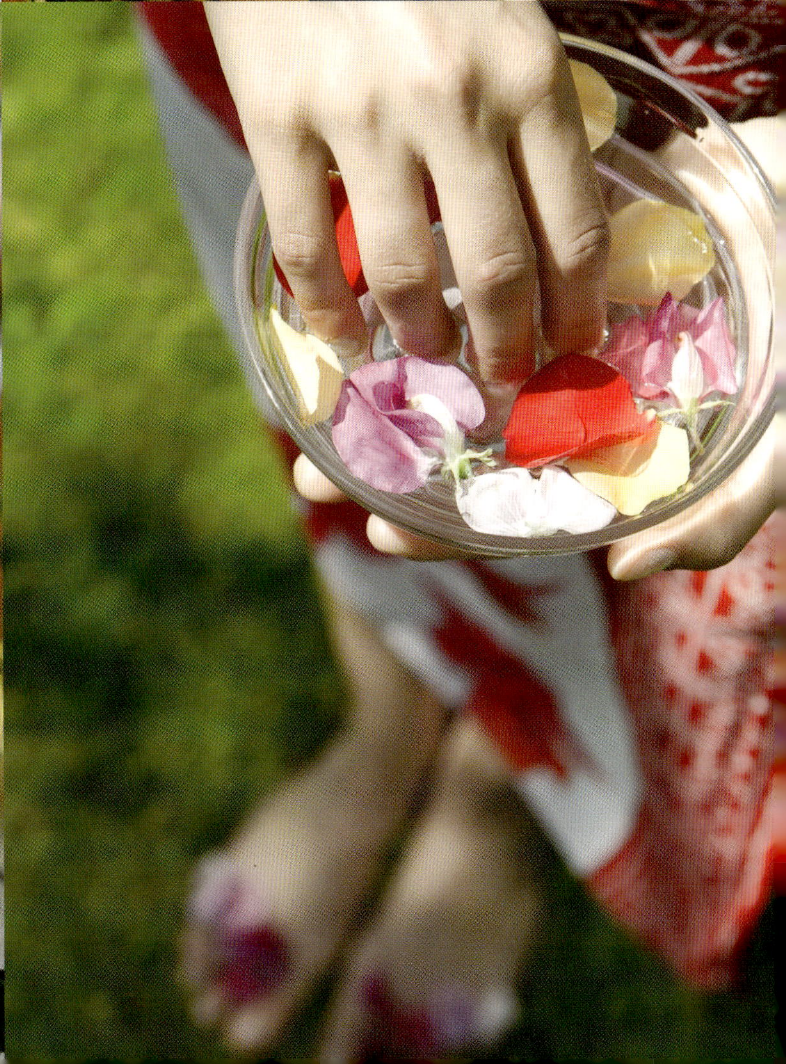

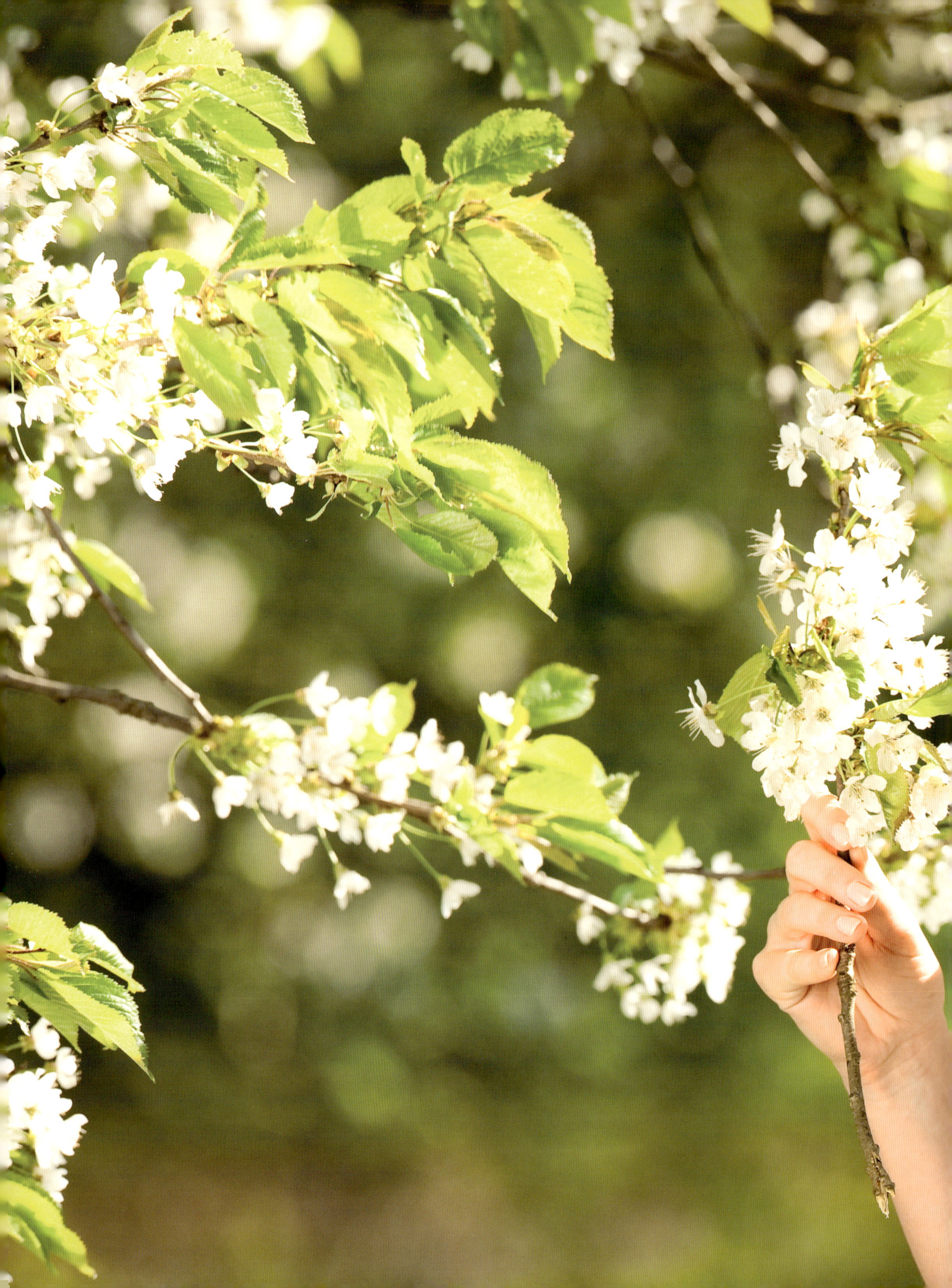

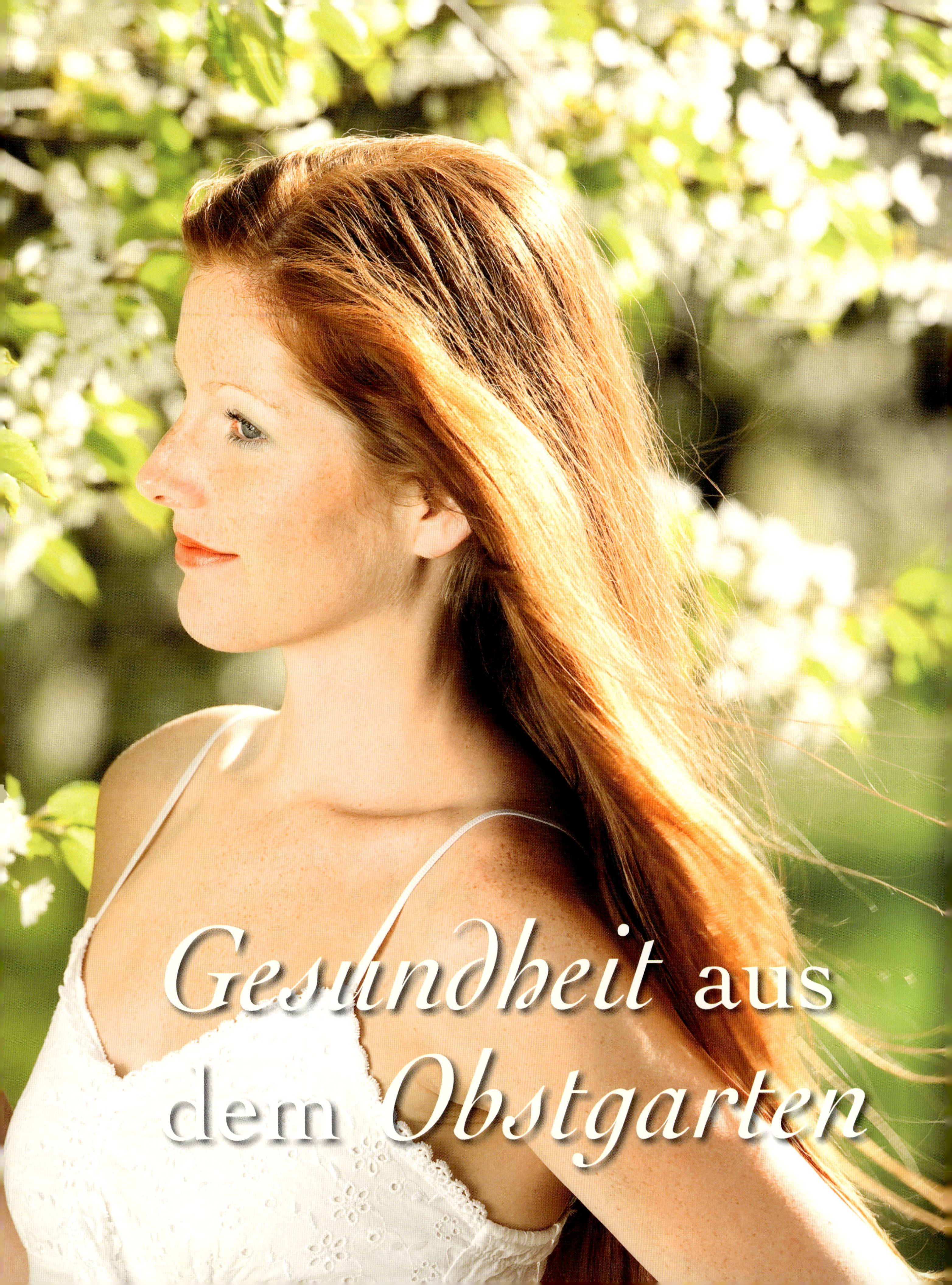

Gesundheit aus dem Obstgarten

Die Nahrung soll deine Medizin sein und nicht die Medizin deine Nahrung.
HIPPOKRATES VON KOS

Schönheitslieferant Obstgarten

Der knackige Apfel, die süße Aprikose oder die köstliche Erdbeere enthalten eine Menge gesunder Inhaltsstoffe, das ist uns allen bekannt. Sie halten aber nicht nur gesund, sie machen auch schön! So kann man rundum alles für das Wohlergehen nutzen, was der Obstgarten so hergibt, innerlich und äußerlich. Die Frucht wird nicht nur gegessen oder getrunken, sie wird zur erfrischenden Maske verarbeitet, zur Nährcreme gegen Falten oder zum Tonikum gegen unreine Haut. Jede Frucht hat ihre besonderen, hervorragenden Eigenschaften, die wir hier zu nutzen wissen.

Die in diesem Kapitel beschriebenen Produkte lassen sich ganz leicht selber herstellen. Es werden weder chemische Grundkenntnisse vorausgesetzt noch besondere Materialien verwendet, die schwer zu beschaffen sind. Leider sind die Naturkosmetika nur begrenzt haltbar. Sollte sich die Konsistenz, Farbe oder der Geruch verändern, ist es ratsam, sie nicht weiter zu verwenden.

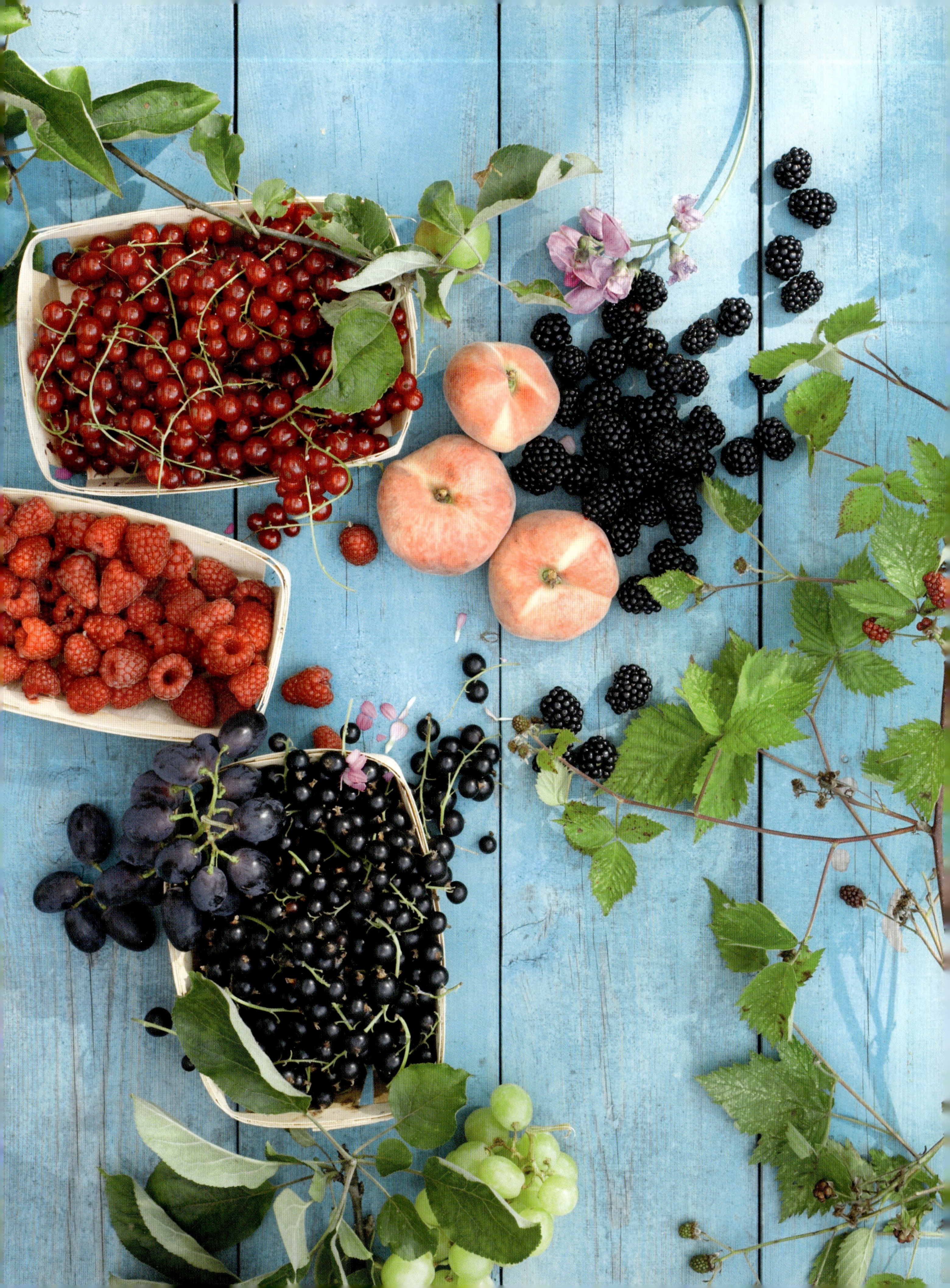

Apfel

Inhaltsstoffe
etwa 300 Biosubstanzen, wie organische Säuren, Gerbstoffe, Pektin und ätherische Öle
Vitamin C und B
Mineralstoffe wie Magnesium, Kalium, Kalzium, Phosphor, Eisen, Natrium

Der Apfel war schon Omas Liebling und auch unsere Ahnen kultivierten dieses Obst. Adam ließ sich mit einem Apfel verführen und auch wenn das zur Vertreibung aus dem Paradies führte, so hatte er doch auch ein bisschen Glück, denn er durfte den Apfel mit auf die Erde nehmen. Was für ein Geschenk für uns!

Bereits die Pionierin der Naturheilkunde, Hildegard von Bingen, pries die köstliche Frucht. Als wahre Pektinbombe ist der Apfel sehr ballaststoffreich, senkt den Cholesterinspiegel und neutralisiert den Säuregehalt im Körper.

Giftstoffe wie Blei und Quecksilber werden gebunden, der Blutzucker stabilisiert, die Gefäße gekräftigt, der Darm gereinigt, das Zahnfleisch gekräftigt, das Immunsystem gestärkt, Entzündungen bekämpft und äußerlich angewendet Juckreiz gelindert.

Als Vitamin-C-Lieferant bekannt enthält auch vor allem die Schale wertvolle, ungesättigte Fettsäuren, Magnesium, Kalium, Kalzium und Eisen. Äpfel sind nicht nur gesund, sondern auch kalorienarme Sattmacher und ideal als Zwischenmahlzeit, denn der hohe Fruchtzuckeranteil sorgt für Leistungsfähigkeit. So bringen es drei mittelgroße Äpfel gerade mal auf 250 kcal und die sollten Sie sich täglich gönnen.

Die kleine Apotheke macht morgens munter und wiegt abends sanft in den Schlaf. Viren und Bakterien haben keine Chance. Das macht ihn auch zur natürlichen Zahnbürste! Vor jeder Mahlzeit ein Apfel und selbst Rheuma, Gicht und Blasenleiden werden unterstützend geheilt.

Wie das englische Sprichwort schon sagte: „An apple a day keeps the doctor away."

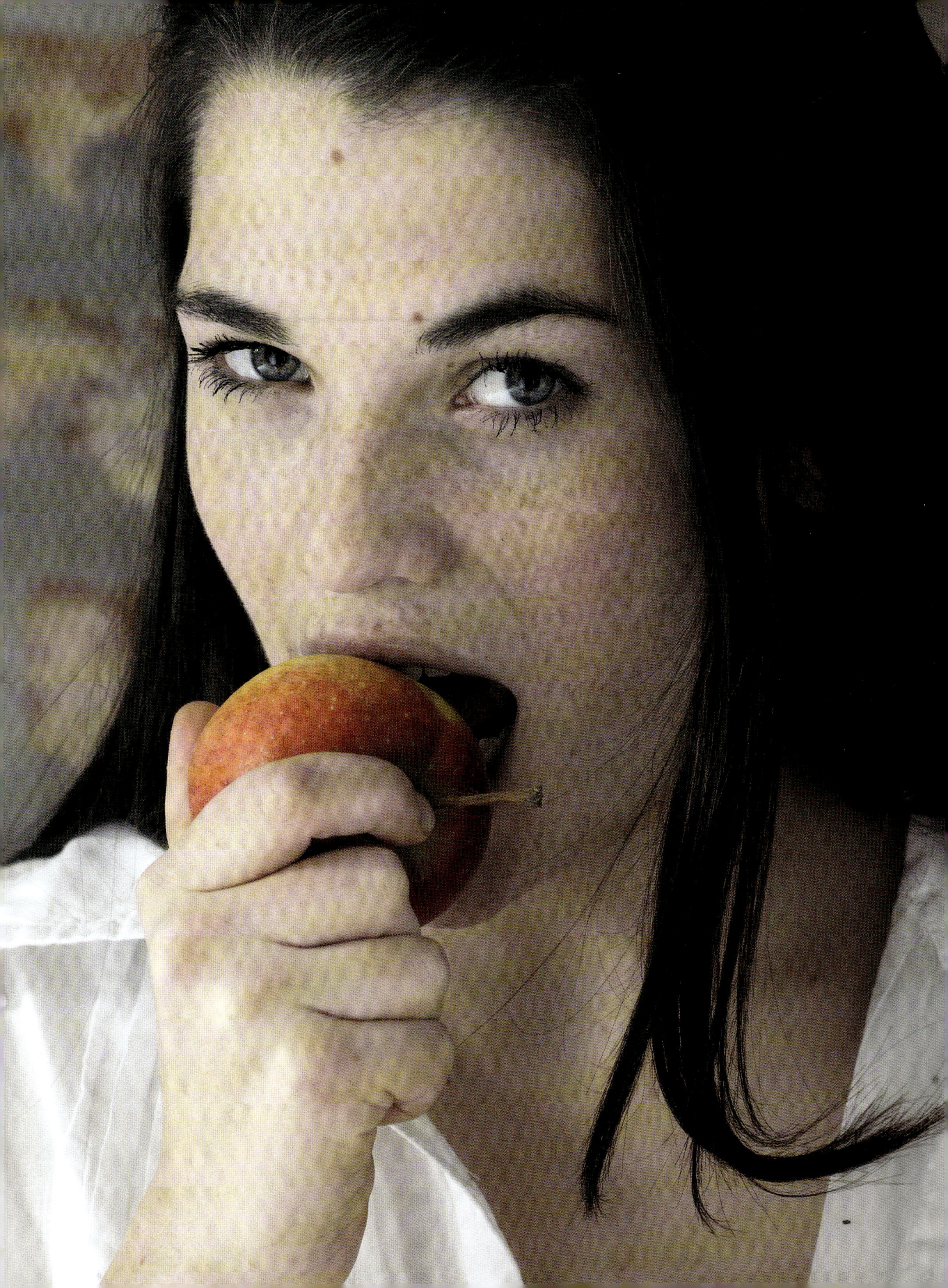

Stärkende Apfel-Bienenhonig-Maske

INGREDIENZIEN
1 Apfel
1 EL Bienenhonig
u. U. 1 EL Mandelöl

Die Urform der Apfel-Bienenhonig-Maske sorgt für eine frische Haut. Reibt man die Haut zuvor mit Mandelöl ein und trägt dann die Maske auf, hat man noch eine Extrapflege, die der gestressten, trockenen Haut besonders gut tut.
Den Apfel mit Schale fein reiben und den Bienenhonig unterrühren. Das Gemisch mit einem Pinsel auf das gereinigte Gesicht, Hals und Dekolleté auftragen und 20 Minuten einwirken lassen. Mit lauwarmem Wasser abwaschen.

Schützende Apfelsaftspülung fürs Haar

INGREDIENZIEN
1 Tasse naturtrüber Apfelsaft, ungesüßt
1 EL frische Lavendelblüten

Das hautstoffwechselanregende Enzym des Apfels hilft, tote Hautschüppchen und den Schmutz aus dem Haar zu entfernen. Die Lavendelblüten sorgen für einen wohligen Duft.
Die Zutaten mit ½ l Wasser mischen und über Nacht ziehen lassen. Anschließend filtern. Das Haar wie gewohnt waschen, ausspülen und die wohlriechende Apfelsaftspülung im Haar verteilen, nicht ausspülen.

Lotion gegen Sommersprossen und Altersflecken

INGREDIENZIEN
1 säuerlicher Apfel
3 EL Zitronensaft
6 EL Orangenblütenwasser

Ein sehr altes Mittelchen, um den unschönen Altersflecken oder verfärbter Haut an den Händen zu Leibe zu rücken. Sommersprossen allerdings sehen so entzückend aus, dass man sich gut überlegen sollte, ob man sie bekämpft.
Den Apfel mit Schale reiben, durch ein Leinentüchlein pressen und den Saft auffangen. Mit dem Zitronensaft und dem Orangenblütenwasser vermischen und in ein braunes Apothekerfläschchen füllen. So hält es sich kühl gelagert einige Wochen.
Regelmäßig auf die unerwünschten Flecken aufgetragen und nicht abgewaschen, bleicht die Lotion die Haut und lässt die Flecken langsam verschwinden.

Straffende Apfelmaske für jeden Hauttyp

Da freut sich die Haut über ein bisschen Extrapflege mit Apfel und Maisstärke. Schon nach 20 Minuten sieht sie wieder frisch und straff aus.

Den Apfel fein reiben und mit der Maisstärke verrühren. Auf dem Gesicht verteilen und eine warme, feuchte Kompresse darüber legen. Nach 20 Minuten in entspannter Lage hat sich auch die Haut von den Strapazen des Alltags erholt und freut sich auf eine Extraportion Nährcreme. Das Pektin im Apfel hat die Haut auf die Aufnahme von Feuchtigkeitspräparaten vorbereitet.

INGREDIENZIEN

1 säuerlicher Apfel

1 EL Maisstärke

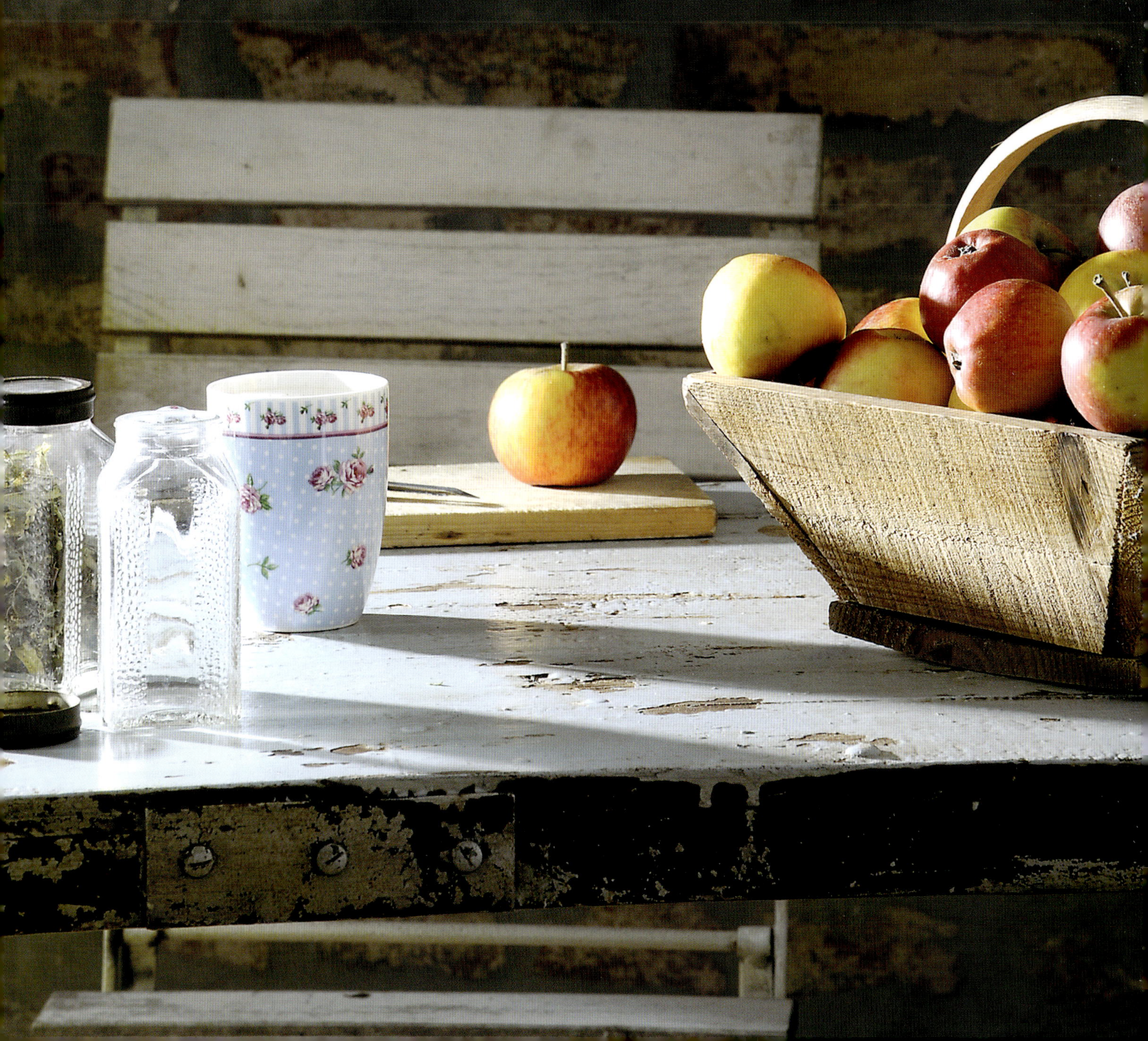

Abwehrstärkendes Apfelsaftgetränk

ZUTATEN
1 Tasse naturtrüber Apfelsaft
Zimtstange
½ Tasse Wasser

Apfelsaft kann Verdauungsstörungen entgegenwirken und wirkt beruhigend und entspannend. Heiß gemacht und gewürzt wird er zu einem abwehrstärkenden Wintergetränk.
Die Zutaten vermischen und erwärmen, nicht kochen lassen. Das ideale Wintergetränk, um der Kälte zu trotzen.
Apfelschalentee ist übrigens auch ein hervorragendes Mittel, um gestresste Nerven zu beruhigen. Als Kompresse glättet er Stressfältchen, vor allem die auf der Stirn!

Apfelsaft mit Rosinen

ZUTATEN
¼ l Apfelsaft
Saft einer Limette
1 TL Honig
2 TL Rosinen
1 Zweig Pfefferminze

Der Apfel ist der Vitamin-C-Lieferant schlechthin und sorgt von innen für schöne, kräftige Zähne und festes Gewebe. Das darin enthaltene Kalium wirkt entschlackend.
Limettensaft und Honig vermischen, Rosinen hinzufügen und mit kaltem Apfelsaft auffüllen. Mit dem Minzzweig dekorieren.
Eine Dekoration, die man gerne verspeisen kann, denn Pfefferminze ist ein guter Virenkiller!

Erfrischender Sommerdrink

ZUTATEN
1 Tasse Apfelsaft
1 Tasse Johannisbeersaft
1 Tasse Mineralwasser
Eiswürfel

Ein idealer Partydrink, wenn es heiß hergeht, viel getanzt wird und man keine Lust auf Alkohol hat. Mit gerade mal 80 kcal pro Glas und einer ganzen Portion Kalium, Phosphor und Magnesium macht er richtig munter. Die Vitamine C, E und Carotin tun ihr übriges, um die Nacht voller Energie zu genießen.
Die Zutaten in einen Cocktailshaker füllen, schütteln und in die mit Eis gefüllten Gläser einschenken.
Statt des Johannisbeersaftes kann man auch Kirschsaft nehmen.

Den berühmten Apfelessig haben wir unter dem Thema Essig behandelt.

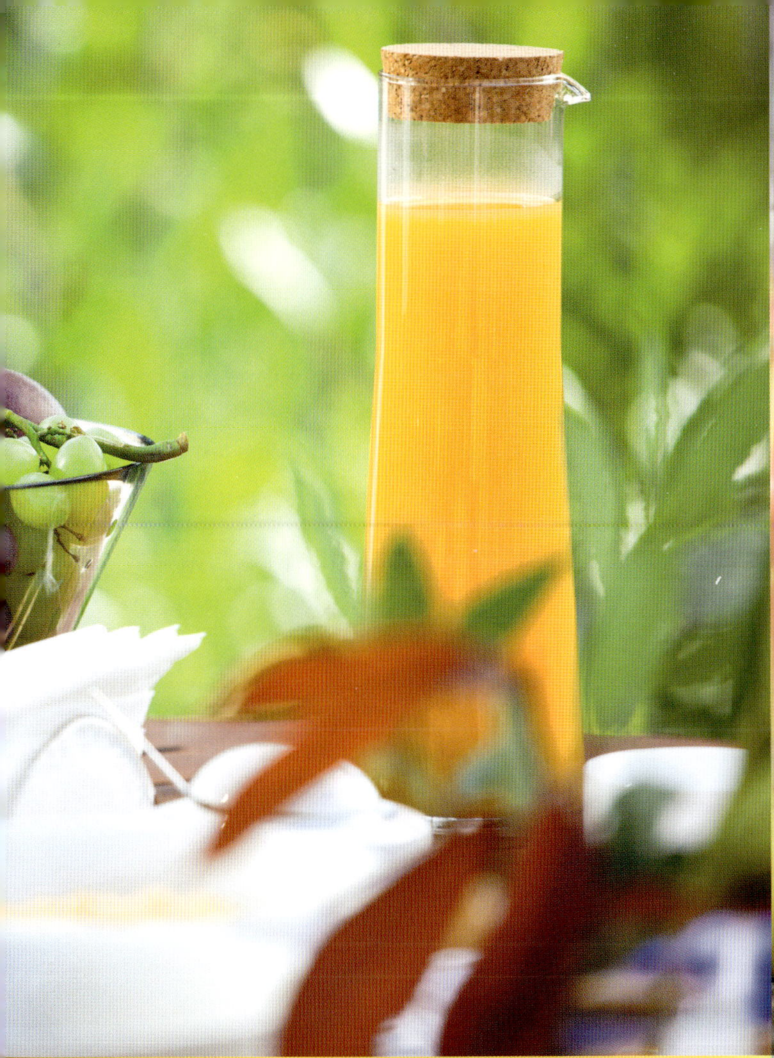
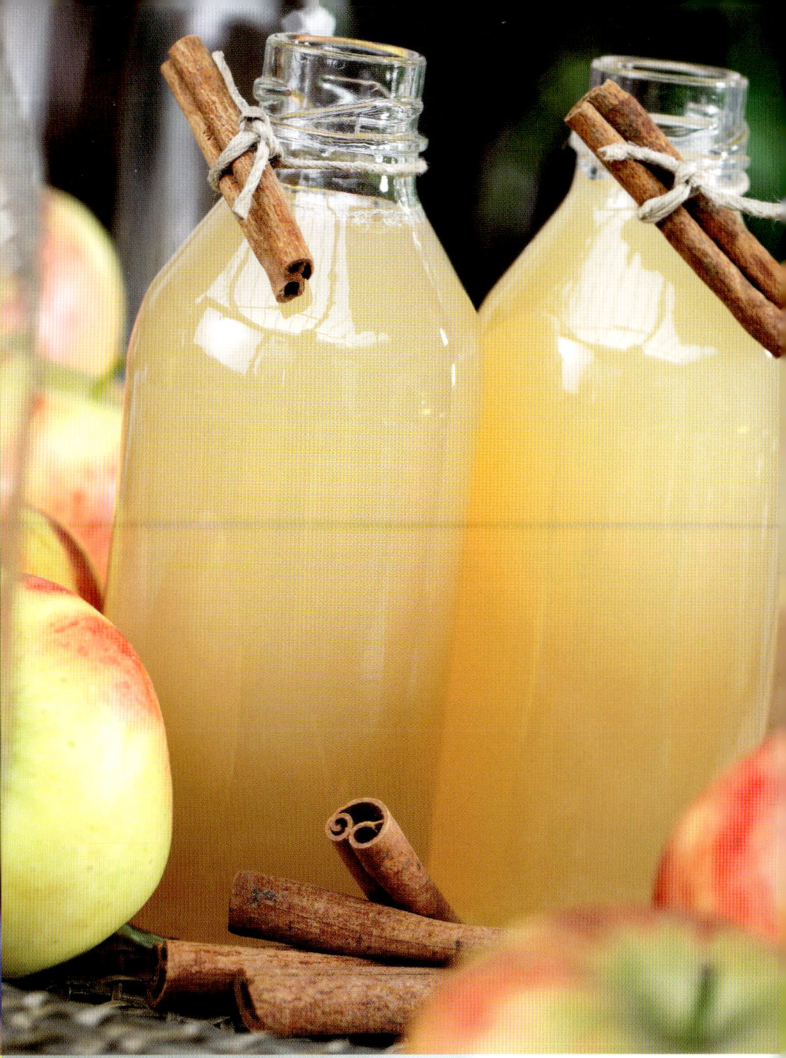
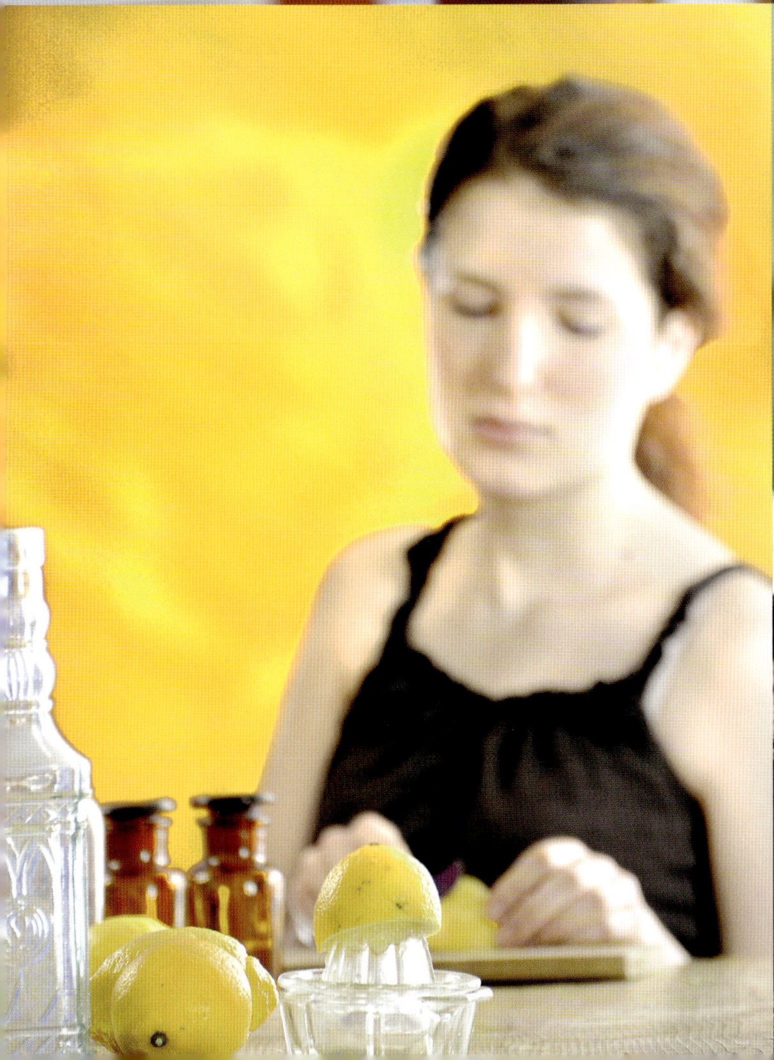
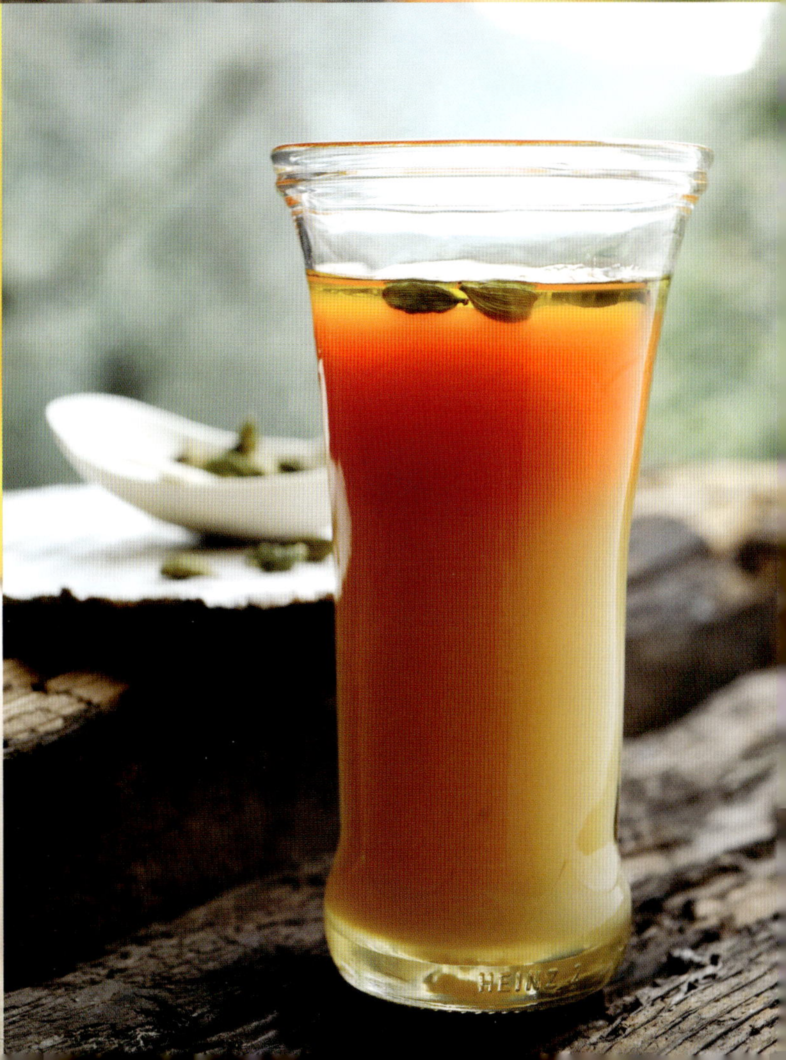

Aprikose

Inhaltsstoffe
Vitamin A, B_1, B_2 und C
Mineralstoffe wie Magnesium, Kalium, Kieselsäure, Eisen, Kupfer, Kobalt, Folsäure, Pantothensäure, Zink

Die appetitliche, samtige Frucht hat einen hohen Anteil an Beta-Carotin, ist reich an Vitamin A, Kalium, Magnesium, Kieselsäure, die sehr gut für Haare und Nägel ist, und Eisen sowie Kupfer, Kobalt und Folsäure, die die Blutbildung und das Zellwachstum anregen. Außerdem bietet die Frucht überdurchschnittlich viel Niacin, was für gute Nerven sorgt, und Pantothensäure, die den Fettabbau fördert und für Vitalität sorgt. Aber sie enthält auch Vitamin C für das Immunsystem und so stoppt die attraktive Frucht den Alterungsprozess. Der Alleskönner ist ein wahrer Jungbrunnen, panzert er doch die Zellen gegen Immungifte und freie Radikale, kräftigt die Schleimhäute, verbessert die Stimmung, kurbelt die Zellerneuerung an, verbessert das Blutbild und hilft gegen Trockenheit im Rachen und gegen Asthmabeschwerden.
Gut für die Figur ist ein Mineral, das ebenfalls in den süßen Früchten steckt, das Kalium. Das günstige Verhältnis zu Natrium sorgt dafür, dass die Nierenfunktionen angeregt werden, was entwässernd wirkt und vor allem Frauen mit Cellulite zu Gute kommt.
Geschwollene Füße, dicke Augenlider können mit dem Genuss von Aprikosen positiv beeinflusst werden.
Getrocknete Aprikosen sind die ideale Zwischenmahlzeit, wenn sich mal wieder die Müdigkeit einschleicht. Gesünder, kalorienärmer und vitamin- und mineralstoffreicher als eine Tasse Kaffee oder der Müsliriegel. Einige getrocknete Aprikosen reichen, um dem Körper wieder Kraft zu geben.

Samtige Aprikosen-Nährcreme

Ingredienzien
2 sehr reife Aprikosen
6 EL süßes Mandelöl
50 g Lanolin
10 g Milchpulver
⅛ l Rosenwasser

Gerade trockene, reife Haut schreit nach einer reichhaltigen Pflege. Die Vitalstoffe der Aprikose nähren und festigen die Haut und geben ihr die Feuchtigkeit zurück, die sie braucht. Selbst tiefe Falten scheinen sich in Wohlgefallen aufzulösen.
Mandelöl und Lanolin im Wasserbad schmelzen, das separat erwärmte Rosenwasser zusammen mit dem Milchpulver hinzufügen und unter Rühren verbinden. Die entsteinte, enthäutete und zerstampfte Aprikose portionsweise unter die Creme heben. Die Aprikosen-Nährcreme ist eine ideale Nachtcreme, denn dann kann sie ihre Wirkstoffe am besten entfalten.

Reinigendes Aprikosen-Peeling

Aus Aprikosenmehl lässt sich ein gutes Peeling für Problemzonen wie Stirn, Nase und Kinn herstellen. Danach zeigt sich die Haut zart und rosig.

Die Zutaten verrühren und auf die zu behandelnden Problemzonen auftragen. Mit sanft kreisenden Bewegungen einmassieren und mit einem feuchten, warmen Tuch abnehmen. Anschließend die üblichen Pflegeprodukte auftragen.

Im Übrigen ist frischer Aprikosen- oder Pfirsichsaft ein wunderbares, harmonisierendes Gesichtswasser. Einfach mit einem Wattebausch auftragen, 10 Minuten einwirken lassen und mit Wasser abspülen.

INGREDIENZIEN

3 EL Aprikosenkernmehl

3 EL Wasser

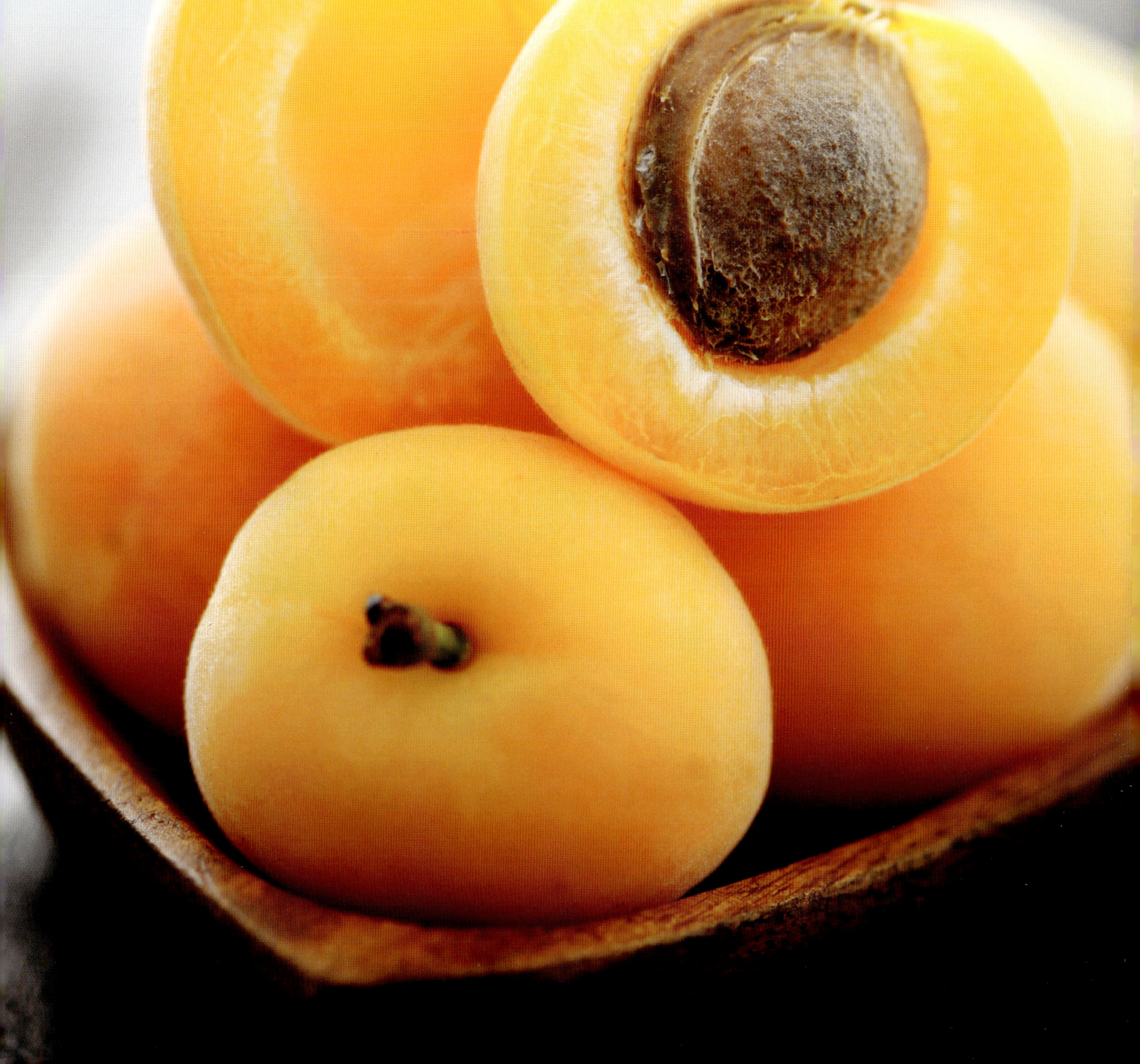

Tageskur Aprikose & Pfirsich

Einen Fastentag ausschließlich mit Aprikosen und Pfirsichen und nach dieser Kur fühlt man sich leicht, fit und frisch wie nie zuvor. Keinesfalls eine längere Kurzeit als einen Tag durchführen, denn auch wenn in den Früchten viele Vitamine und Mineralstoffe stecken, so werden dem Körper andere Nährstoffe vorenthalten und das wirkt sich auf den Gesundheitszustand aus.

Morgens als erstes gleich nach dem Aufwachen ein Glas stilles Wasser trinken, das regt die Darmtätigkeit an. Über den Tag verteilt immer wieder Aprikosen und Pfirsiche in kleinen Portionen essen. Regelmäßig stilles Wasser trinken, das müssen keine großen Mengen sein, denn auch die Früchte enthalten viel Feuchtigkeit.

Ansonsten ist entspannen angesagt. Legen Sie sich in die Badewanne, lesen Sie, ruhen Sie sich aus oder machen Sie einen ausgedehnten Spaziergang. Sie fühlen sich frei und leicht.

Aprikosen-Frische-Kick

Zutaten

1 Tasse frische, reife Aprikosen
1 EL Weizenkeime
1 EL Honig
2 Tassen frisch gepresster Grapefruitsaft

Mit den im Drink enthaltenen Kalium, Kalzium, Magnesium und Eisen ist der Mineralstoffhaushalt gut bedient. Auch eine satte Lieferung an den Vitaminen B_1, B_2, B_6, Niacin für gute Nerven und Vitamin C ist enthalten. Zudem bietet das Getränk noch Eiweiß, essenzielle Fettsäuren, Kohlehydrate und Ballaststoffe und ist mit 133 kcal eine kleine und gesunde Zwischenmahlzeit.

Die Aprikosen waschen, entsteinen und zerkleinern, mit den Weizenkeimen und dem Honig pürieren, den Saft dazugeben und kräftig mixen. Auf zwei Gläser verteilen und genießen.

Buttermilchdrink mit Aprikosen

Zutaten

4 vollreife Aprikosen
1 Tasse frischer Orangensaft
1 TL Honig
1 Tasse Buttermilch
2 Orangenscheiben als Dekoration

Die Vitamine A, B_2, C, Niacin und Carotin liefern sich einen Wettstreit mit Kalium, Kalzium, Phosphor, Magnesium und Eisen, wer dem Körper mehr Gutes tun kann. Die Buttermilch steigt hier noch mit Eiweiß, Kohlehydraten, Milchsäure und Ballaststoffen ein und alles zusammen ist ein supergesunder Drink.

Die entsteinten Aprikosen pürieren, den Saft und den Honig hinzufügen und mit der Buttermilch kräftig mixen. In zwei Gläser füllen und mit den Orangenscheiben dekorieren. Da kann man nur noch Guten Appetit wünschen.

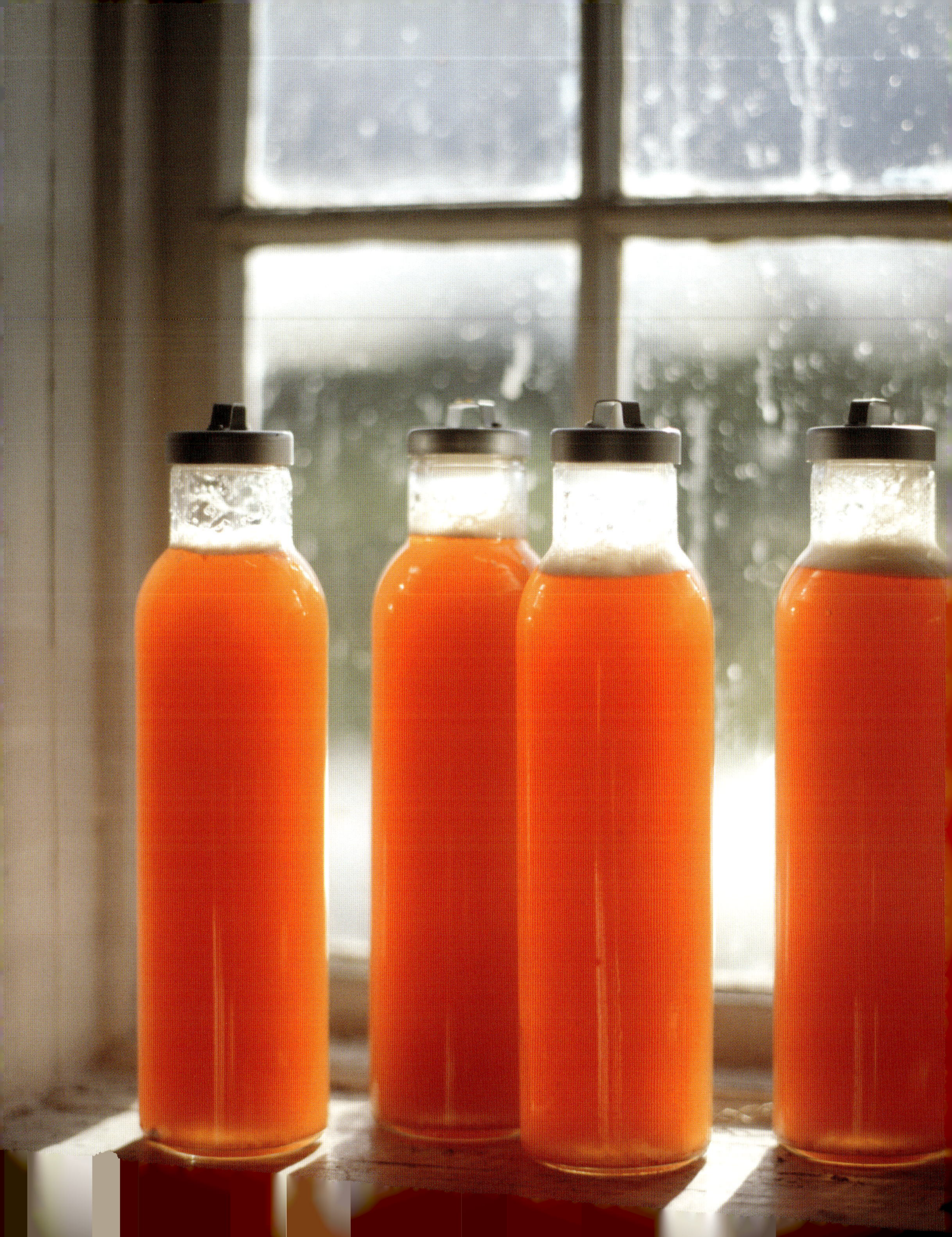

Trauben

Inhaltsstoffe
Vitamin B außer B_{12}, C
Mineralstoffe wie Mangan, viel Kalium
Folsäure, Enzyme, Pektin, Ellagsäure

Mit ihrer entschlackenden und reinigenden Wirkung ist die Traube eine ideale Zwischenmahlzeit, denn sie regt den Stoffwechsel und die Fettverbrennung an. Der darin enthaltene Traubenzucker gibt dem Körper einen schnellen Kick für den Kopf und die Muskeln. Weintrauben sind die Hüter aller B-Vitamine, lediglich das Vitamin B_{12} ist nicht enthalten. Die B-Vitamine sind wichtig für den Kohlehydratstoffwechsel und für gute Nerven und eine aktive Gehirntätigkeit. Das macht die Weintraube zum idealen Snack bei Prüfungen. Der Fruchtzucker, der in Mengen enthalten ist, hebt den Blutzuckerspiegel an. Reich an Vitamin C, Folsäure, Mangan und besonders Kalium hilft die Weintraube bei der Muskelfunktion, auch bei der des Herzens, denn sie wirkt kräftigend, verbessert die Blutbildung und beugt Arteriosklerose vor. Gerade blaue Trauben, die den Farbstoff Anthozyn enthalten, verbessern die Durchblutung, was bei angeschwollenen Beinen und Thrombosen besonders wichtig ist. Auch der krebsvorbeugende Farbstoff Resveratrol senkt Cholesterin, verdünnt das Blut und ist somit ein guter Schutz gegen Herzinfarkt und Schlaganfall.
Das Schönheitsgeheimnis der Trauben steckt vor allem auch in ihren Kernen und in der Schale, die Polyphenole, die den Alterungsprozess der Haut verlangsamen. Das wertvolle Produkt findet sich in Traubenkernöl wieder und verspricht der Haut Schönheit von außen.

Fruchtsaftmaske

Ingredienzien
1 EL grüner Traubensaft
1 EL Pampelmusensaft
1 EL Zitronensaft
helle Baumwolle für Maske

Gut fürs Wohlbefinden und ein wunderbares Mittel gegen fettige, glänzende Haut ist diese Fruchtsaftmaske. Da darf es ruhig etwas mehr sein, denn auch von innen bewirkt so ein Fruchtsaftcocktail wahre Wunder!
Für Mund, Nase und Augen ovale Löcher aus der Baumwolle ausschneiden, die Säfte mischen und die Maske mit 2 EL tränken. Den Fruchtsaft einwirken lassen, den restlichen Saft trinken.
Die schlichte und schnelle Variante besteht lediglich aus ungesüßtem weißen Traubensaft, der aufs Gesicht aufgetragen einige Minuten einwirkt und dann alle überschüssigen Hautzellen mit sich davonnimmt. Dafür sorgen die Alpha-Hydroxy-Säure und die Weinsäure.

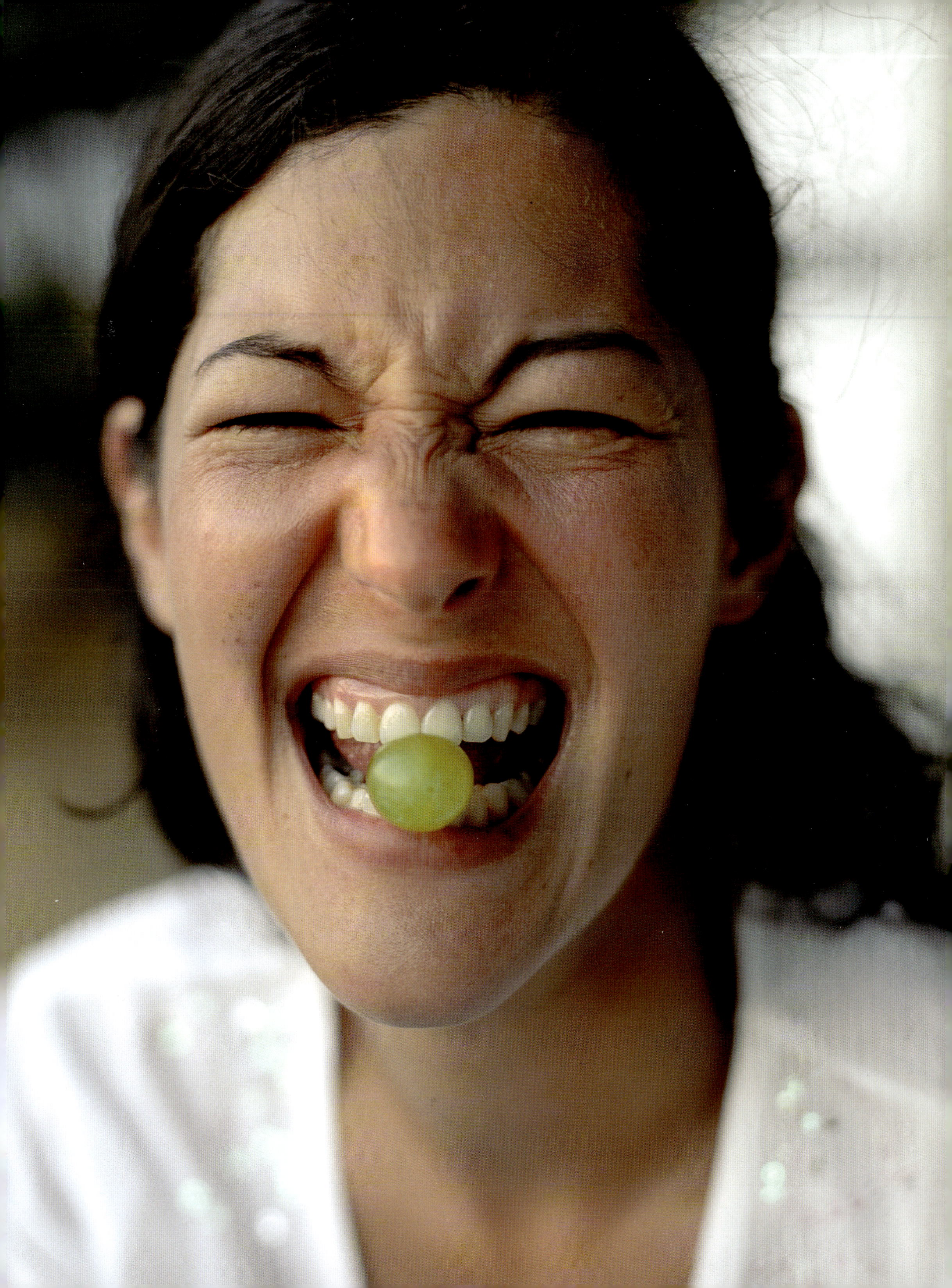

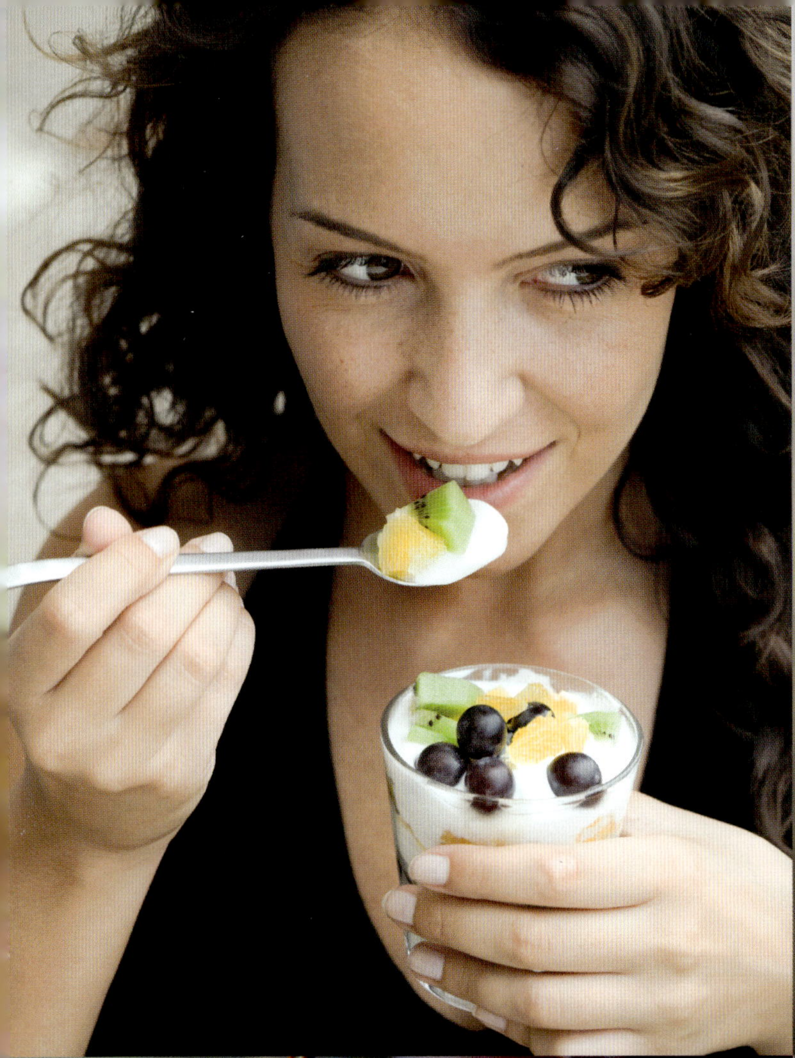
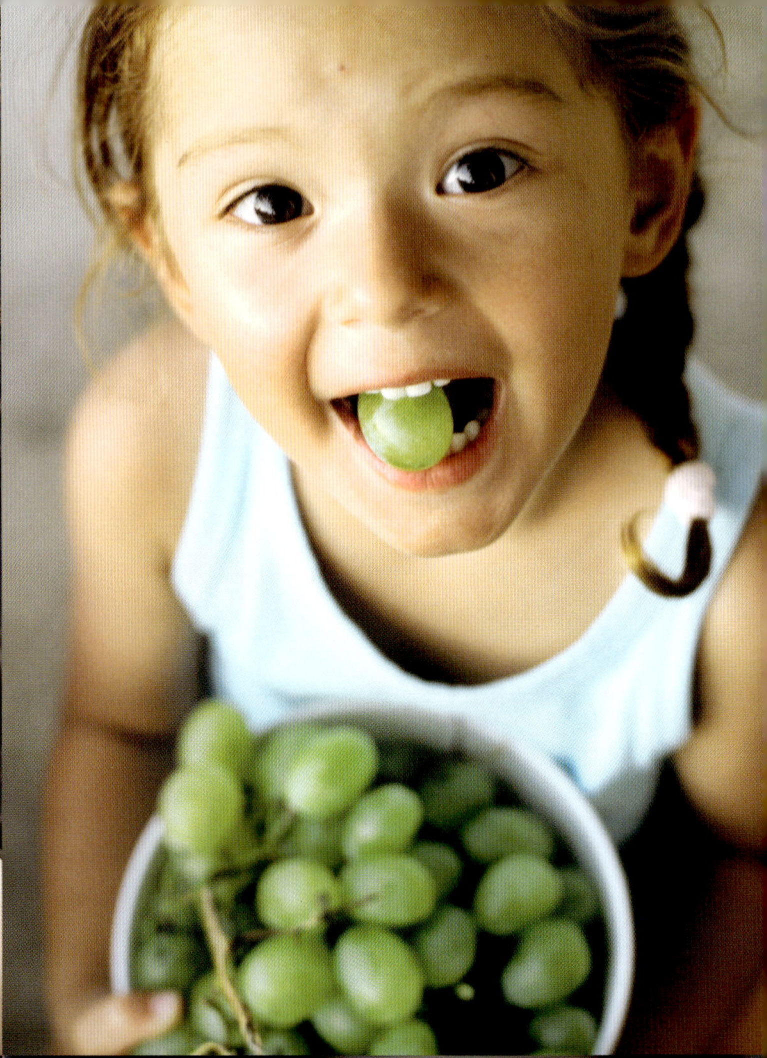
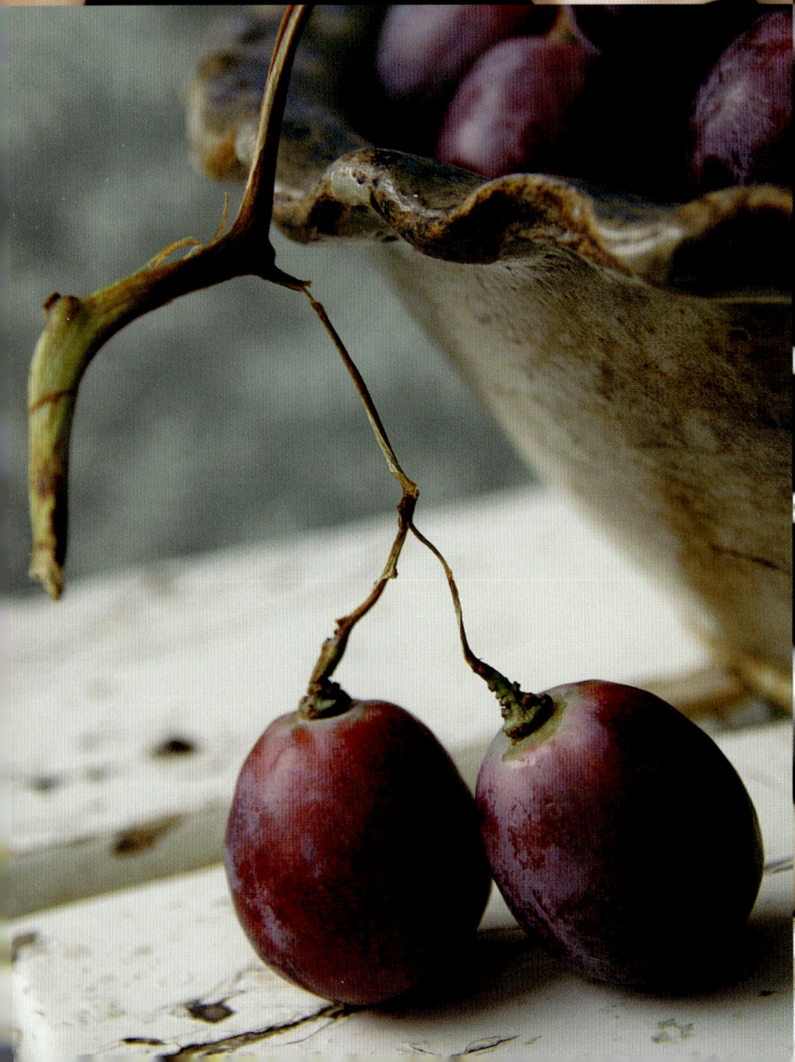
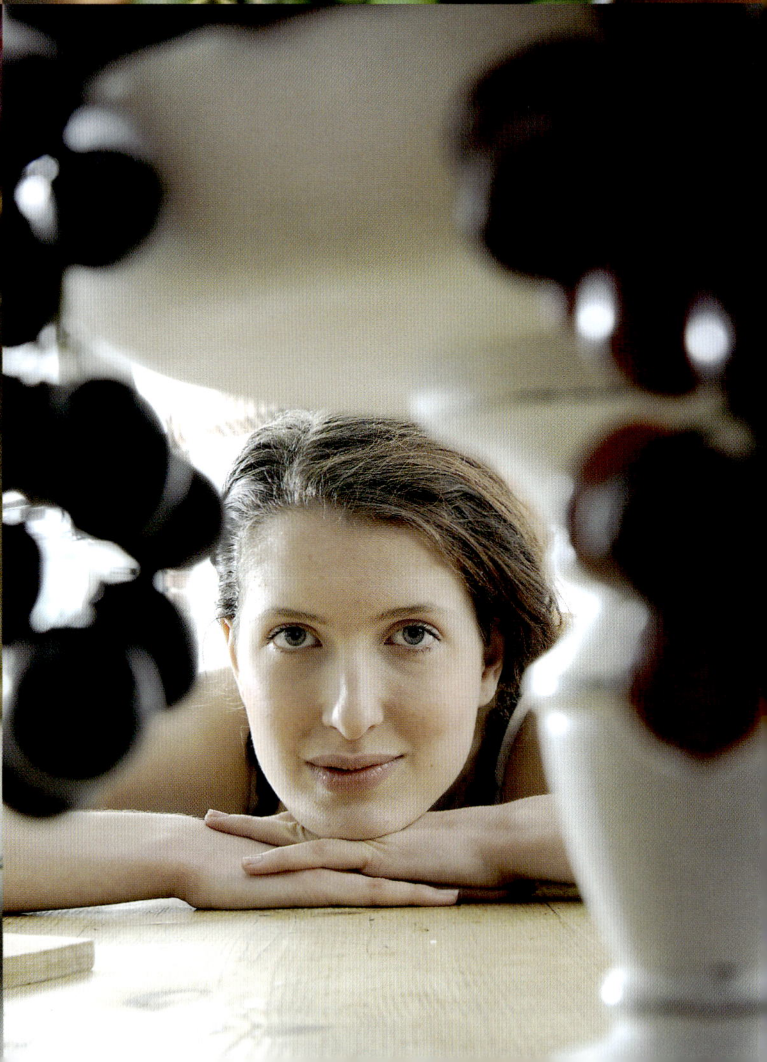

Erfrischende Crememaske mit grünen Weintrauben

Grüne Weintrauben erfrischen die Haut und befreien sie von überschüssigem Fett. Die Poren werden enger und das Hautbild sichtbar ebenmäßiger. Der Honig beruhigt die Haut.
Die gewaschenen Trauben zerdrücken und den Saft auffangen. Mit dem Honig und der Creme mischen und großzügig aufs Gesicht auftragen. Mit einem feuchten, warmen Gästehandtuch bedecken und 20 bis 30 Minuten einwirken lassen. Mit warmem Wasser abwaschen und trocken tupfen.

INGREDIENZIEN
½ Tasse grüne Trauben
1 TL Honig
1 EL Nährcreme

Klärendes Buttermilch-Traubenkern-Peeling

Gerade in Frankreich, dem klassischen Weinland, hat sich ein ganzes Kurkonzept rund um den Wein und seine Trauben entwickelt, die Vinotherapie. Die Antioxidanzien in den Traubenkernen- und schalen stärken das Bindegewebe und so zeigen sich selbst bei Cellulitis gewisse Erfolge. Die Mixtur aus Gerbstoffen, Fruchtsäuren und Flavonoiden straffen die Haut merklich.
Die Kleie unter ständigem Rühren in die Buttermilch rühren, das Traubenkernöl hinzufügen. Ist der Brei zu fest, einfach etwas mehr Öl hinzufügen. Am einfachsten ist die Anwendung unter der Dusche. Den Körper von Kopf bis Fuß mit dem Brei bearbeiten, besonders die unschönen Stellen an Ellenbogen oder Knien. Mit lauwarmem Wasser abduschen und wie gewohnt eincremen.
Wollen Sie dem Körper noch eine ganz besondere Behandlung zukommen lassen, dann reiben sie ihn komplett mit Traubenkernöl ein, hüllen sich in ein großes Handtuch und entspannen sich etwa 30 Minuten. Die Ölreste vorsichtig abtupfen, nicht abduschen.

INGREDIENZIEN
2 Tassen Traubenkernkleie
1 Tasse Buttermilch
2 EL Taubenkernöl

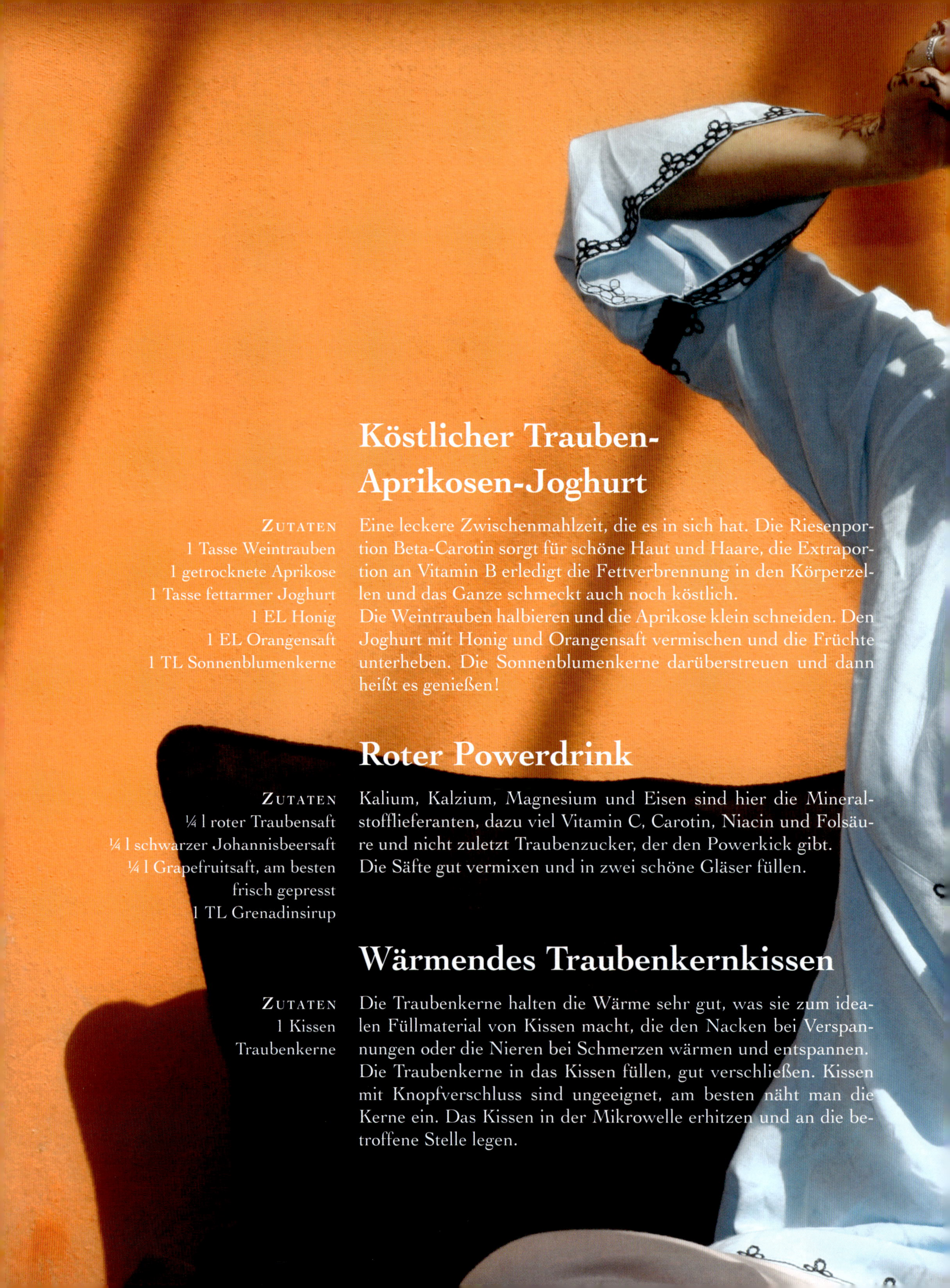

Köstlicher Trauben-Aprikosen-Joghurt

Zutaten
1 Tasse Weintrauben
1 getrocknete Aprikose
1 Tasse fettarmer Joghurt
1 EL Honig
1 EL Orangensaft
1 TL Sonnenblumenkerne

Eine leckere Zwischenmahlzeit, die es in sich hat. Die Riesenportion Beta-Carotin sorgt für schöne Haut und Haare, die Extraportion an Vitamin B erledigt die Fettverbrennung in den Körperzellen und das Ganze schmeckt auch noch köstlich.
Die Weintrauben halbieren und die Aprikose klein schneiden. Den Joghurt mit Honig und Orangensaft vermischen und die Früchte unterheben. Die Sonnenblumenkerne darüberstreuen und dann heißt es genießen!

Roter Powerdrink

Zutaten
¼ l roter Traubensaft
¼ l schwarzer Johannisbeersaft
¼ l Grapefruitsaft, am besten frisch gepresst
1 TL Grenadinsirup

Kalium, Kalzium, Magnesium und Eisen sind hier die Mineralstofflieferanten, dazu viel Vitamin C, Carotin, Niacin und Folsäure und nicht zuletzt Traubenzucker, der den Powerkick gibt.
Die Säfte gut vermixen und in zwei schöne Gläser füllen.

Wärmendes Traubenkernkissen

Zutaten
1 Kissen
Traubenkerne

Die Traubenkerne halten die Wärme sehr gut, was sie zum idealen Füllmaterial von Kissen macht, die den Nacken bei Verspannungen oder die Nieren bei Schmerzen wärmen und entspannen.
Die Traubenkerne in das Kissen füllen, gut verschließen. Kissen mit Knopfverschluss sind ungeeignet, am besten näht man die Kerne ein. Das Kissen in der Mikrowelle erhitzen und an die betroffene Stelle legen.

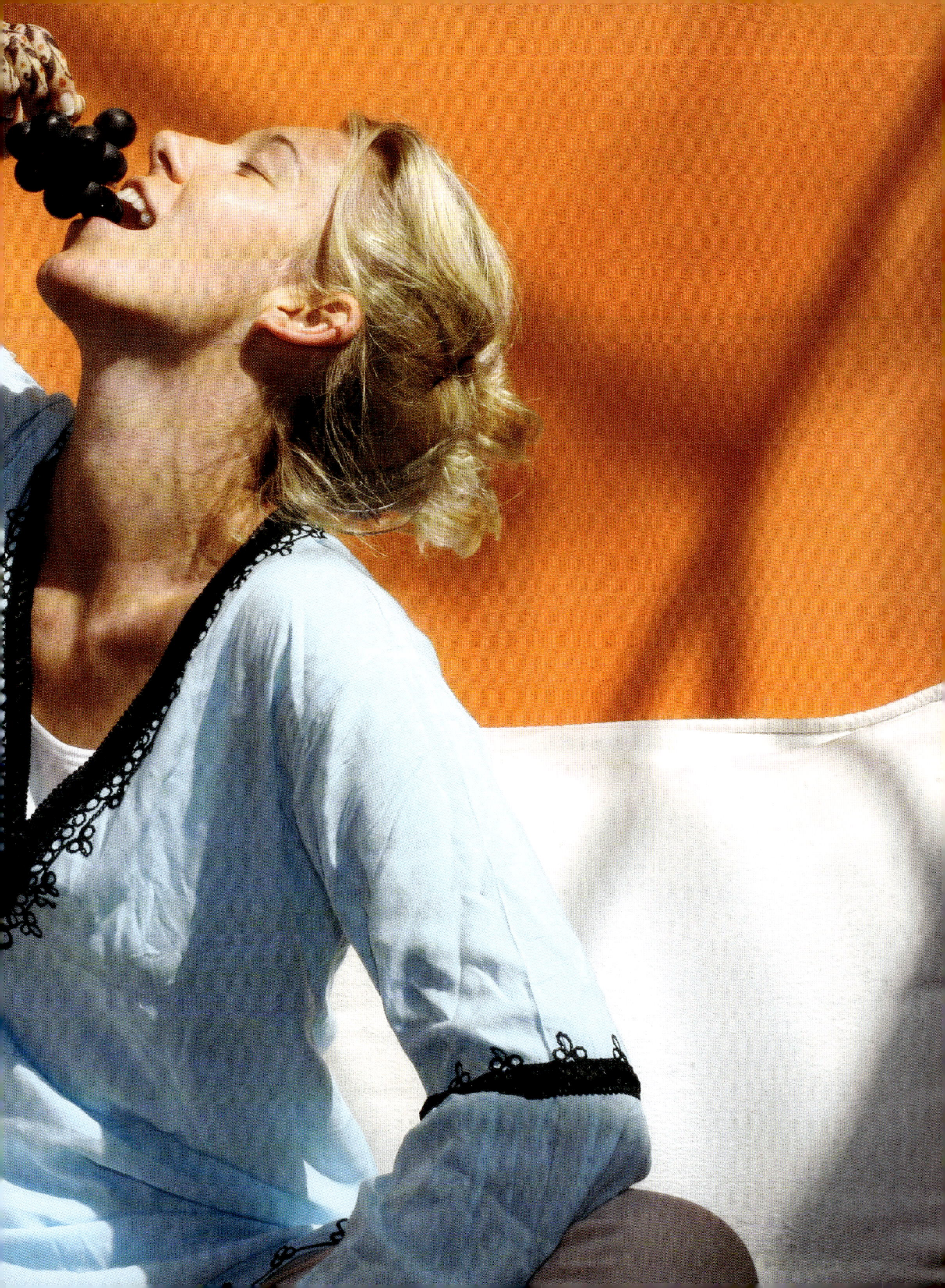

Erdbeeren, die Alleskönner

INHALTSSTOFFE
insgesamt 300 gesundmachende Substanzen
Vitamin B, C,
Mineralstoffe wie Kalzium, Kalium, Phosphor, Mangan, Magnesium, Eisen, Natrium, Pektin, Folsäure

Die süßen, roten Früchte sind nicht nur ein kulinarischer Genuss, sie reinigen auch Zähne und Haut. Die Salicylsäure, die in den Früchtchen enthalten ist, hilft, tote Hautschüppchen abzutragen, und macht die Haut weich und streichelzart.

Die Erdbeere versüßte wahrscheinlich schon den Steinzeitmenschen das Leben, in der Antike hatte sie Hochkultur und bereits im Mittelalter wurde sie großflächig angebaut. Die bei uns bekannte Gartenerdbeere (Fragaria ananassa) entstand um 1750 durch die Kreuzung verschiedener Wildformen, vor allem aus der Neuen Welt.

Genau genommen ist die Erdbeere gar keine Beere, sondern eine Sammelnussfrucht. Die kleinen grünen Pünktchen sind die eigentlichen Samen, während der rote Körper als Scheinfrucht bezeichnet wird.

Diese rote Köstlichkeit schmeckt nicht nur wunderbar, sondern ist auch ein echter Schlankmacher. Gerade einmal 100 kcal hat ein 250-g-Schälchen Erdbeeren, ganz zu schweigen von dem hohen Vitamingehalt und den vielen wichtigen Mineralstoffen, die sich ebenfalls in der Frucht verstecken und das, obwohl sie zu 90 % aus Wasser besteht! Aber nicht nur die Früchte sind äußerlich und innerlich angewendet ungeheuer gesund, auch die Blätter enthalten sekundäre Pflanzenstoffe, die als Tee aufgebrüht unter anderem gegen Magen-Darm-Störungen helfen können.

Die Erdbeere beherbergt einen Schatz an Vitaminen, vor allem das Vitamin C, Mineralstoffe wie Kalzium, Phosphor, Mangan und Magnesium, sowie Folsäure, die vor allem in der Schwangerschaft für eine ungestörte Entwicklung des Ungeborenen sorgt und die Blutbildung und das Zellwachstum anregt. Die sekundären Pflanzenstoffe wirken krebsvorbeugend und antibakteriell. Keine andere Frucht enthält so viel Mangan, das den gesamten Stoffwechsel animiert, Nerven und Gehirn nährt, Haare und Haut mit Farbpigmenten versorgt, also gegen das Ergrauen wirkt, und die Produktion von Schilddrüsenhormonen anregt. Das enthaltene Natrium bindet Säuren im Körper, die Rheuma und Arthritis auslösen können. Phosphor wirkt entzündungshemmend und baut Enzyme auf, Magnesium beugt Krämpfen vor und Eisen hilft gegen Blutarmut. Die Salicylsäure ist zudem ein ideales Mittel gegen Akne und Hautunreinheiten.

Also nutzen Sie die Erdbeerzeit, denn dann beherbergt die Frucht frisch vom Strauch die meisten der wirkungsstarken Inhaltsstoffe.

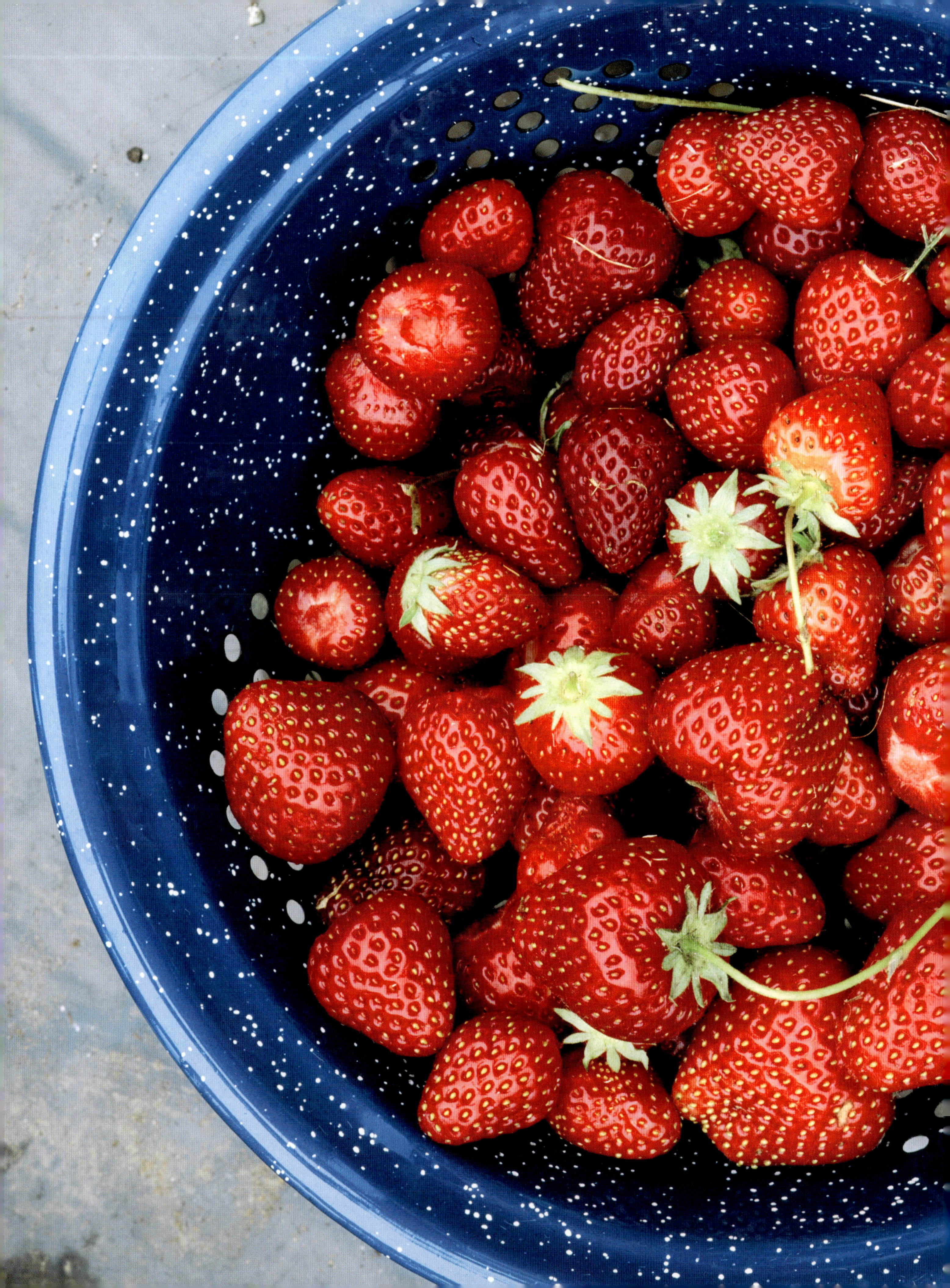

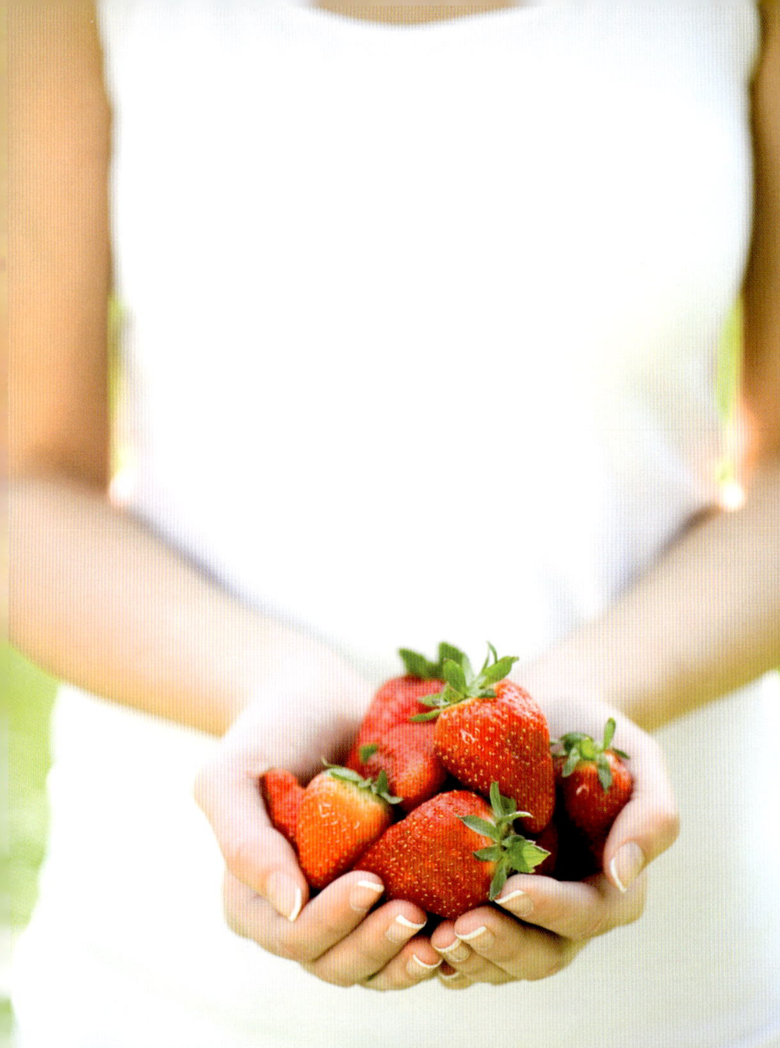
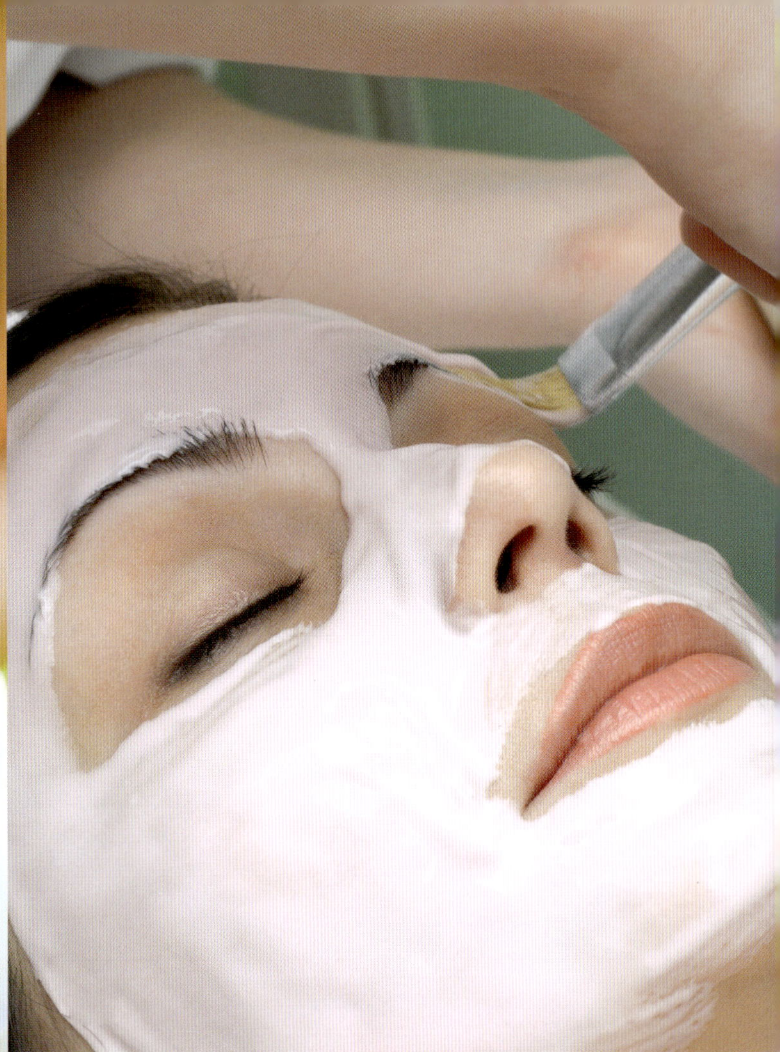
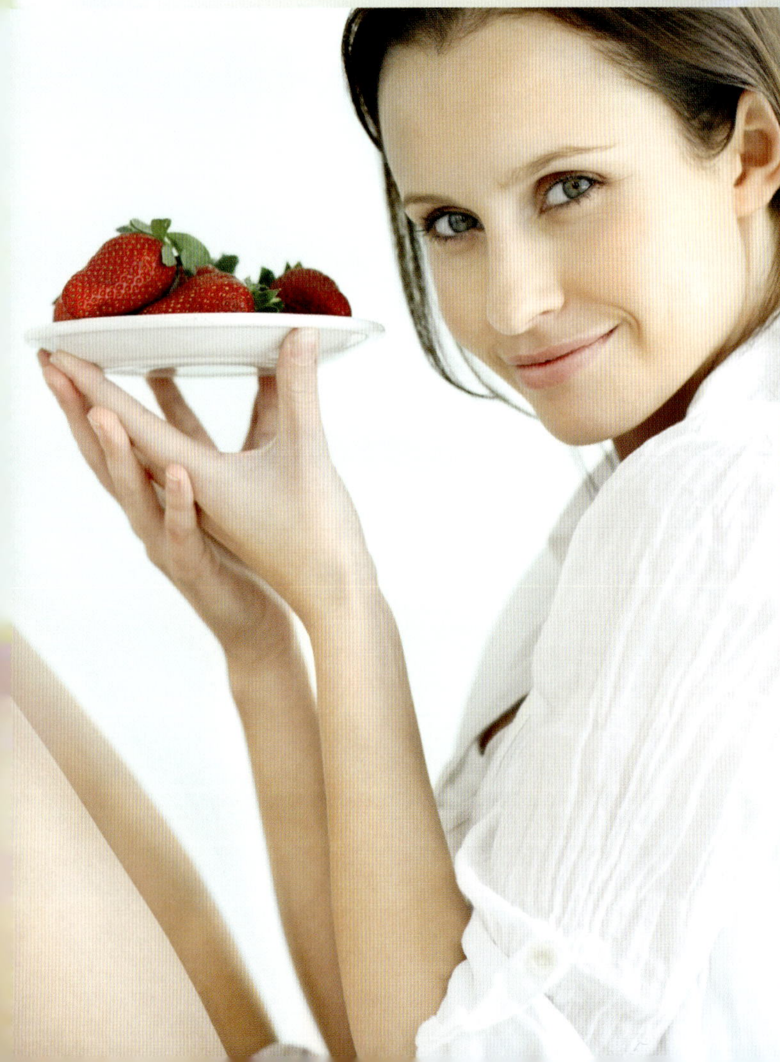
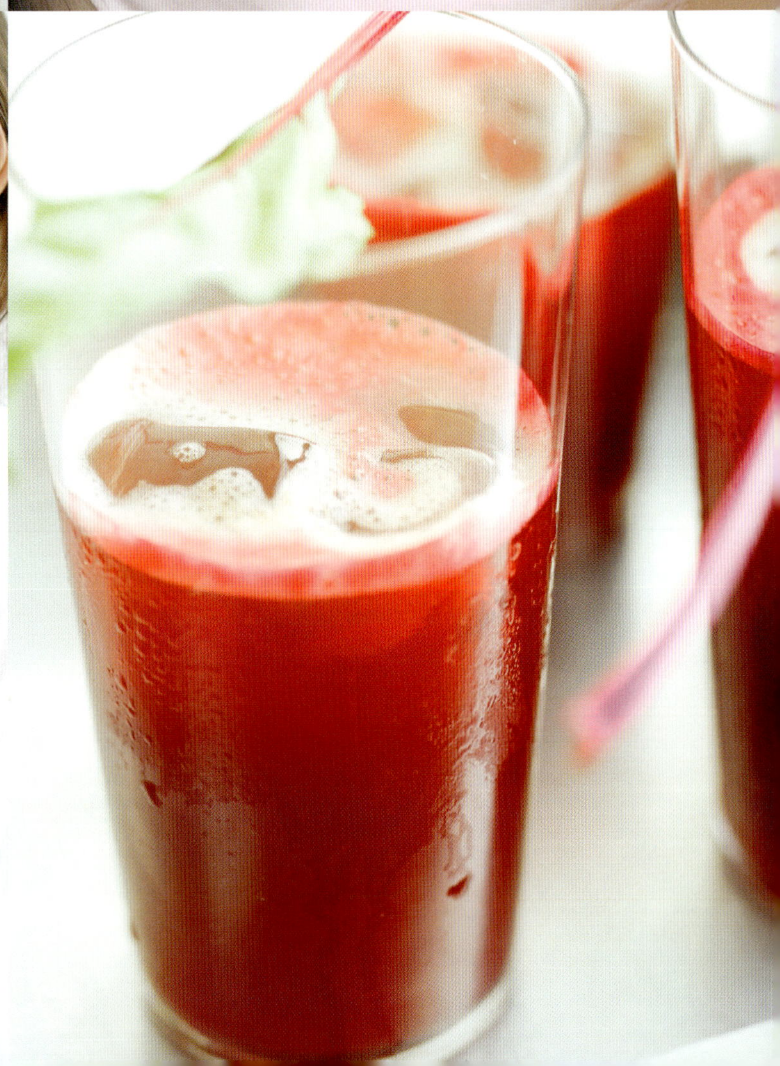

Erdbeer-Zahnpasta

Die Salicylsäure, die in den Früchten enthalten ist, beseitigt hartnäckige Zahnbelege und macht die Zähne glatt und sauber.
Die Erdbeeren pürieren, das Mus auf die Zähne auftragen und einige Minuten einwirken lassen. Ein Glas mit Wasser füllen, 1 TL Natriumcarbonat und den Weinstein zufügen, den Mund damit ausspülen und die Zähne dann mit dem zweiten Löffel Natriumcarbonat putzen. Den Mund gut ausspülen. Die Zähne werden dadurch wunderbar glatt und sauber.

INGREDIENZIEN
3 reife Erdbeeren mittlerer Größe
2 TL Natriumcarbonat
1 TL Weinstein
Wasser

Erdbeermaske bei Sonnenbrand

Eine beruhigende, kühlende Maske und eine Wohltat bei sonnenverbrannter Haut. Dazu die Erdbeeren pürieren und mit dem Joghurt mischen. Großzügig aufs Gesicht auftragen und 10 bis 20 Minuten einwirken lassen, je nachdem, wie lange es angenehm ist, dann erst lauwarm abspülen und kalt nachspülen. Nur leicht trocken tupfen.

INGREDIENZIEN
½ Tasse frische Erdbeeren
2 EL Naturjoghurt

Rosa Bad für empfindliche Haut

Ein entspannender Badezusatz, wobei das Pflegeduo Öl und Sahne die Haut weich und geschmeidig machen, während die Erdbeeren reinigend wirken. Die Erdbeeren pürieren, mit der süßen Sahne und dem Rizinusöl cremig verrühren und dann ins warme Badewasser einrühren. Entspannt eintauchen und etwa 20 Minuten das rosafarbene Bad genießen. Anschließend nur warm abduschen und trocken tupfen.

INGREDIENZIEN
½ Tasse frische Erdbeeren
½ Tasse süße Sahne
1 TL Rizinusöl

Desinfizierende Maske

Diese Maske wird frisch zubereitet und sollte sofort verbraucht werden, denn die Haltbarkeit von Erdbeeren ist stark begrenzt. Der volle Genuss kommt erst zum Tragen, wenn Sie einige der Früchte frisch verzehren. Die Erdbeeren mit der Gabel zerdrücken, den Apfelessig dazugeben und den Fruchtbrei etwa 3 Stunden durchziehen lassen. Mit dem Pinsel aufs gereinigte Gesicht verteilen, über Nacht einziehen lassen und morgens abwaschen. Allergiker sollten mit Erdbeermasken vorsichtig sein.

INGREDIENZIEN
5 frische Erdbeeren
3 EL Apfelessig

Kalorienarmer Fitnessdrink

ZUTATEN
1 Tasse Erdbeeren
2 Tassen Orangensaft
Eiswürfel
2 Erdbeeren zum Garnieren

Dieses köstliche, kalorienarme Getränk liefert dem Körper Schönheit und Fitness in einem. Mit einer Portion Kalium, Kalzium und Magnesium und viel Vitamin C und Carotin bringt er den Stoffwechsel auf Trab.
Die Erdbeeren pürieren, den Orangensaft untermischen und in zwei mit Eis gefüllte Gläser füllen. Die beiden Erdbeeren dekorieren die Gläser.

Erdbeer-Honigmelone-Shake

ZUTATEN
200 g frische Erdbeeren
1 Stück Honigmelone
2 EL Orangensaft
1 EL Honig
300 g fettarmer Kefir

Ein Getränk für Zwischendurch, das durchaus eine kleine Mahlzeit ersetzen kann. Die Portionen an Kalium, Kalzium, Magnesium und Eisen sind enorm, die Vitamine A, B_2, C, Niacin und Carotin bringen Schwung in die Sache und Eiweiß und Kohlehydrate, Milchsäure und Ballaststoffe sorgen für Sättigung.
Die Erdbeeren bis auf zwei zusammen mit der Melone pürieren, den Orangensaft hinzufügen und mit dem Honig und dem Kefir kräftig durchrühren. In zwei Gläser füllen und mit den Erdbeeren dekorieren.
Wenn man die Honigmelone weglässt und statt dessen zwei Kugeln Vanilleeis in die Gläser füllt, hat man eine wunderbare, sommerliche Erdbeerüberraschung.

Erdbeersalat mit Basilikum

ZUTATEN
500 g Erdbeeren
1 Bund Basilikum
4 EL Balsamico-Essig
3 EL brauner Zucker
Pfeffer

Dieser Salat fährt ein ganzes Bataillon an Vitaminen und Mineralstoffen auf.
Die Erdbeeren vierteln, Basilikum zu den Erdbeeren geben, aus dem Balsamico und den Gewürzen eine Vinaigrette herstellen und über den Erdbeersalat träufeln.

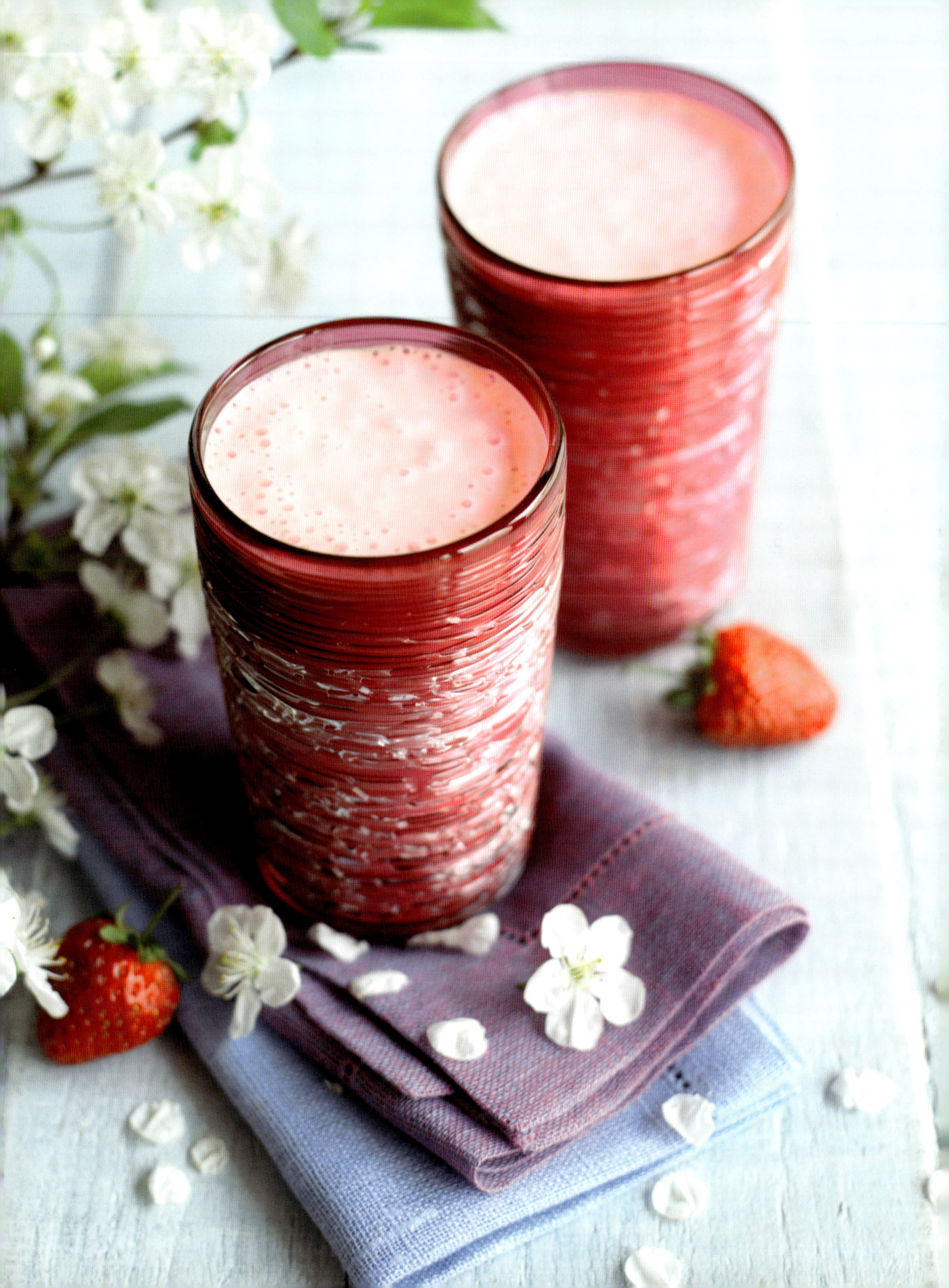

Himbeere

INHALTSSTOFFE
Vitamine A, B und C
Mineralstoffe wie Kalium, Kalzium, Magnesium, Eisen, Phosphor, Beta-Carotin, Pektin, Gerbstoffe, Flavonoide

Die Himbeere ist ein kleiner Kraftprotz, was Vitamin C, Kalium, Kalzium und Magnesium angeht. Angereichert mit Beta-Carotin und vielen B-Vitaminen helfen die kleinen Schönheiten gegen Zahnfleischbluten, Magenbeschwerden und anderen Verdauungsproblemen. Der hohe Anteil an Vitamin A in den Himbeeren ist ein seit langem bekanntes natürliches Mittel gegen mangelnde Sehschärfe und Nachtblindheit. Vitamin C ist ein unschätzbares Immunvitamin und hemmt im Zusammenspiel mit Rutin Blutungen. Die entwässernde Wirkung der Himbeere macht sie zum idealen Begleiter bei Nieren- und Blasenproblemen. Sie unterstützt die Leber beim Entgiften, festigt die Wände der Blutgefäße, hilft bei der Regeneration der Darmschleimhaut und hat eine den Stoffwechsel aktivierende Wirkung.
Ihre intensive Farbe verdankt sie den Anthozyanen, farbigen Pigmenten, denen eine hervorragende Regenerationswirkung auf den gesamten Organismus zugeschrieben wird.
Das in den Himbeeren enthaltene Vitamin E wehrt nicht nur freie Radikale ab, sondern glättet auch Fältchen und sorgt dafür, dass die Hautstruktur gesund bleibt.
Die Salicylsäure ist zudem ein ideales Mittel gegen Akne und Hautunreinheiten.

Himbeerkompressen für empfindliche Haut

INGREDIENZIEN
1 Tasse frische Himbeeren
2 EL Schlagsahne
1 TL Honig

Gerade empfindliche Haut neigt zur Trockenheit und da kann die Himmbeerkompresse helfen. Die Himbeere macht die Haut geschmeidig, die Sahne sorgt für die nötige Feuchtigkeit und der Honig beruhigt.
Die zerdrückten Himbeeren mit der Sahne mischen, naschen erlaubt, und den Honig unterrühren. Mit dem Pinsel auf Gesicht und Hals auftragen und mit einem warmen, feuchten Gästehandtuch bedecken. Etwa 20 Minuten einwirken lassen, dann mit der Kompresse abnehmen und mit lauwarmem Wasser abwaschen.

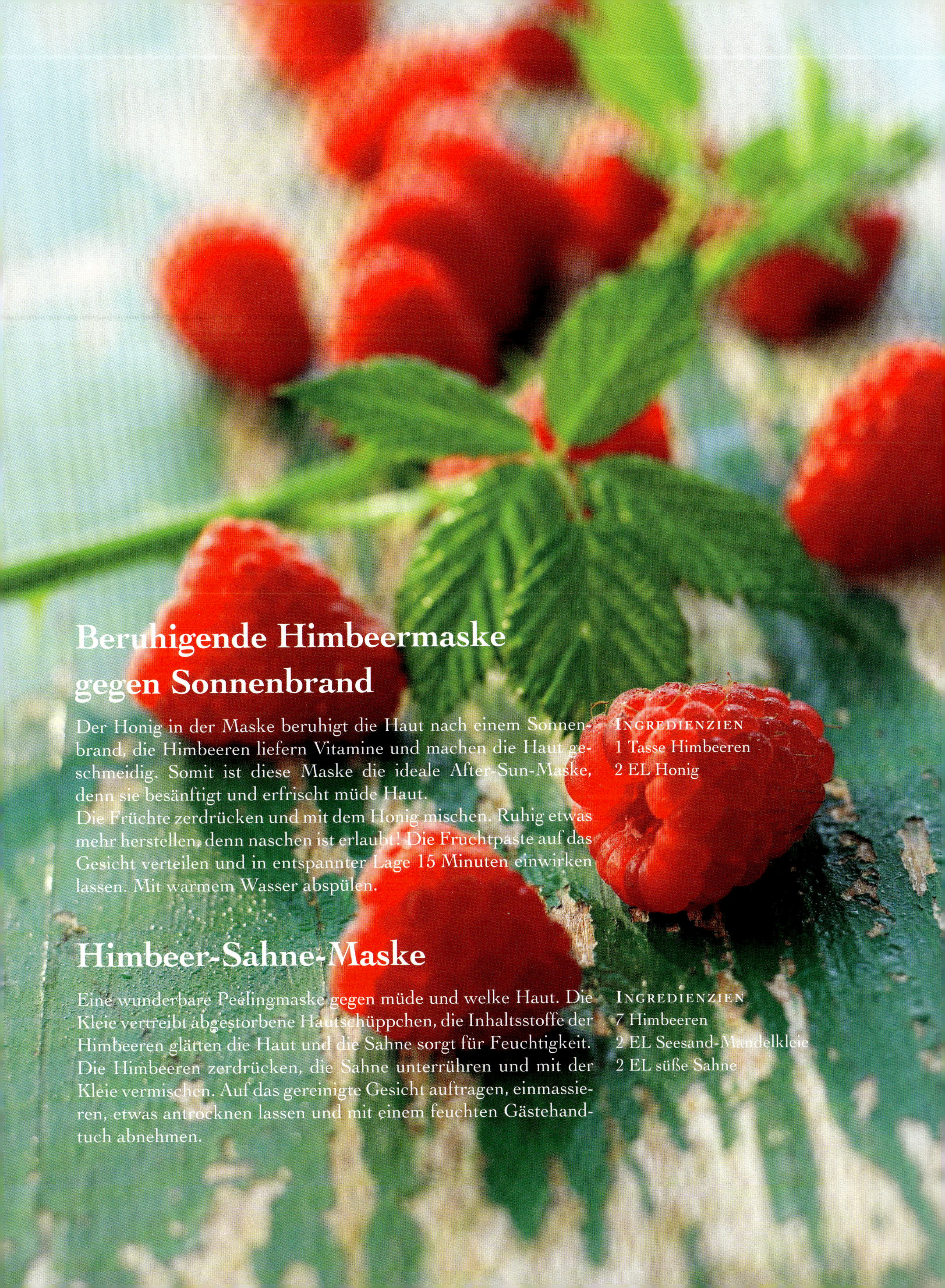

Beruhigende Himbeermaske gegen Sonnenbrand

Der Honig in der Maske beruhigt die Haut nach einem Sonnenbrand, die Himbeeren liefern Vitamine und machen die Haut geschmeidig. Somit ist diese Maske die ideale After-Sun-Maske, denn sie besänftigt und erfrischt müde Haut.
Die Früchte zerdrücken und mit dem Honig mischen. Ruhig etwas mehr herstellen, denn naschen ist erlaubt! Die Fruchtpaste auf das Gesicht verteilen und in entspannter Lage 15 Minuten einwirken lassen. Mit warmem Wasser abspülen.

INGREDIENZIEN
1 Tasse Himbeeren
2 EL Honig

Himbeer-Sahne-Maske

Eine wunderbare Peelingmaske gegen müde und welke Haut. Die Kleie vertreibt abgestorbene Hautschüppchen, die Inhaltsstoffe der Himbeeren glätten die Haut und die Sahne sorgt für Feuchtigkeit. Die Himbeeren zerdrücken, die Sahne unterrühren und mit der Kleie vermischen. Auf das gereinigte Gesicht auftragen, einmassieren, etwas antrocknen lassen und mit einem feuchten Gästehandtuch abnehmen.

INGREDIENZIEN
7 Himbeeren
2 EL Seesand-Mandelkleie
2 EL süße Sahne

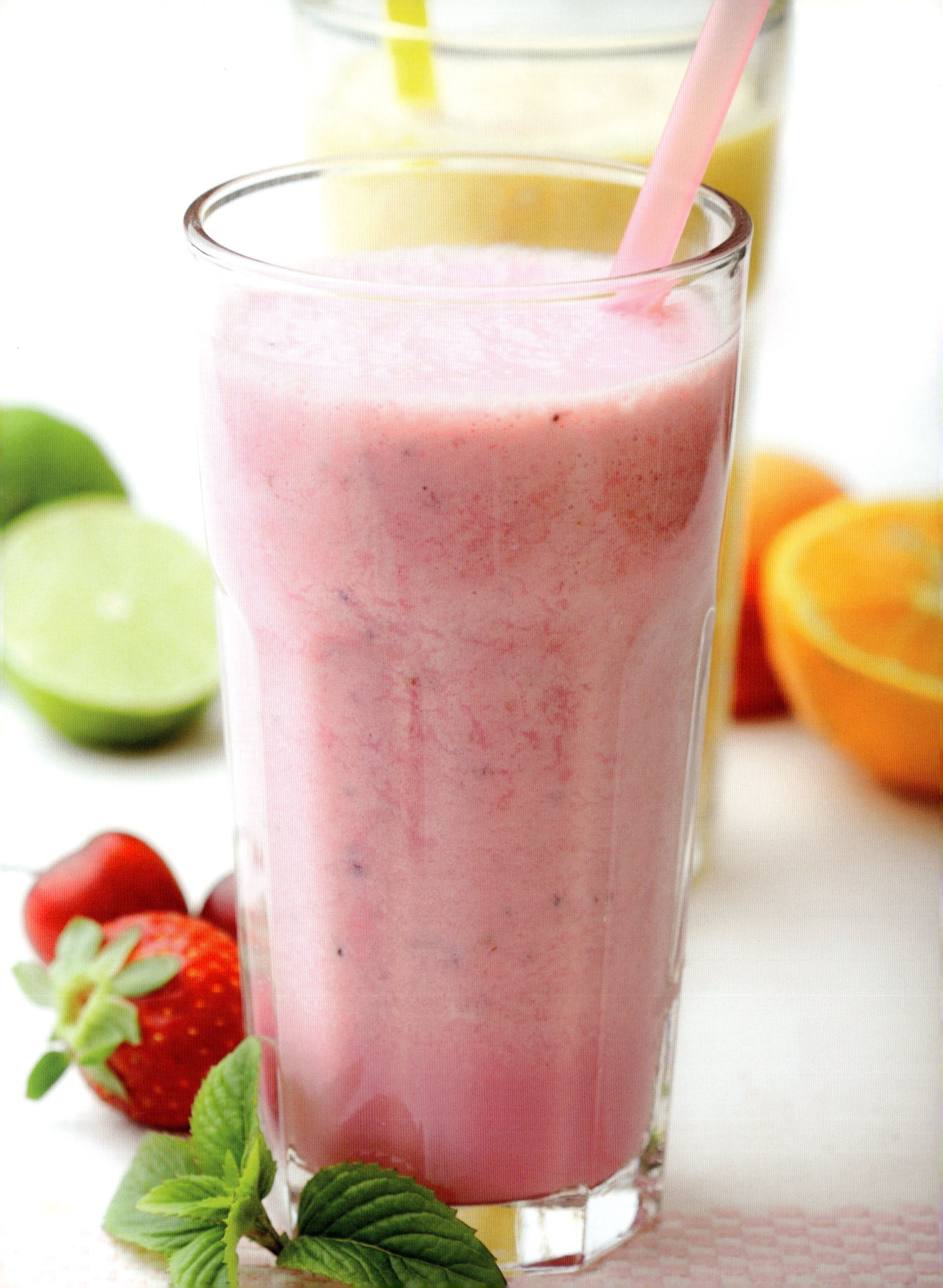

Gesunder Himbeershake

Eine wahre Symphonie an Mineralstoffen wie Kalium, Kalzium, Phosphor, Magnesium und Eisen gefolgt von den Vitaminen B_2, C und E, sowie Carotin, im Zusammenspiel mit Eiweiß und Kohlehydraten, Milchsäure und Ballaststoffen. Da fehlt es an nichts und der Körper bekommt mit jeden Schluck einen satten Gesundheitskick.
Die Zutaten in den Mixer füllen und kräftig aufmixen. Wer die kleinen Himbeerkerne nicht mag, kann die Himbeeren zuvor pürieren, die Masse durch ein Sieb streichen und dann mit den anderen Zutaten aufmixen.

Zutaten
1 Tasse Himbeeren
2 EL Himbeersirup
½ l Buttermilch

Himbeerkraftdrink

Der ideale Drink für Kraft- und Ausdauersportarten, denn hier ist alles drin, was der Sportler braucht. Die Mineralstoffe Kalium, Kalzium, Phosphor, Magnesium und Eisen vereinen sich mit den Vitaminen A, B_1, B_2, B_6, C, E sowie Niacin und Carotin und bilden mit dem Eiweiß, den essenziellen Fettsäuren, den Folsäuren und den Kohlehydraten eine kraftvolle Einheit.
Die Himbeeren zusammen mit den Weizenkeimen und dem Sirup in den Mixer geben und zerkleinern. Die Milch zufügen und kräftig durchrühren, bis die Milch schaumig wird. Für alle, die keine Himbeerkerne in ihrem Shake haben wollen: Die Himbeeren zerdrücken und durch eine Gaze oder ein Sieb drücken.

Zutaten
1 Tasse Himbeeren
1 EL Himbeersirup
1 EL Weizenkeime
2 Tassen kalte Vollmilch

Himbeerblätter-Tee

Ein altbekannter Heiltee, den Hebammen schon seit Generationen Schwangeren empfehlen, um die Gebärmuttermuskulatur zu stärken und die Geburt zu erleichtern. Der Tee sollte allerdings erst nach dem 6. Schwangerschaftsmonat getrunken werden, denn er kann auch Wehen auslösen, was bei übertragenen Kindern gewollt ist.
Die Himbeerblätter mit heißem Wasser übergießen, 10 Minuten ziehen lassen und ungesüßt in kleinen Schlucken trinken. Die Himbeerblätter schmecken leider kein bisschen nach Himbeere.
Der abgekühlte Tee ist auch als Kompresse gegen unreine Haut ein Hit. Einfach ein Tuch mit dem Sud tränken, über das gereinigte Gesicht legen und 10 Minuten entspannt einwirken lassen.

Zutaten
1 Tasse getrocknete Himbeerblätter
1 l kochendes Wasser

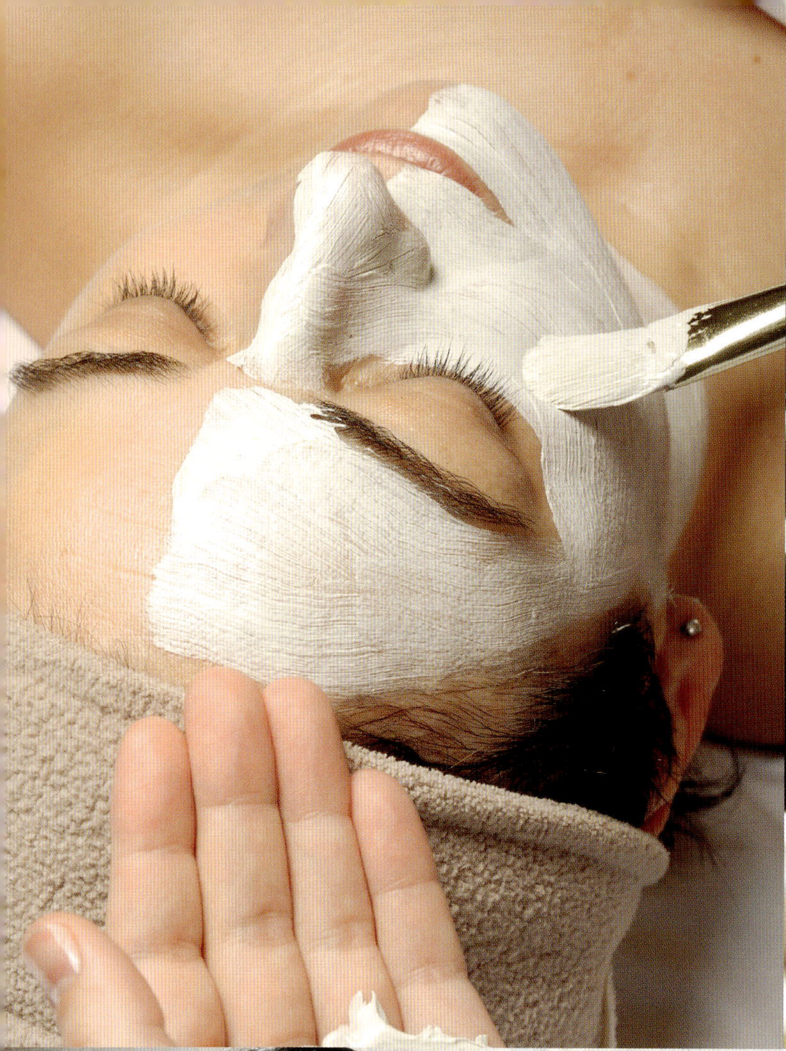
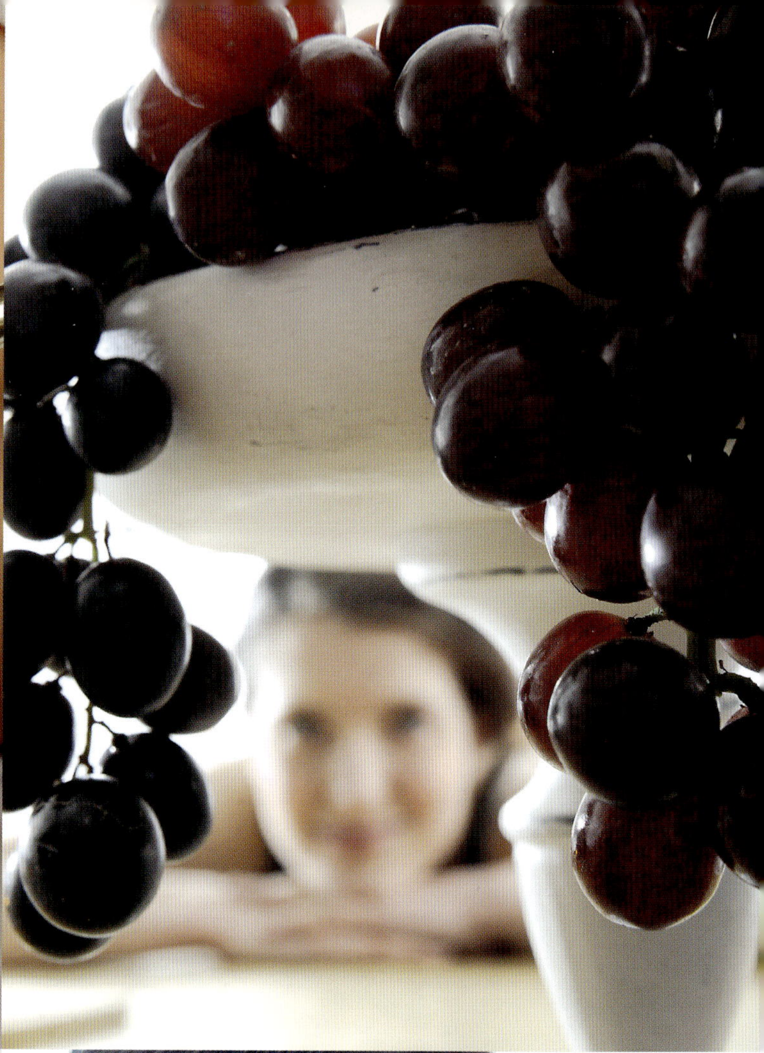
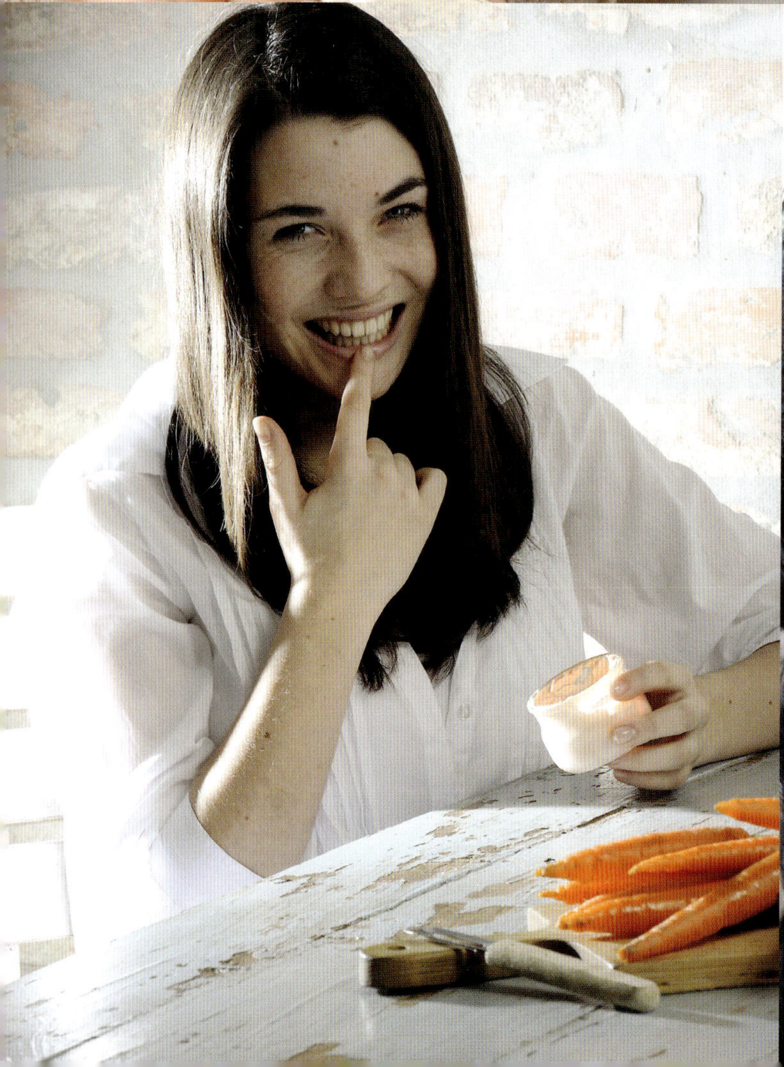
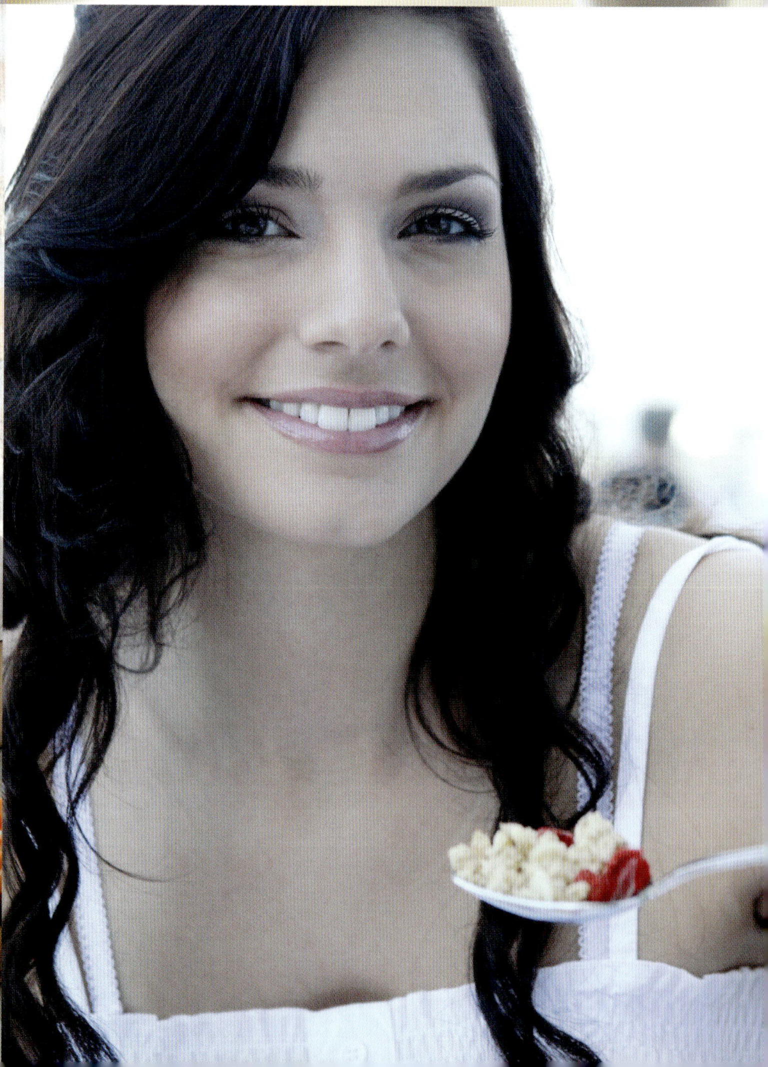

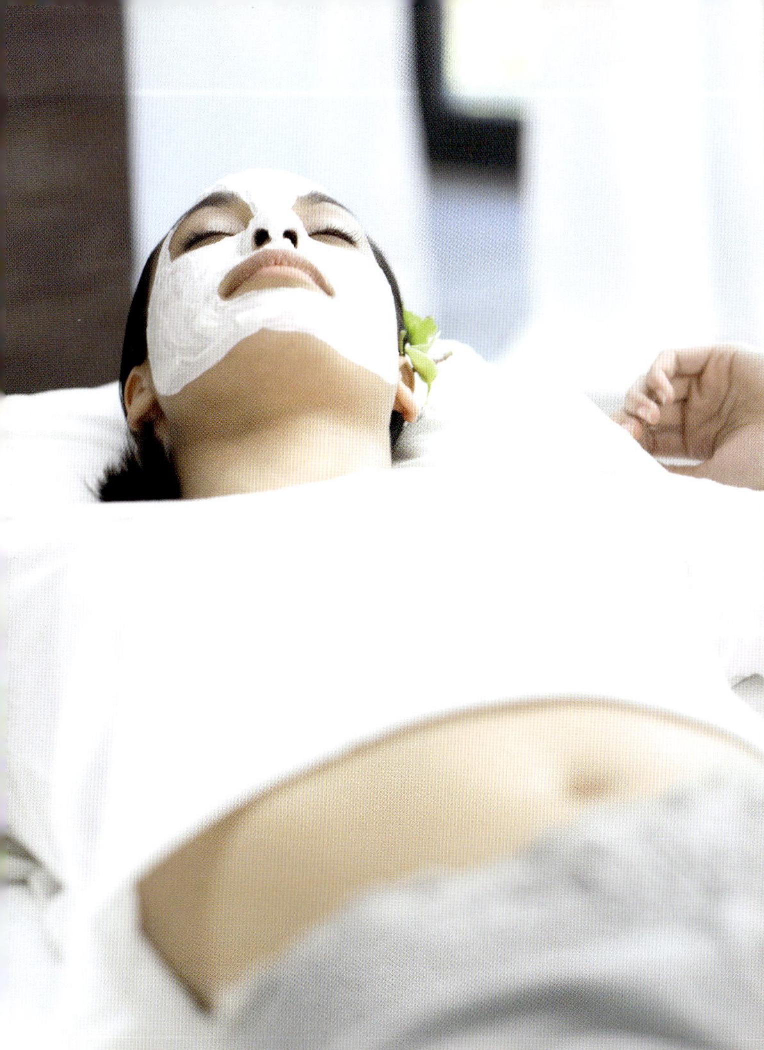
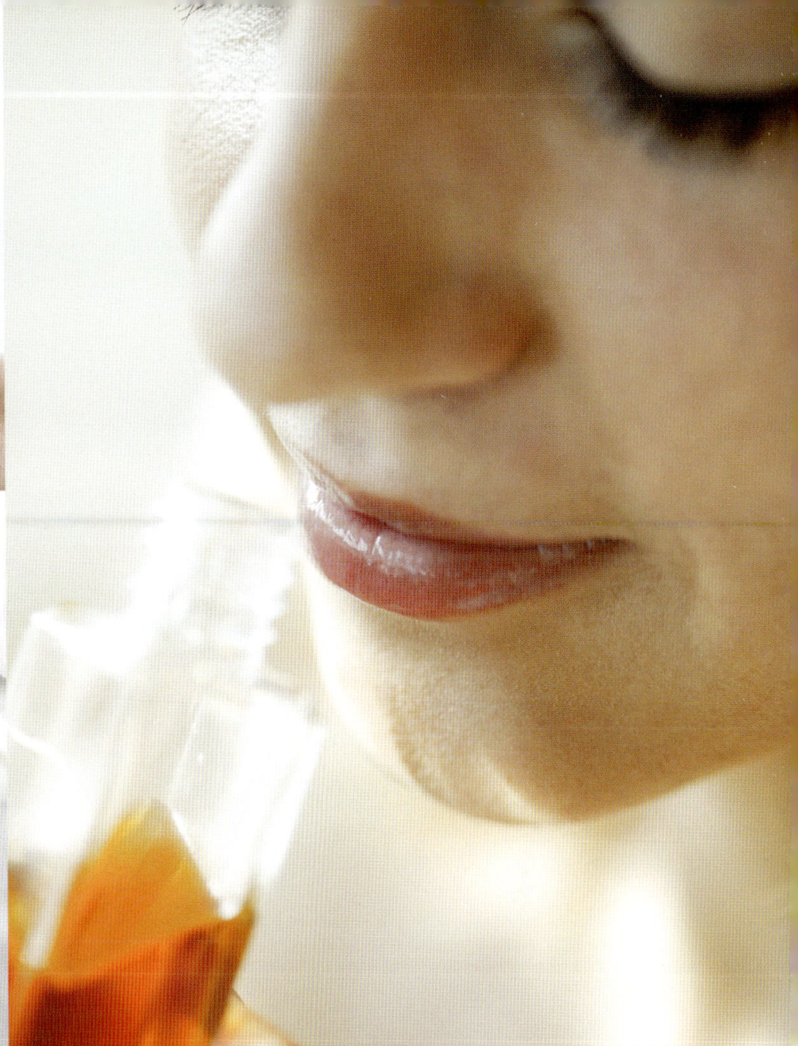
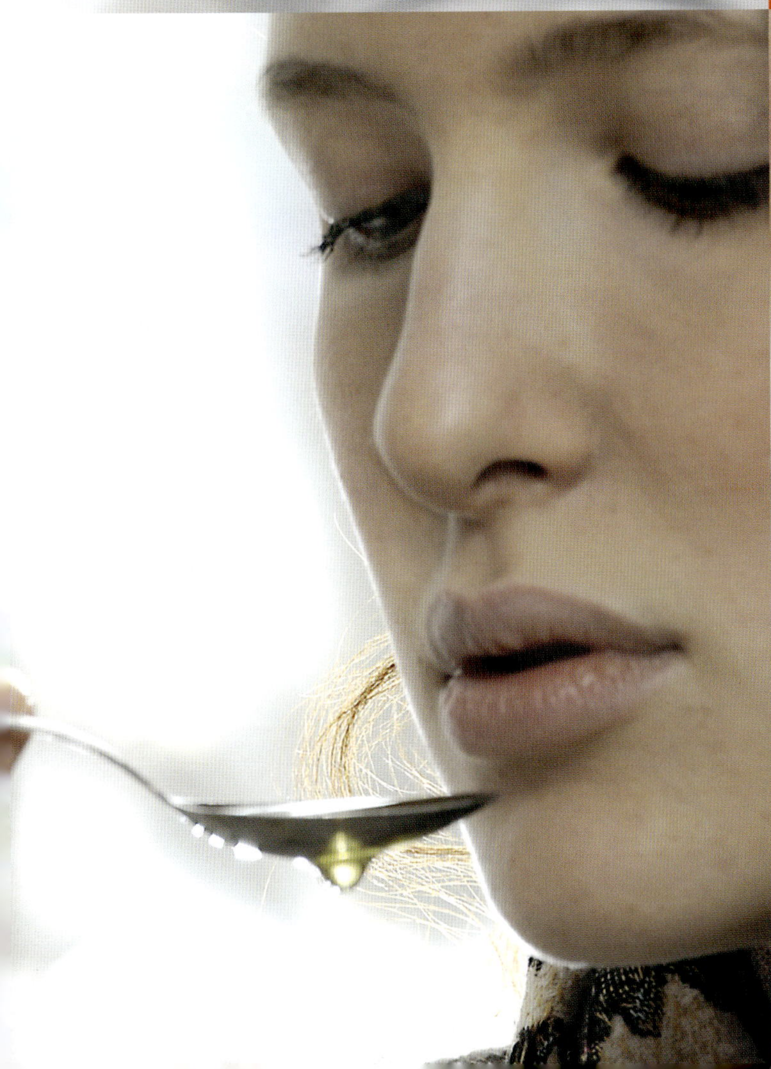
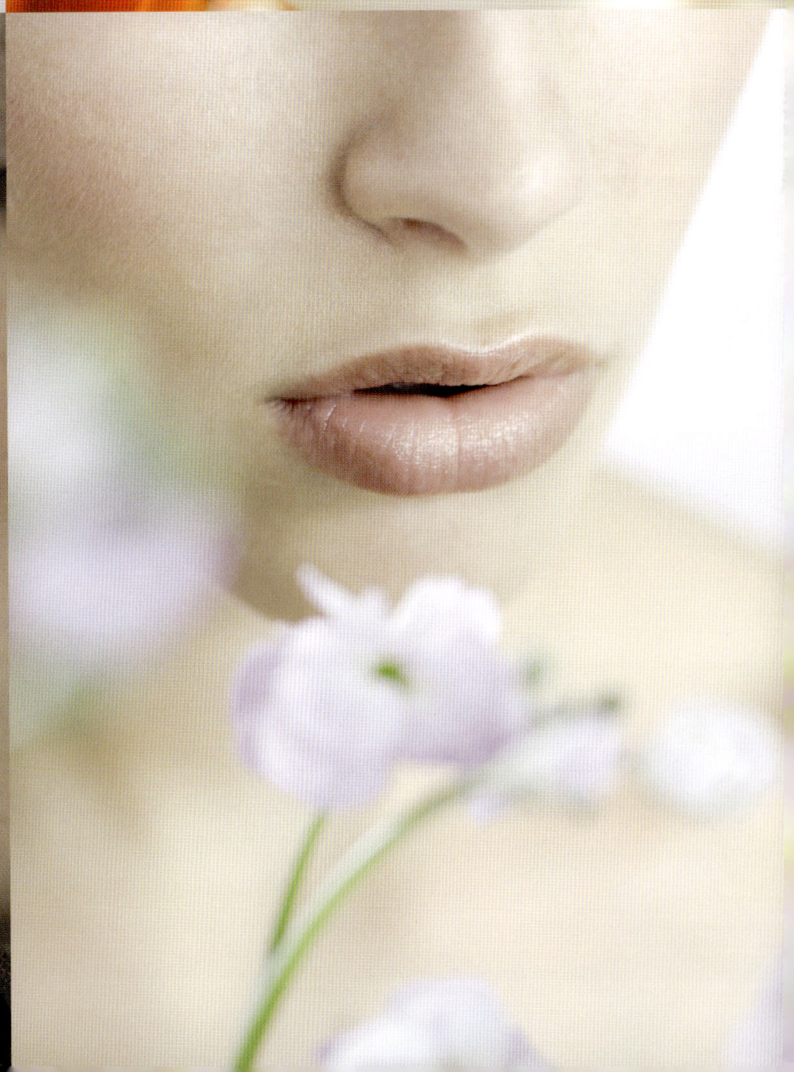

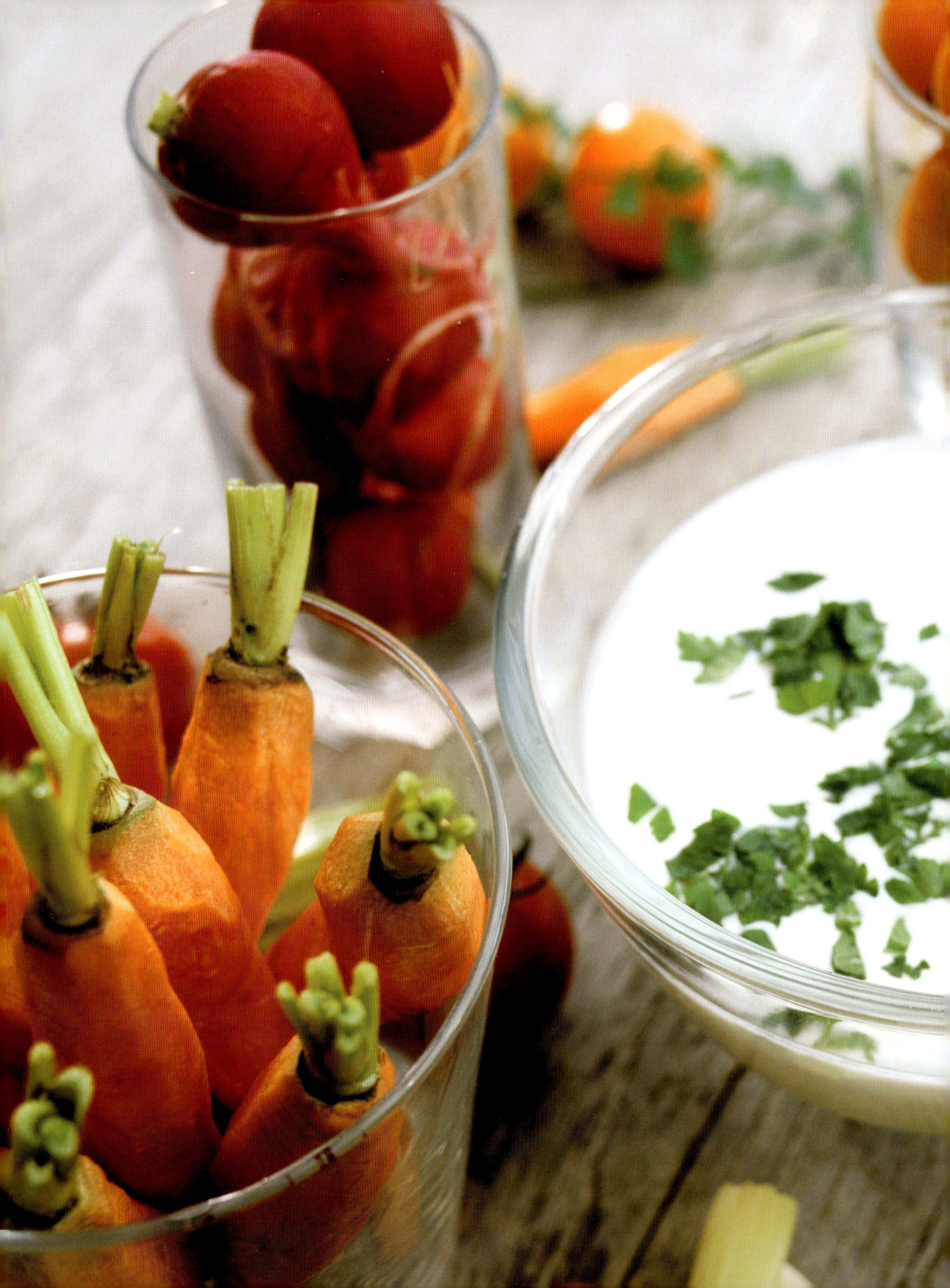

Gesundheit aus dem Gemüsegarten

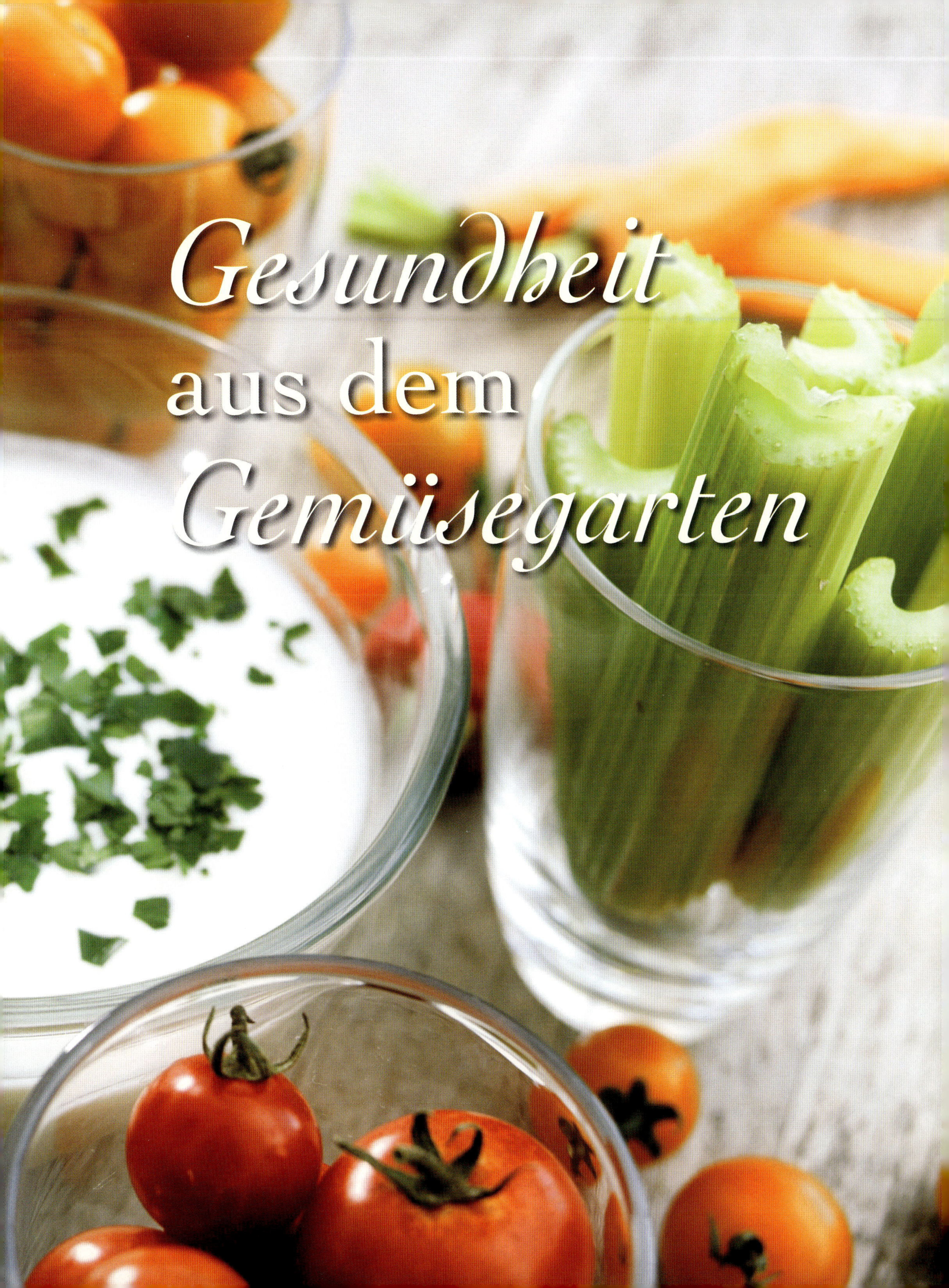

Ich habe mich entschlossen, glücklich zu sein. Das ist besser für die Gesundheit.
VOLTAIRE

Schönheitslieferant Gemüsegarten

Der Gemüsegarten ist eine nahezu unerschöpfliche Quelle der Naturkosmetik, denn gerade im frischen, selbst angebauten Gemüse stecken noch besonders viele Inhaltsstoffe, die nicht nur gesund halten oder machen, sondern die auch in der Kosmetik eingesetzt werden. Die berühmte Gurkenscheibe ist dabei nur ein Produkt, das nicht nur unserer Haut gut tut, sondern auch verspeist für Wohlbefinden sorgt. Man sollte nicht vergessen, dass Schönheit unbedingt durch den Magen geht.

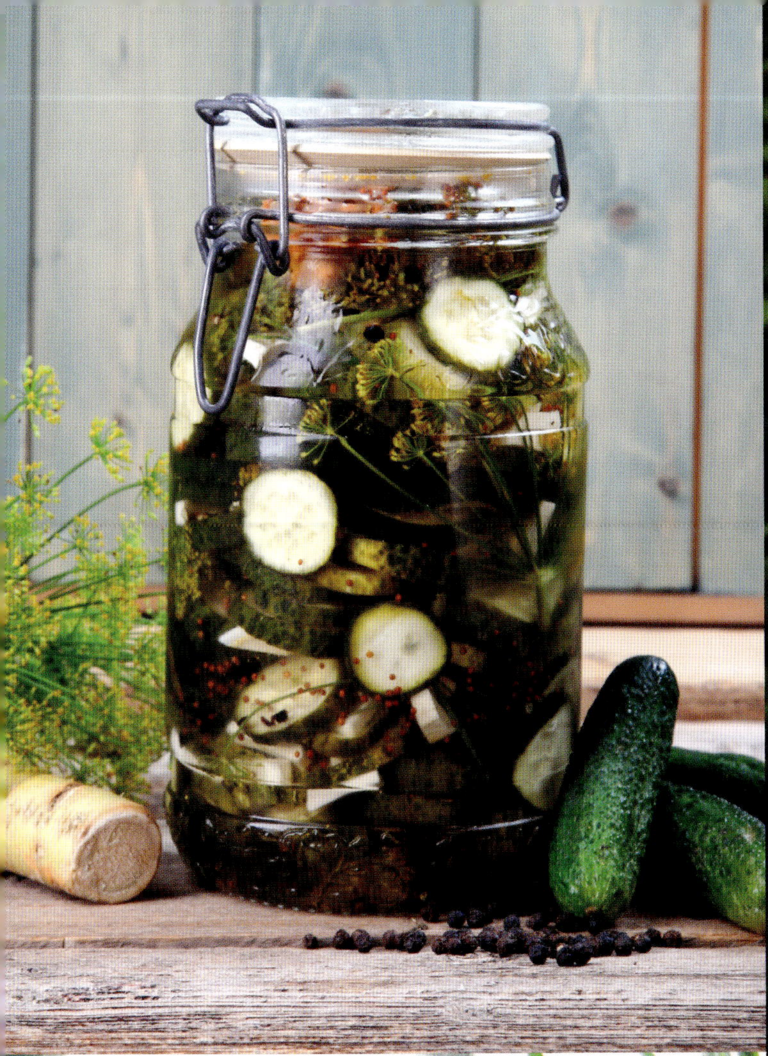
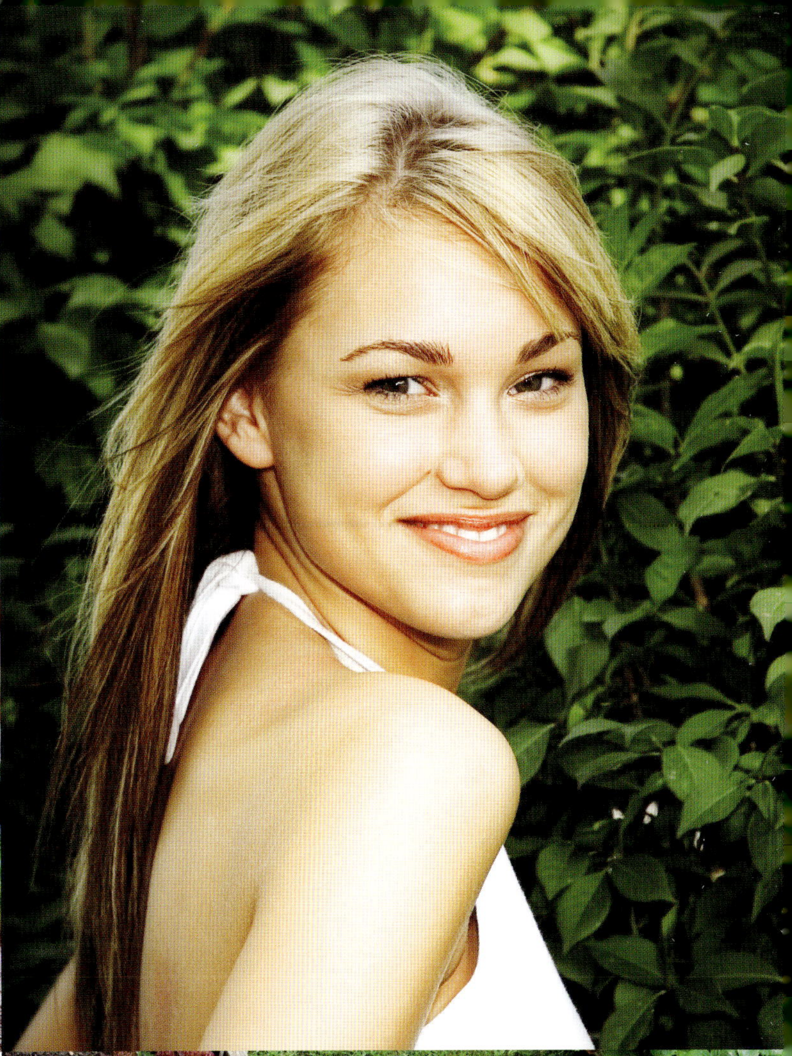
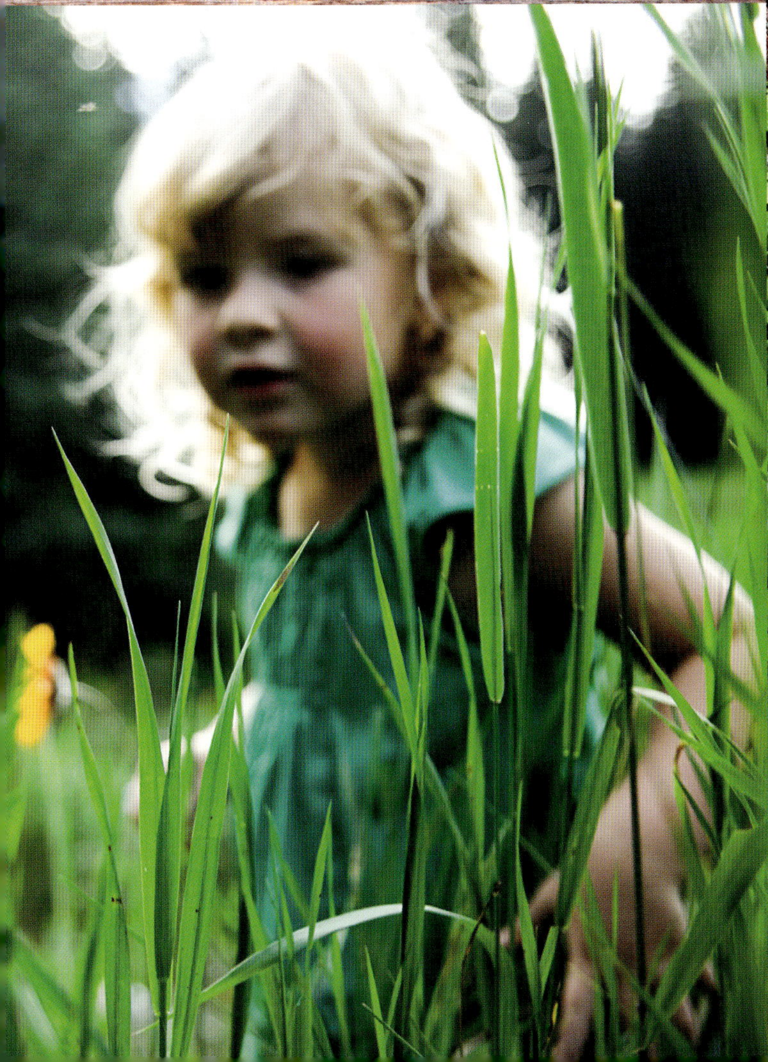
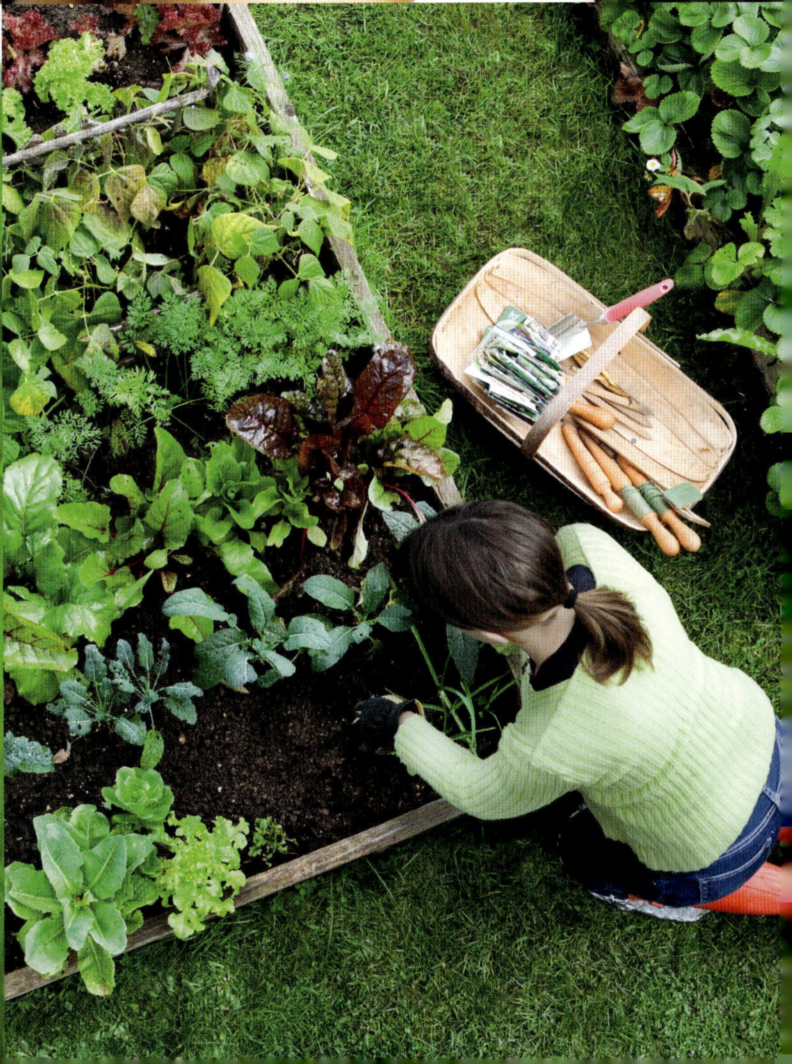

Gurken

Inhaltsstoffe
Fast alle Vitamine der B-Gruppe
Mineralstoffe wie Kalzium,
Magnesium, Eisen, Kalium,
Phosphor und Zink

Die grüne Gurke gehört botanisch gesehen zu den Kürbisgewächsen und das, was wir so gerne essen, weil es so herrlich erfrischt, ist die Frucht, nämlich die Panzerbeere.
Als Salat- oder auch Schlangengurke bekannt ist sie vor allem für eines zuständig und zwar fürs Kühlen. Dabei ist es ihr völlig gleichgültig, ob sie als Gurkenmaske für Abkühlung von außen sorgt oder als Gurkenjoghurtgetränk von innen erfrischt. Nahezu ohne Kalorien und eigentlich hauptsächlich aus Wasser bestehend ist sie eine ideale Begleiterin bei Diäten. Trotz ihres hohen Wasseranteils haben es die restlichen Inhaltsstoffe in sich. Die Verdauungsorgane, wie auch der Harnapparat und der Stoffwechsel werden durch die Gurke positiv beeinflusst. Da sie harnausleitend wirkt, ist sie entschlackend und hilft bei Nieren- und Herzerkrankungen. Auch Diabetiker profitieren von den Wirkstoffen der Gurke, denn sie senkt den Blutzuckerspiegel. Sogar auf Wechseljahrsbeschwerden hat sie einen postiven Einfluss.
Äußerlich angewendet wirken die Inhaltsstoffe der Gurke beruhigend auf die Haut, auch bei Sonnenbrand, wirken Juckreiz entgegen und sorgen sanft für ein ebenmäßiges Hautbild, indem sie leicht fettende Haut normalisieren. Der Gurkensaft hilft bei nahezu allen Hauterkrankungen, egal ob es sich um Brandwunden, Sonnenbrand, entzündete Pickel, Flechten oder schlecht heilende Wunden handelt.

Klassische Gurkenmaske

Ingredienzien
8 dünne Scheiben Gurke

Diese schlichte und schnelle Augenkompresse aus Gurkenscheiben hilft tatsächlich gegen überanstrengte, gerötete Augen und wirkt beruhigend.
In entspannter Lage jeweils 4 dünne Gurkenscheiben auf die Augenlider legen und bis zu 10 Minuten einwirken lassen.
Übrigens lässt sich die Gurkenmaske auch auf den ganzen Körper ausweiten, besonders, wenn bei kalter Witterung die Haut unangenehm juckt und sich trocken anfühlt. Die Gurkenscheiben in Etappen auf dem Körper verteilen und jeweils 10 Minuten einwirken lassen, bis der ganze Körper in den Genuss einer Körpermaske gekommen ist.

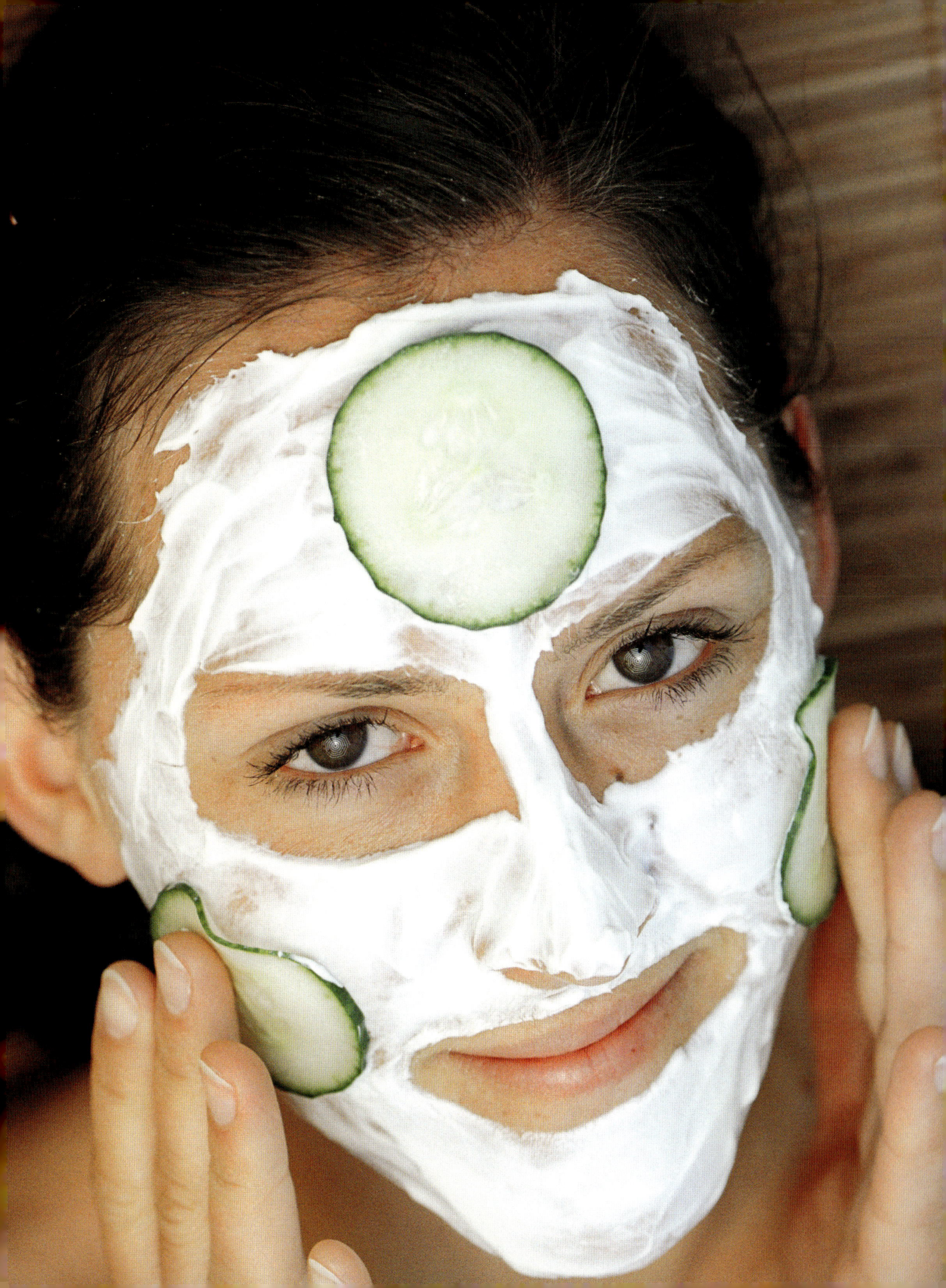

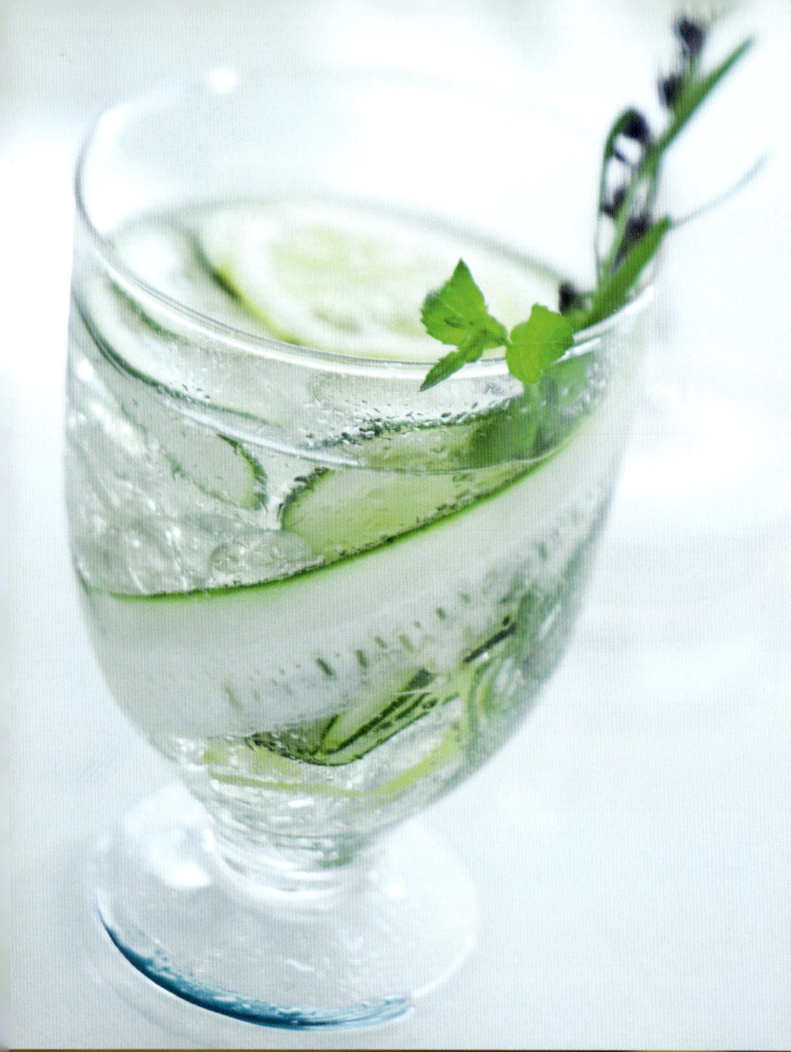
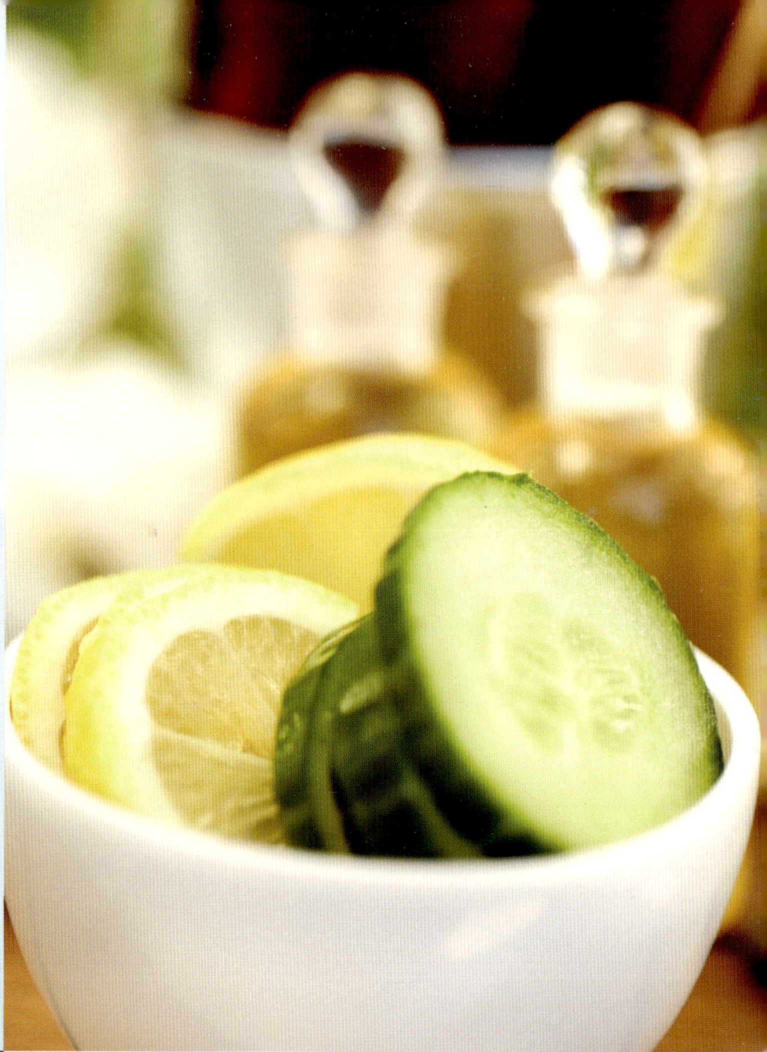
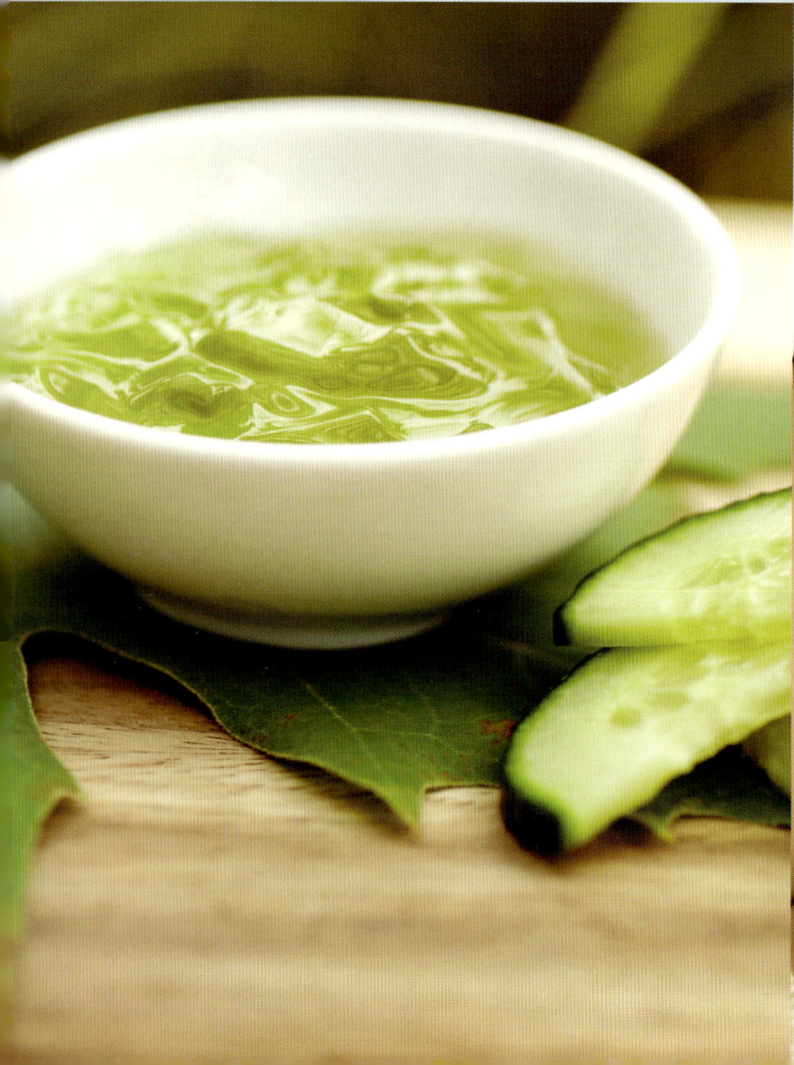
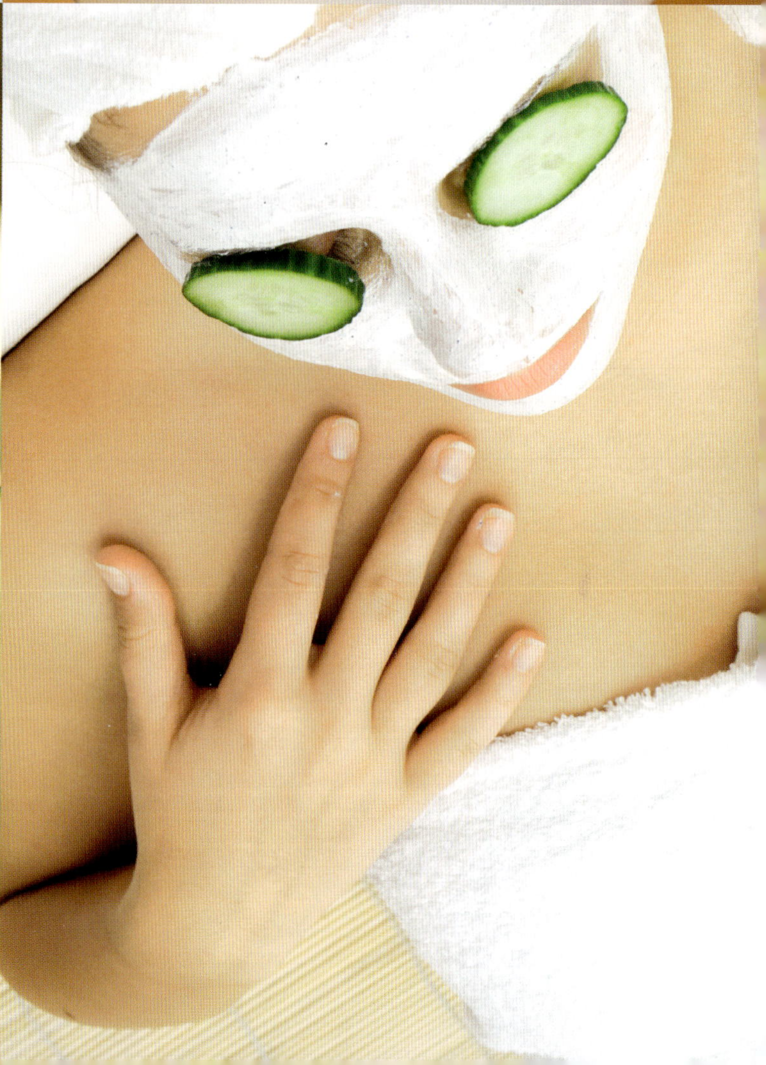

Pflegende Gurkenmaske

Die pflegende Maske besteht einfach nur aus Gurkenraspeln und die allein sorgen für ein feinporiges, gesundes Hautbild.
Die Gurke fein raspeln und auf dem Gesicht verteilen. Die Maske am besten liegend einwirken lassen und zur besseren Wirksamkeit eine feuchte Kompresse auflegen. Dafür ein kleines Handtuch oder einen großen Waschlappen mit warmem Wasser tränken und über die Packung legen. Die Einwirkzeit kann bis zu 20 Minuten betragen. Anschließend die Packung abnehmen, nicht abwaschen und Pflegecreme auftragen. Das Ergebnis ist eine porentief saubere Haut und ein frisches, belebendes Gefühl.

INGREDIENZIEN
etwa 10 cm einer grünen Gurke

Gurkenmaske für reife Haut

Gerade die reife Haut freut sich über eine straffende und glättende Maske, die ihr wieder die Frische der Jugend verleiht und die Falten auf natürliche Art, ganz ohne Lifting, verschwinden lässt.
Die Gurke pürieren, den Apfelessig, das Weizenkeimöl und das Eigelb unterheben und die Masse mit dem Pinsel auf die Haut auftragen. 15 Minuten einwirken lassen, mit lauwarmem Wasser abspülen und die Haut anschließend mit einer Pflegecreme behandeln.

INGREDIENZIEN
5 cm Gurke
2 TL Apfelessig
3 EL Weizenkeimöl
1 Eigelb

Sanfte Gurkenlotion bei strapazierter Haut

Diese wunderbare Maske enthält alles, was strapazierte Haut wieder sanft und glatt macht. Die Inhaltsstoffe der Gurke beruhigen, die Zitrone sorgt für ein ebenmäßiges Hautbild, die Karotte trumpft noch mit ihrem Schönheitsvitamin A auf und kümmert sich darum, dass die Oberschicht der Haut nicht so schnell austrocknet, und das Mandelöl wirkt pflegend.
Die Gurke raspeln, die Flüssigkeit abfiltern, Zitronensaft, Karottensaft und Mandelöl hinzufügen und kräftig shaken. In ein braunes Apothekerfläschchen füllen und vor jeder Anwendung kräftig schütteln. Morgens und abends nach der Reinigung die Haut damit betupfen.

INGREDIENZIEN
½ Salatgurke
½ Zitrone
3 EL Karottensaft
1 EL Mandelöl

Straffende Gurkenmaske

Ingredienzien
¼ Gurke
½ Becher Joghurt
2 EL Weizenstärke

Jenseits der 30 ist die Haut oft müde und vor allem auch durch Umwelteinflüsse stark beansprucht. Mit dieser straffenden Maske kann man ihr wieder auf die Beine helfen. Die kühlende Gurke beruhigt, die Inhaltsstoffe des Joghurts straffen und nähren die Haut. Besonders die vielen Schleimstoffe und Vitamine, die in der leicht bitteren Schale der Gurken enthalten sind, straffen die Haut.
Die Gurke dick schälen, die Schalen nicht wegwerfen. Die Gurke raspeln und filtern und den Saft mit dem Joghurt und der Weizenstärke verrühren. Mit dem Pinsel die Maske auftragen, die Schalen auf der Maske verteilen und in entspannter Lage 10 bis 15 Minuten einwirken lassen. Mit einem Gästehandtuch abnehmen und mit lauwarmem Wasser abwaschen. Anschließend Pflegecreme auftragen und ein gleichmäßiges glattes Hautbild ist zu sehen.

Kühlendes Gurkentonikum

Ingredienzien
½ Salatgurke

Die Haut ist gerötet und heiß und hat eindeutig zu viel Sonne abbekommen? Dann ist es höchste Zeit für dieses kühlende Gurkentonikum. Die erste Hilfe bei Sonnenbrand!
Die Gurke fein raspeln und den Saft auffangen. Mit einem Wattebausch die betroffene Haut abtupfen. Beruhigt und kühlt!

Kalorienarmer Gurkencocktail

Zutaten
½ Salatgurke
2 Frühlingszwiebeln
1 kleine Knoblauchzehe
1 Bund frischer Dill
250 g Magermilchjoghurt
Salz und Pfeffer
2 grüne Oliven
Eiswürfel
2 Partyspieße

Dieser köstliche Gurkencocktail macht satt, hat aber wenig Kalorien, dafür aber jede Menge Vitamine und Mineralstoffe. Geschmacklich erinnert er etwas an die griechische Küche.
Gurken grob zerkleinern. Pro Glas 2 dicke Scheiben zur Seite legen. Die Frühlingszwiebeln in feine Scheiben schneiden, den Knoblauch abziehen und grob würfeln. Bis auf die Frühlingszwiebeln alles zusammen mit dem Dill pürieren, den Joghurt unterrühren und mit Salz und Pfeffer abschmecken. Die Partyspieße mit den Gurkenscheiben und den Oliven bestücken, Eiswürfel ins Glas schichten und mit dem Cocktail begießen, die Zwiebelchen obenauf geben und mit dem Spießchen garnieren.

Erfrischender Gurken-Melone-Drink

Frischer geht es kaum. Melone wie auch Gurke sind berühmt für ihre Fähigkeit, fast ohne Kalorien zu sättigen und zu erfrischen. Dieser herzhafte Drink hat es in sich. Vitamine und Mineralstoffe in Mengen, aber fast keine Kalorien.

Gurke und Melone grob würfeln und pürieren. Apfel und Zitronensaft hinzugeben und vermischen. Mit Salz und Pfeffer abschmecken und mit fein gewiegtem Dill garnieren. Eine kleine Zwischenmahlzeit für gerade einmal 79 kcal.

Zutaten

½ Gurke
1 Stück Wassermelone
¼ Tasse Apfelsaft
2 EL Zitronensaft
½ Bund Dill
Salz und Pfeffer

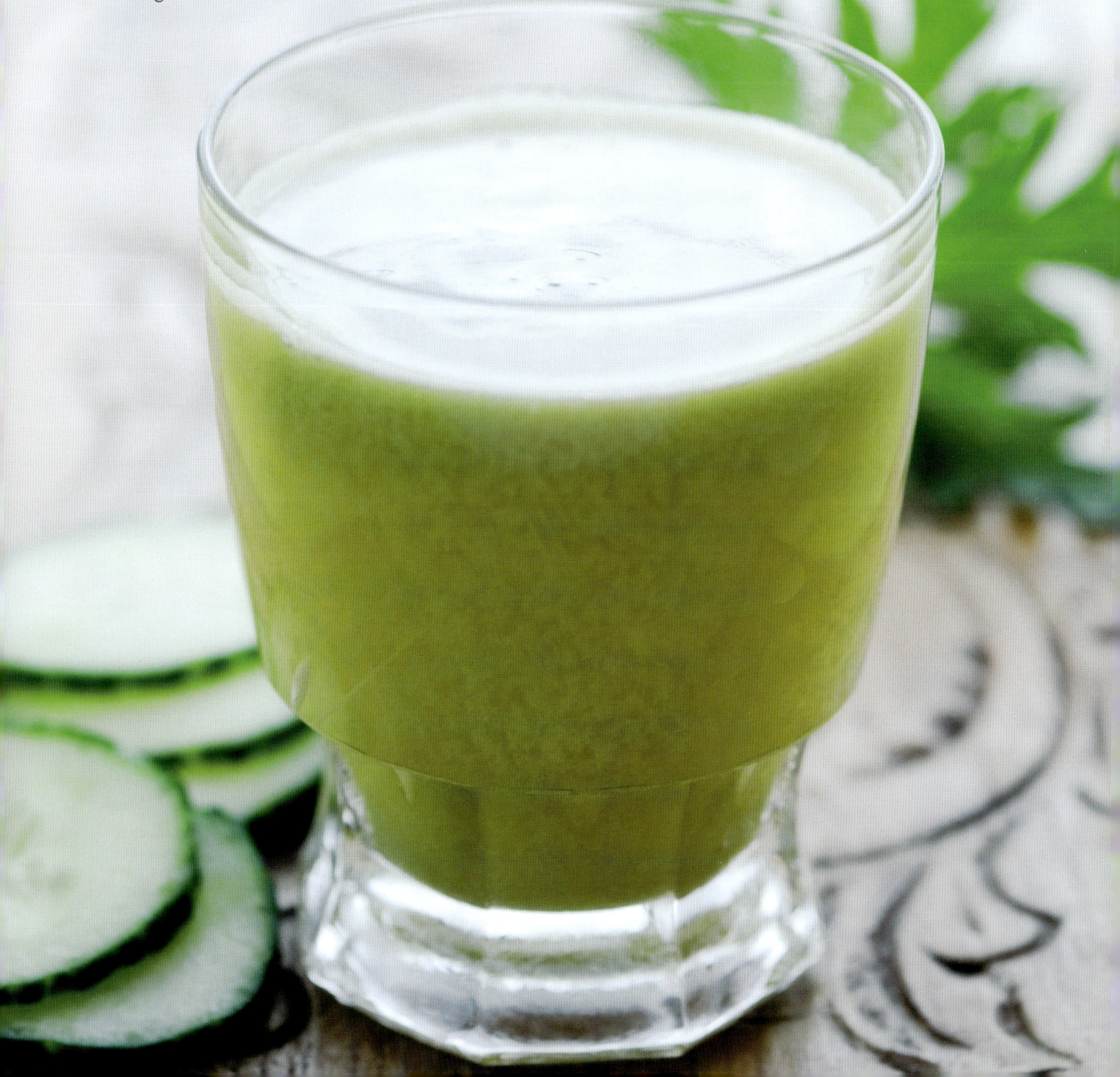

Karotten

INHALTSSTOFFE
Mineralstoffe wie Magnesium,
Kalzium, Phosphor, Eisen
Carotine, Vitamin A, B-Vitamine
ätherische Öle
Folsäure, Pektin

Karotten sind wahre Alleskönner, denn sie sind reich an Vitamin A und dieses Vitamin ist das Schöheitsvitamin schlechthin. Es kräftigt das Haar, sorgt für gesunde Zähne, schärft das Sehvermögen und macht die Haut schön. Mangel an Vitamin A lässt die Oberhaut austrocknen.
Die Karotte enthält legendär viel Vitamin A in Form von Beta-Carotin, das verantwortlich ist für scharfsichtige Augen, insbesondere zur Behandlung gegen Nachtblindheit und zur Verbesserung von Fehlsichtigkeiten des Farbsehens, aber auch zur Kräftigung der Haare und Nägel, sowie für eine Verfeinerung des Hautbildes. Vitamin C und die meisten Vitaminen der B-Gruppe sowie Kalium, Kalzium, Natrium, Phosphor und Eisen sind zusammen mit Vitamin A die reinsten Energiespender und schützen vor Herzerkrankungen, Krebs, Schlaganfall und zu hohem Blutdruck. Zudem unterstützen sie den Abbau von Alkohol in der Leber. Die Karotte ist auch reich an Selen, einem der wichtigsten Spurenelemente im Immunsystem. Im Karottenkraut sitzen übrigens besonders viele Porphyrine, die Sexualhormone anregen.

Ideale Nährmaske

INGREDIENZIEN
2 TL frisch gepresster Karottensaft
1 Eigelb
2 EL Olivenöl

Eine ideale Nährmaske besonders bei trockener Haut und erweiterten Äderchen. Diese Karotten-Ölmaske nährt die Haut und verengt unschöne Äderchen.
Die Zutaten miteinander verrühren und die Maske mit dem Pinsel auf Gesicht und Hals auftragen. Nach einer 20-minütigen Ruhepause die Maske mit lauwarmem Wasser abspülen. Empfindliche Haut mit einer Neigung zu Flecken kann man mit einer Maske aus Karottensaft und weißer Heilerde zu gleichen Teilen verwöhnen.

Karotten-Lippenbalsam

INGREDIENZIEN
4 EL Karottensaft
50 g Butter
1 Spritzer Zitronensaft

Schützt die Lippen vor allem bei viel Sonne, extremer Kälte oder starkem Wind. Aber auch bei einer Neigung zu trockenen Lippen oder einfach, weil man heute einen besonders gepflegten Mund braucht.
Die Butter schaumig rühren und Karottensaft portionsweise unterheben. Zum Schluss den Spritzer Zitrone einarbeiten. Das Balsam in ein verschließbares Döschen füllen und gekühlt lagern.

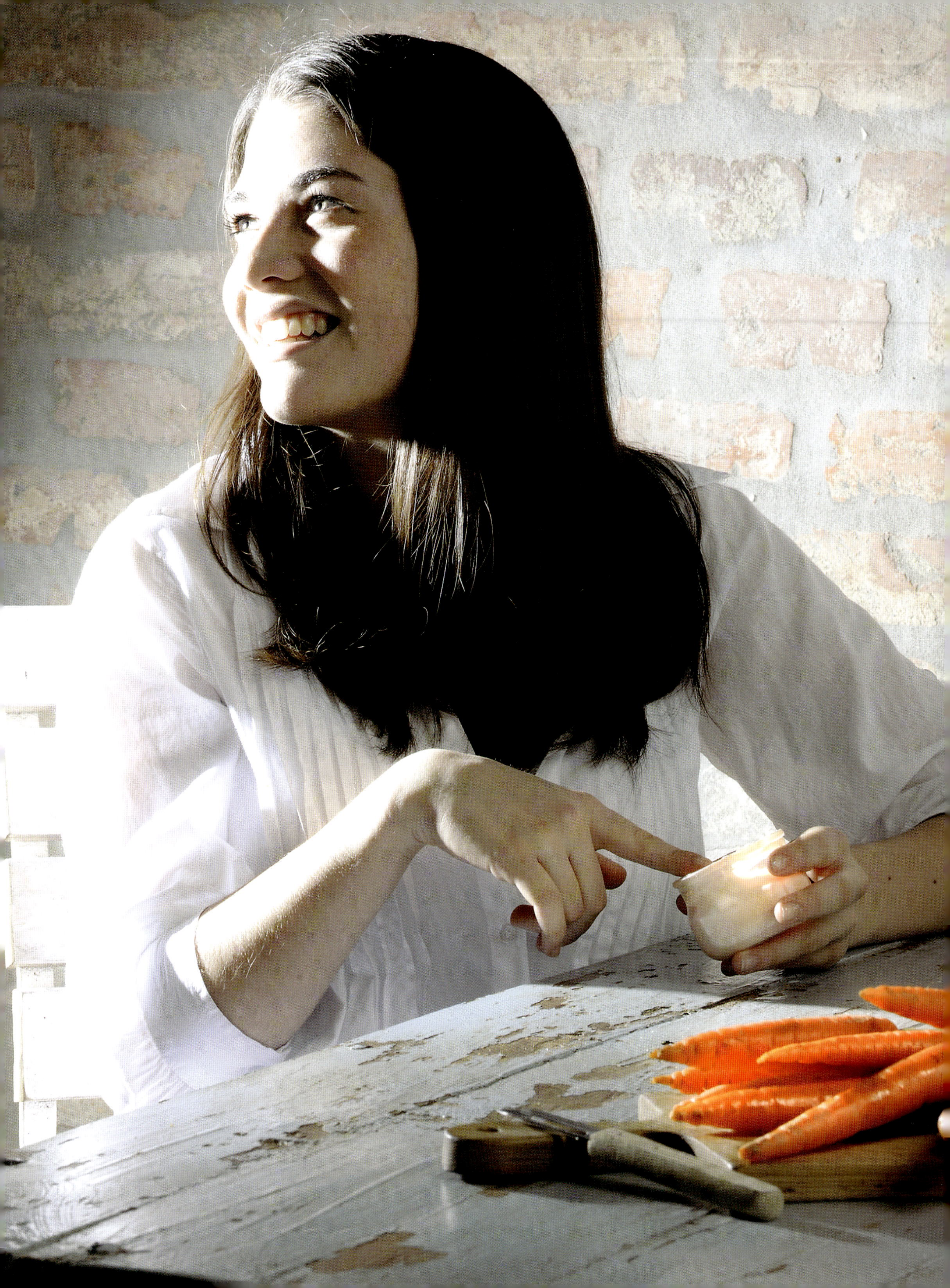

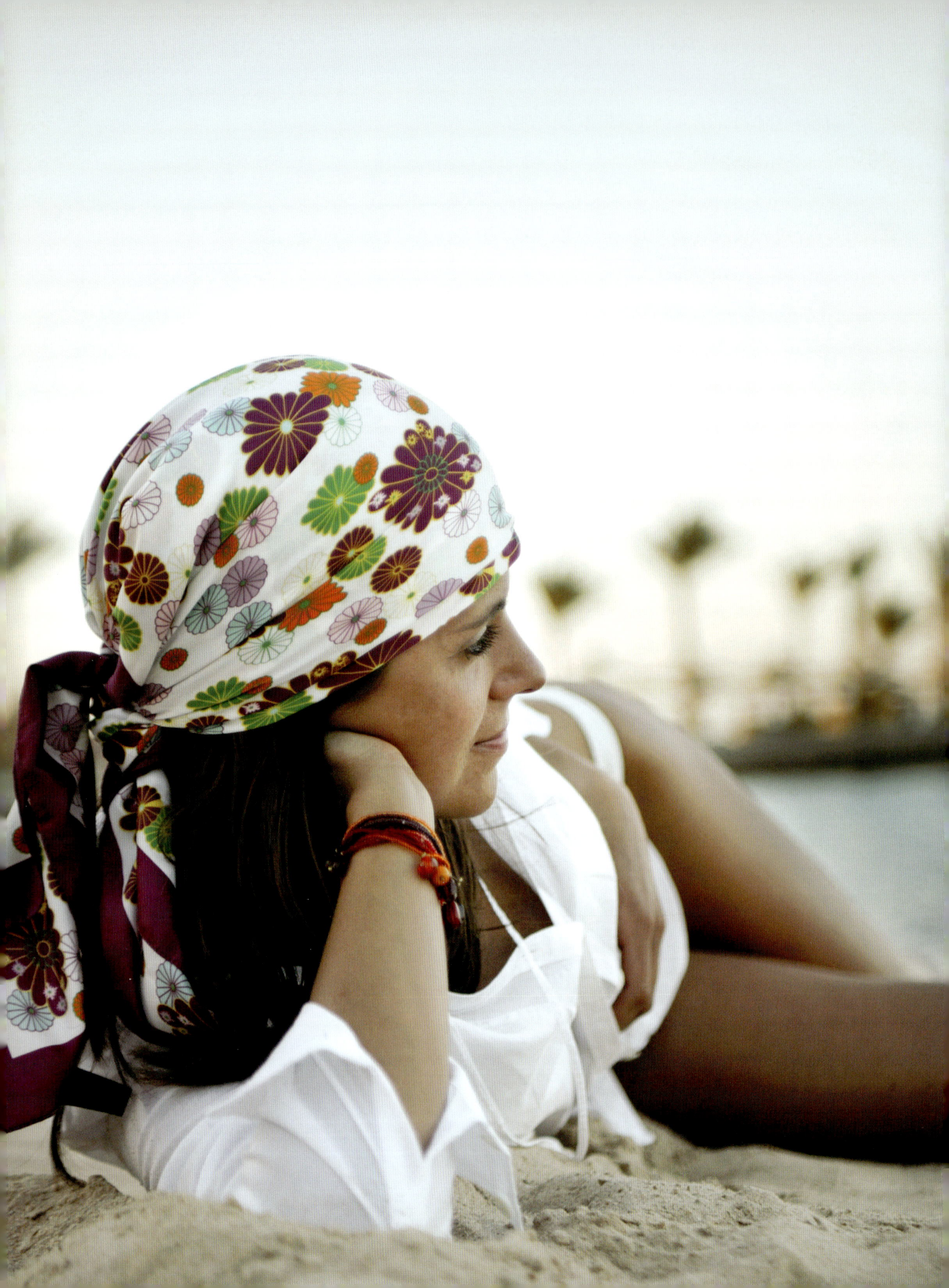

Wundermaske für normale Haut

Diese wunderbare Maske für die normale Haut besteht aus Karottensaft und Buttermilch, die adstringierend wirkt und mit viel Kalzium und Proteinen aufwartet.
Alle Zutaten miteinander verrühren und als Maske mit einem Pinsel auf Gesicht und Hals auftragen und ruhend etwa 15 Minuten einwirken lassen. Mit warmem Wasser gut abspülen. Diese Maske wirkt reinigend und verfeinert das Hautbild.

INGREDIENZIEN
2 TL Buttermilch
2 TL frisch gepresster Karottensaft
1 TL Mehl

Nährende Karotten-Quarkmaske

Diese wunderbare Maske beruhigt irritierte Haut, gerade wenn sie durch kalte Winterluft und überheizte Räume unterversorgt ist. Die Karotten mit den übrigen Zutaten verrühren und großzügig auf Gesicht und Hals verteilen. In entspannter Lage 15 Minuten einwirken lassen und mit warmem Wasser abspülen. Statt der Karotten kann man auch 2 EL Karottensaft nehmen und auf die Milch verzichten.

INGREDIENZIEN
3 EL fein geriebene Karotten
1 EL Quark
1 EL Milch

Karotten-Cooler

Der Alleskönner Karotte verbindet sich hier mit der Milch und den Mandeln zu einem Schön- und Gesundmacher erster Güte. An Mineralstoffen ist alles vorhanden, was die Tabelle so hergibt, auch mit den Vitaminen A, E, B_2, B_6, C und natürlich Carotin kann der Drink protzen. Zudem noch Eiweiß, essenzielle Fettsäuren, Kohlehydrate, Milchsäure und Ballaststoffe.
Die Zutaten im Mixer kräftig aufrühren, bis das Ganze schön schaumig ist, in zwei Gläser füllen und als kleine Zwischenmahlzeit genießen.

ZUTATEN
1 Tasse Karottensaft, am besten frisch gepresst
2 EL fein geriebene Mandeln
200 g Magermilchjoghurt
1 EL Honig
1 Spritzer Zitronensaft

Gesunde Karotten-Rohkost

Eine gesunde Zwischenmahlzeit, die schnell gemacht ist, viele Vitamine und Fitmacher enthält und lecker schmeckt.
Die Karotten und den Apfel raspeln und mit dem Zitronensaft beträufeln. Anrichten, den Joghurt mit dem Zucker verrühren und über die Rohkost geben. Dazu eine köstliche Tasse Matetee und der Stress blättert ab.

ZUTATEN
2 Karotten
1 Apfel
50 g fettarmer Joghurt
Saft von ½ Zitrone
1 TL brauner Zucker

Kartoffeln

Inhaltsstoffe
Vitamin C und B-Vitamine
Folsäure, Magnesium,
Kalium, Kalzium, Eisen,
Phosphor, Kupfer, Zink,
Kobalt, Mangan
Stärke, Eiweiße

Einer saftigen Zitrone, den appetitlichen Erdbeeren oder der frischen Gurke traut man viel zu als Schöheitslieferant, nicht so der eher unattraktiven Kartoffel. Dabei täuscht der erste Eindruck. Sie enthält viel Vitamin C und B, Mineralstoffe, Säuren und Eiweiße. Kartoffeln beruhigen die Haut und bewirken wahre Wunder. Das entwässernde Kalium und die Spurenelemente in den Knollen verstärken die körpereigene Produktion von Enzymen. Einhundert Liter Mineralwasser haben den gleichen Kaliumgehalt, wie eine Kartoffel. Sie ist ein sättigender Schlankmacher, sofern man sie als Pellkartoffeln genießt und nicht fettige Pommes Frites oder Bratkartoffeln daraus macht.
So deckt die dicke Knolle doch fast den ganzen Tagesbedarf an Aminosäuren und strotzt nur so vor Vitaminen. Das enthaltene Magnesium stärkt das Herz gegen Stress, Kalium beugt dem Schlaganfall vor und Fluorid schützt vor Karies.
Und nicht zuletzt ein Tipp für die Familienplanung: Die enthaltene Folsäure ist gut für die Zellteilung und sorgt gleichzeitig für die Bildung der Spermien!
Mit einer Kartoffeldiät kann man unterstützend gegen Rheuma, Gicht, Fettsucht und Stoffwechselleiden vorgehen. Zudem ist die Kartoffel das beste Schlafmittel.

Kartoffel-Crememaske

Ingredienzien
1 Kartoffel
2 EL Nährcreme
einige Spritzer Zitronensaft

Das Einsatzgebiet: fettige, unreine Haut. Hier hilft die Kartoffel im Zusammenspiel mit dem Zitronensaft gegen die großen Poren und den unschönen Glanz.
Die rohe Kartoffel reiben, mit der Nährcreme vermischen und mit einigen Spritzern Zitronensaft verrühren. Die Masse muss schön breiig sein. Mit einem Pinsel auf das Gesicht streichen, mit einem heißen, feuchten Gästehandtuch bedecken und in entspannter Lage etwa 20 Minuten einwirken lassen. Mit warmem Wasser abspülen.
Alternativ die Kartoffelmasse mit 2 bis 3 EL weißer Heilerde anrühren, die Maske mit den Fingern auf dem Gesicht verteilen, einwirken lassen, bis die Maske fest wird, und nach 20 Minuten mit lauwarmem Wasser abnehmen. Die Haut ist nun frisch und klar.

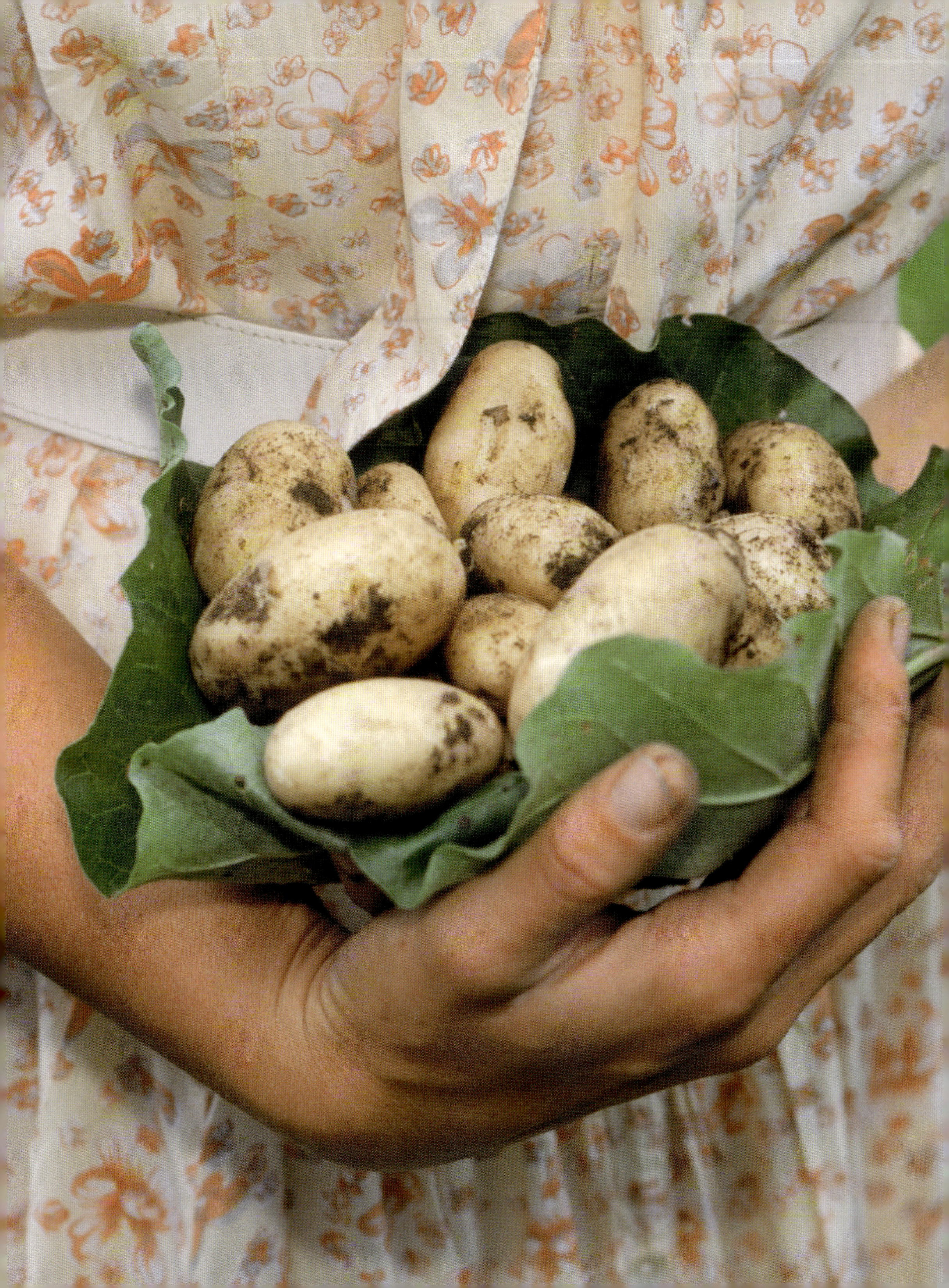

Straffende Kartoffelbreimaske

Ingredienzien
1 große Kartoffel
1 Eigelb
Milch

Wenn Sie gerade Kartoffelbrei auf ihrem Speiseplan haben, dann heben Sie ein Töpfchen von den zerstampften Kartoffeln auf, bevor die Gewürze und die Butter daraus ein Gericht machen. Die Maske strafft die Gesichtskonturen, polstert auf und erfrischt ein müdes Gesicht im Handumdrehen.

Die Kartoffel weich kochen und stampfen oder von dem geplanten Kartoffelbrei etwas abzweigen. Dabei so viel heiße Milch dazugeben, bis ein homogener Brei entsteht, anschließend das verquirlte Ei dazugeben. Noch warm aufs Gesicht auftragen und mit einem heißen, warmen Gästehandtuch bedecken. Entspannt etwa 20 Minuten einwirken lassen und dann mit der Kompresse abnehmen. Warm abwaschen und kalt nachspülen, dann ziehen sich die Poren zusammen und das Hautbild ist fein und gleichmäßig.

Die schnelle Variante, wenn man keine Lust hat, extra eine einzelne Kartoffel zu kochen. sind Instant-Kartoffelflocken. Zusammen mit dem Inhalt eines Kamillenteebeutels zaubert man eine tolle Augenmaske, wenn es mal wieder später geworden ist und die Augen beim besten Willen nicht freiwillig offen bleiben wollen oder die Arbeit am Computer auch für die Augen ermüdend war.

Kartoffelpackung für müde Augen

Ingredienzien
1 Kartoffel

Die einfachste und schnellste Art, den Kampf gegen müde Augen und Tränensäcke zu gewinnen. Dünne Scheiben schneiden und diese auf die Augen und auf die Partien rundum legen. In bequemer Lage 10 Minuten einwirken lassen und sich dann über einen klaren Blick freuen.

Pflegende Kartoffelhandcreme

Ingredienzien
1 kleine, rohe Kartoffel
3 EL frischer Zitronensaft
6 EL Avocadoöl
50 g Doritin (fertige Cremegrundlage aus der Apotheke)

Mit dem Winter kommen auch die trockenen und rissigen Hände und Füße daher. Wer hätte gedacht, das da gerade die wenig attraktive Kartoffel helfen kann.

Die Kartoffel schälen und fein reiben, den Saft auspressen, mit dem Zitronensaft mischen und zusammen mit dem Öl und dem Doritin mischen. In ein Porzellandöschen geben.

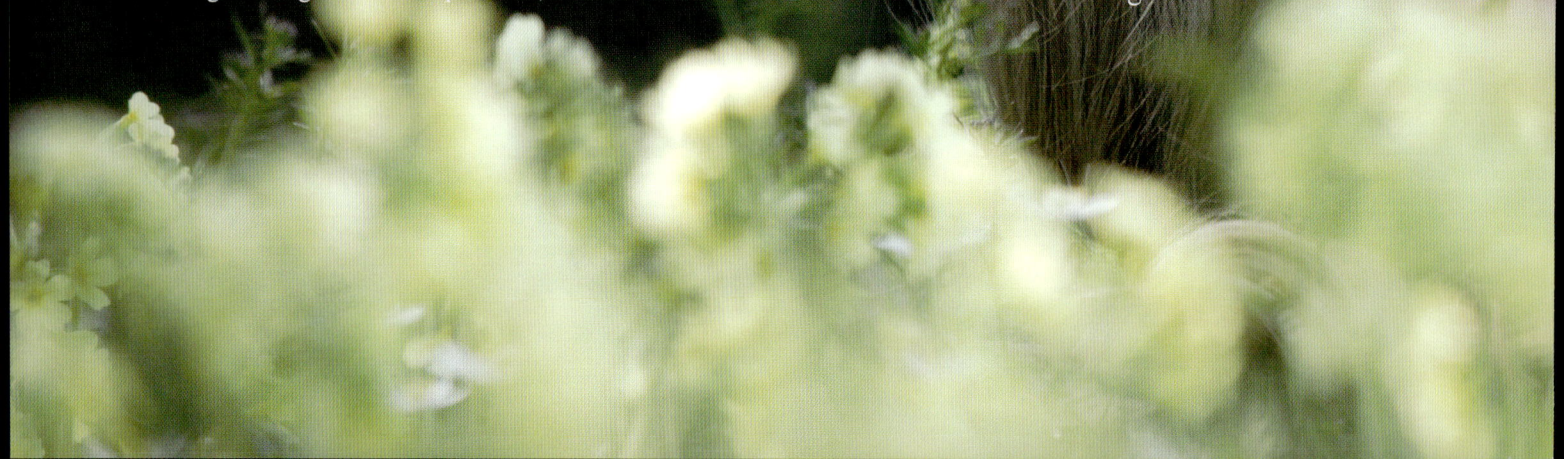

Lindernder Kartoffelumschlag

Bauchschmerzen? Menstruationsbeschwerden? Rückenschmerzen? Die heiße Kartoffelpackung ist die schnelle Hilfe. Da Kartoffeln sehr lange ihre Wärme behalten, sind sie die ideale Besetzung für eine Packung bei Verspannungen und ähnlichem.
Die Kartoffeln in der Schale kochen und in einem Geschirrtuch zerdrücken. Ins Tuch packen und auf die betroffenen Stellen legen, bis die Kartoffel abgekühlt ist.

Ingredienzien
Pellkartoffeln
Geschirrtuch

Verdauungs-Kartoffeltrunk

Dieser verdauungsfördernde Drink wirkt auch noch entschlackend und ist die ideale Erfrischung für Diabetiker, denn die Kartoffelstärke bremst einen abrupten Blutzuckeranstieg.
Die geschälte Kartoffel raspeln und zusammen mit den Äpfeln in den Entsafter geben. Die Flüssigkeit mit dem Brottrunk vermischen und auf zwei Gläser verteilen.
Enthalten sind vor allem Kalium, Kalzium, Phosphor, Magnesium sowie Carotin und Vitamin C.

Zutaten
1 große Kartoffel
2 Äpfel
1 Tasse Brottrunk

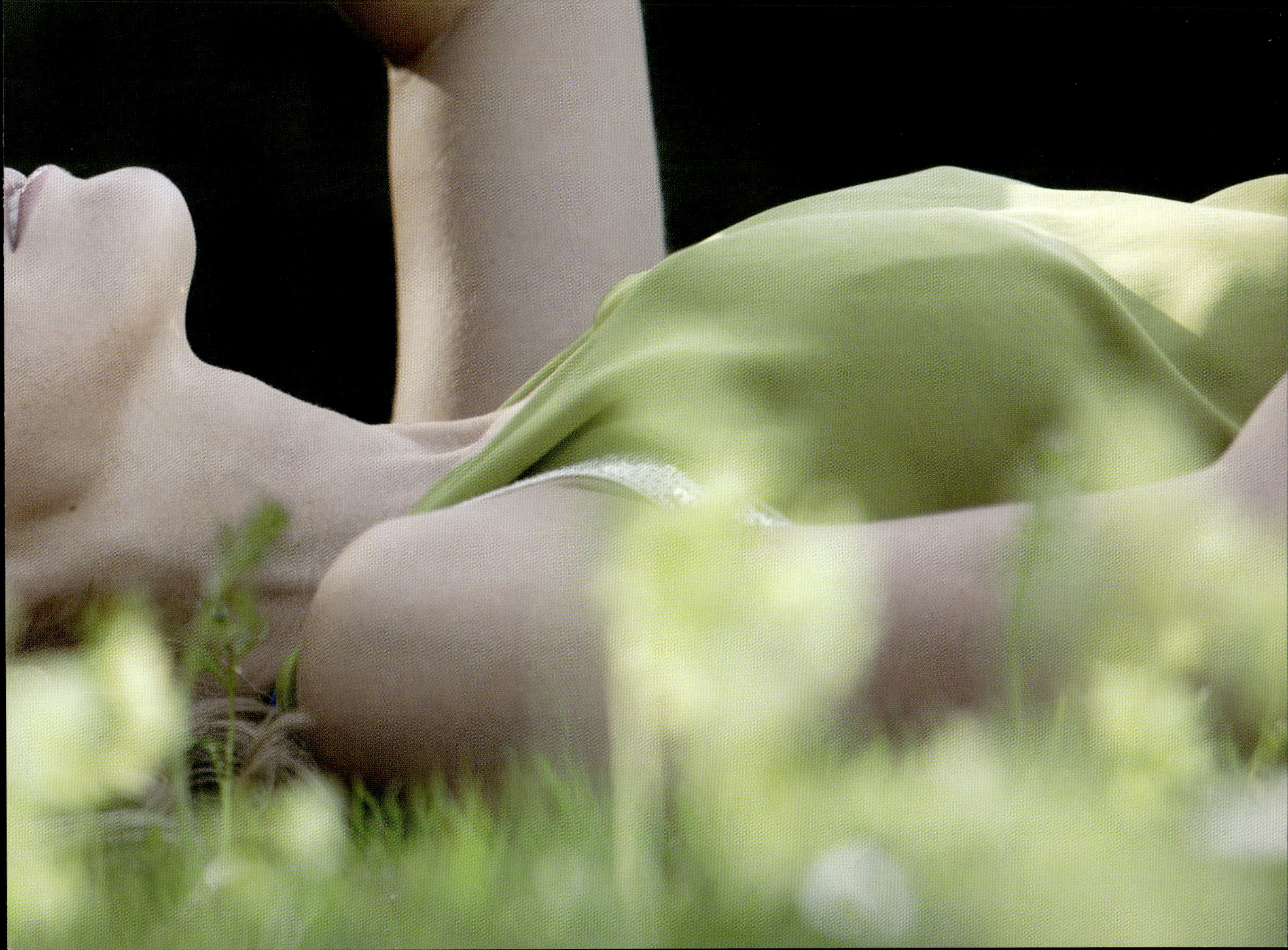

Tomaten

Inhaltsstoffe
Vitamin A, B, C und E
Beta-Carotin
Mineralstoffe wie Kalium, Kalzium, Magnesium, Phosphor, Schwefel, Zink, Nickel, Kobalt, und etwa 10 000 Phytostoffe wie Terpene, Flavonoide, Lycopen

Die Tomate heißt nicht umsonst Paradiesapfel, denn sie ist nicht nur eine kulinarische Köstlichkeit, sondern auch ein wahrer Zauberkünstler, wenn es um den Kampf gegen Mitesser und Pickel geht.
Sie ist gut angefüllt mit Vitamin C, Beta-Carotin, Kalium, Phosphor und Schwefel. Ihr Reichtum an Vitamin C steckt hauptsächlich in dem Gelee, das die Kerne umgibt. Das Tomatenfleisch enthält Säure, die der Haut überschüssiges Fett entzieht und das Lycopen (eine bestimmtes Carotinoid) schützt und stabilisiert die ölig-feuchte Schutzmembran unserer Körperzellen. Somit fördert die Tomate den Zellstoffwechsel und wirkt zellverjüngend. Zudem kräftigt sie das Herz, wirkt entwässernd, kurbelt die Hormonbildung an und hilft bei Verdauungsstörungen, denn sie putzt den Darm und befreit ihn von Fäulnisbakterien.
Außerdem unterstützt die Tomate die Leber bei der Entgiftung und lockert zähen Bronchitisschleim. Nicht zuletzt macht uns die attraktive rote Frucht optimistisch, denn das enthaltene Tyramin wirkt stimmungsaufhellend und zaubert dem Genießer somit ein Lächeln ins Gesicht. Die Tomate sorgt also nicht mehr nur für guten Geschmack, sondern auch für Wellness am Tisch, denn mit guter Laune lässt sich einfach wesentlich besser das Essen genießen und danach herrlich entspannen.

Gesichtspeeling mit Tomaten

Ingredienzien
2 EL Tomatensaft oder
3 EL Tomatenpüree
1 EL destilliertes Wasser
1 EL grüne Tonerde
1 EL Maismehl

Eine wirkungsvolle Maske gegen fettige Haut, die zu Mitessern neigt. Ist die Haut empfindlich, so bietet sich eine gelbe Tomate an, die weniger Säure hat und somit zur Haut milder ist.
Die Zutaten in einer kleinen Schüssel gut verrühren bis eine homogene Mischung entstanden ist. Die Maske mit einem Pinsel auf das Gesicht auftragen, vor allem auf die fettigen Stellen wie Stirn, Nase und Kinn. Die empfindliche Augenpartie auslassen. Die Maske 15 Minuten einwirken lassen, am besten in entspannter Lage. Mit lauwarmem Wasser abnehmen und ein klarer Teint ist das Ergebnis.

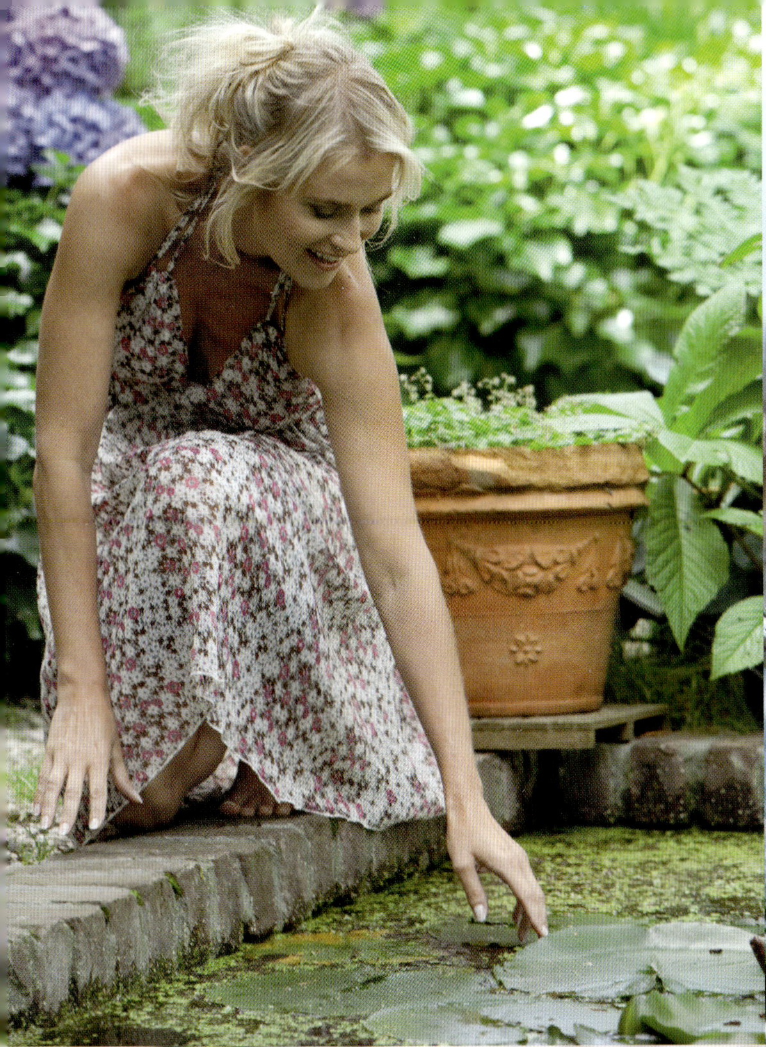
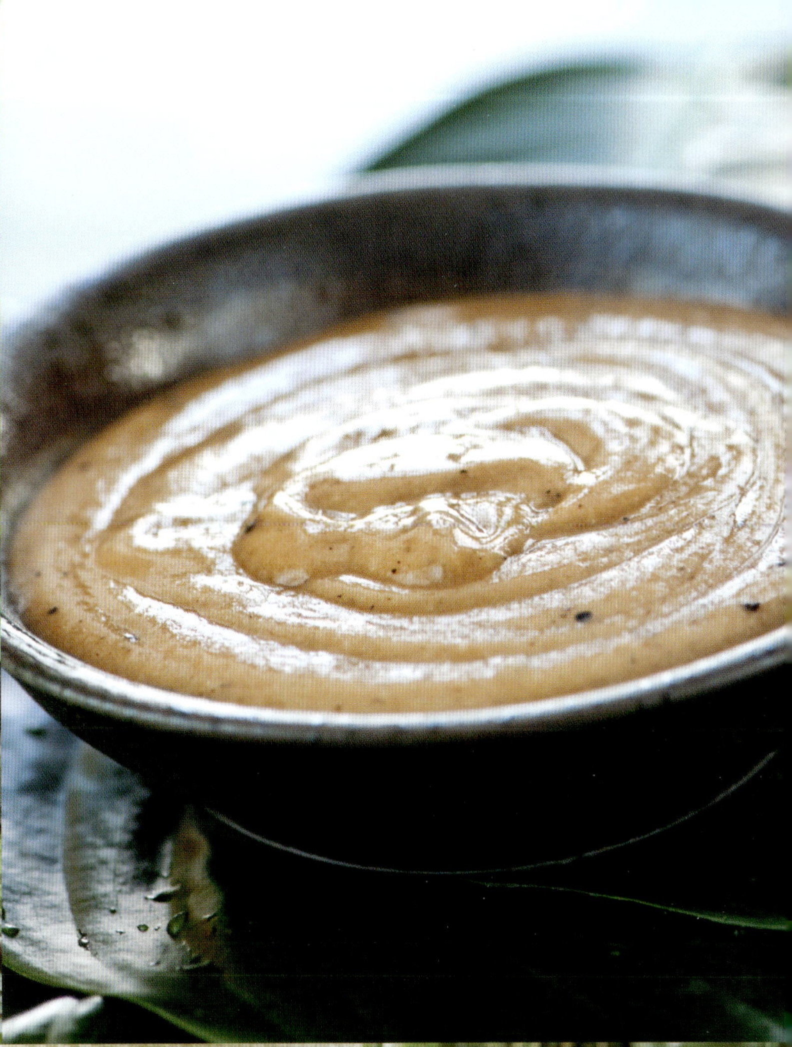
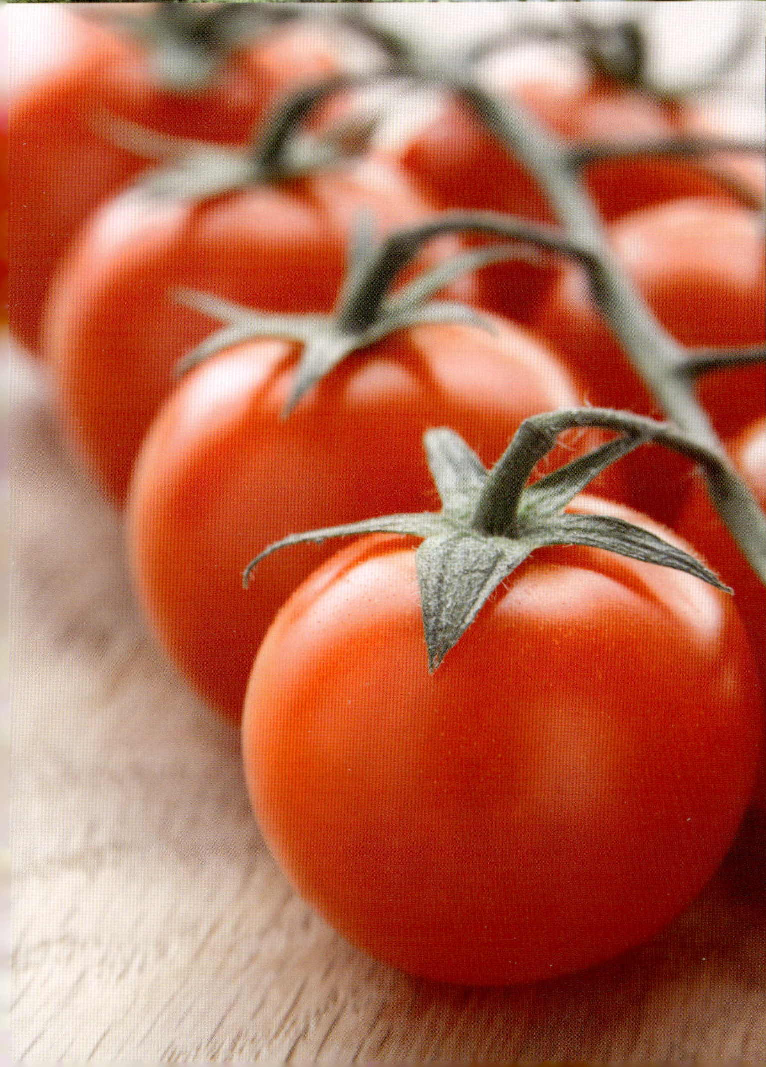
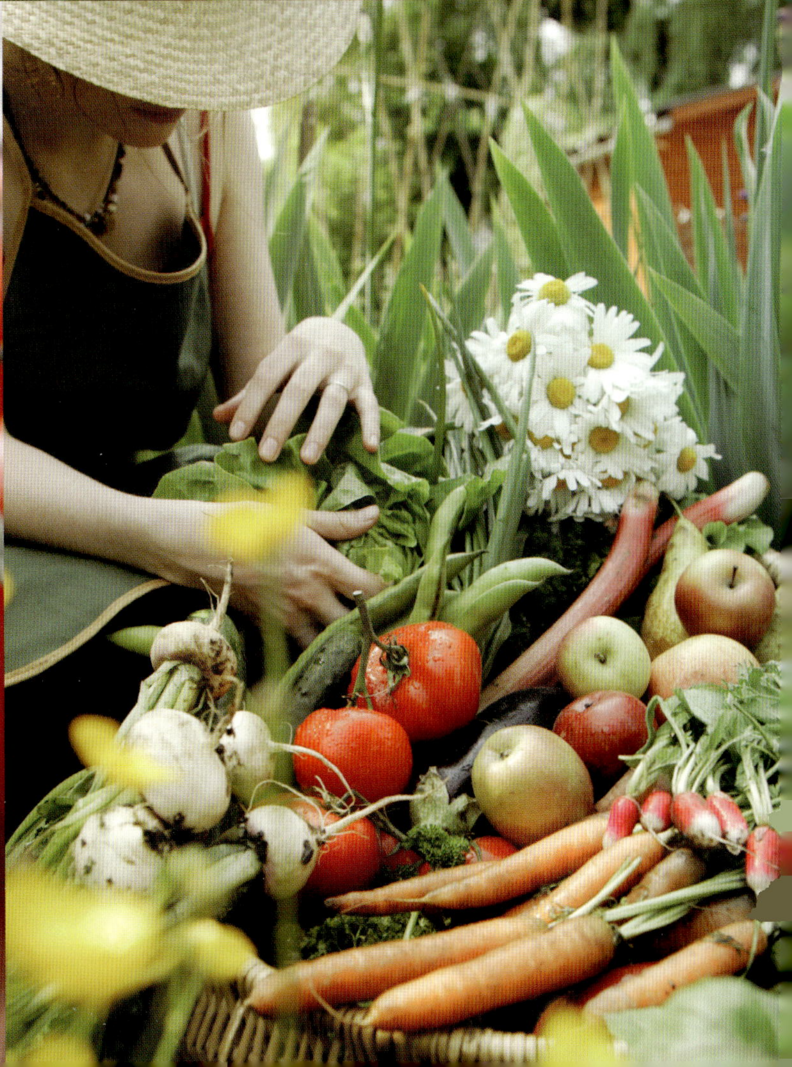

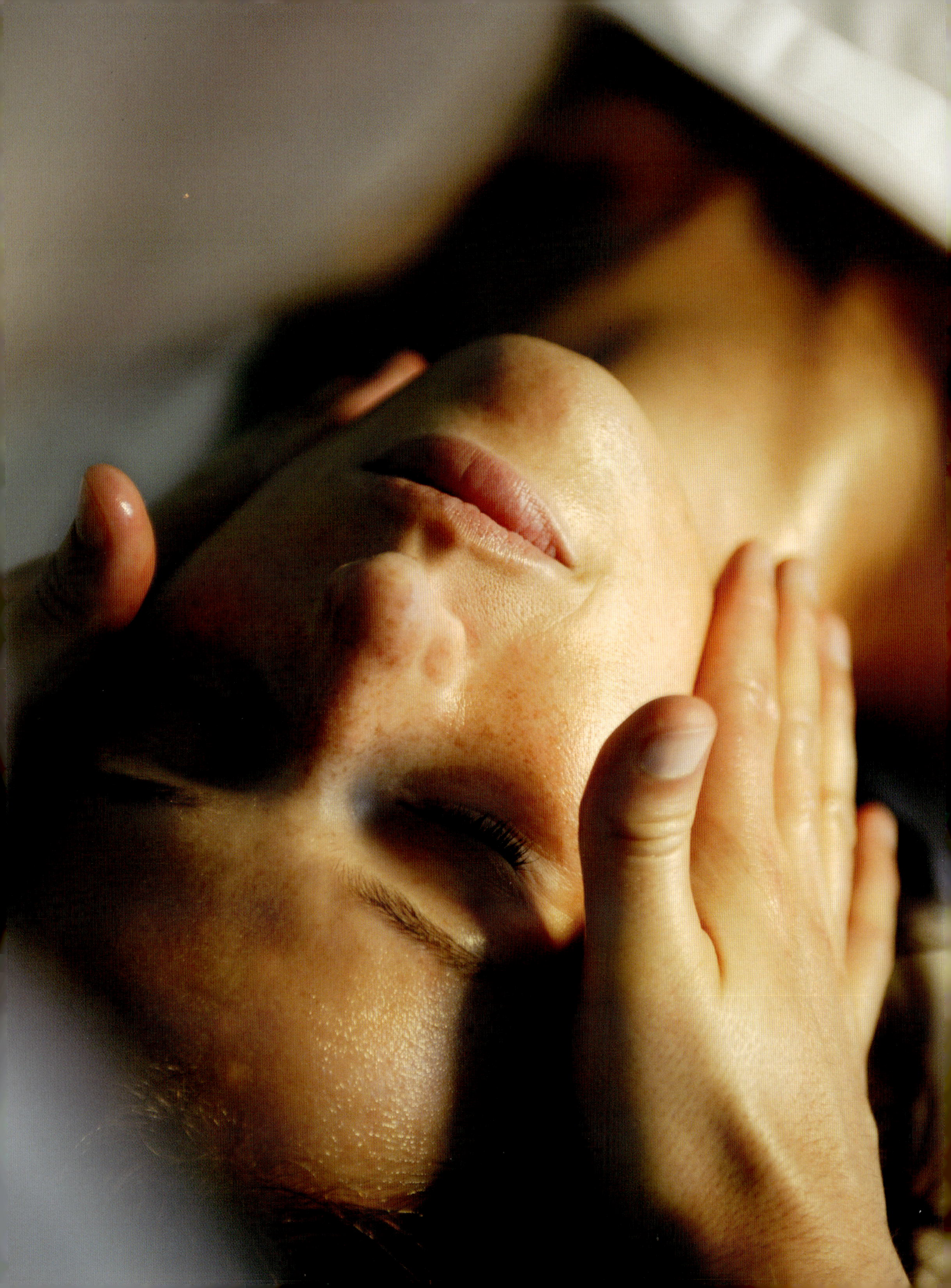

Ganzkörperpeeling mit Tomaten

Das ideale Peeling für alle, die an den Armen oder am Rücken unreine Haut haben. Das Maismehl lässt die trockenen Hautschüppchen verschwinden, die Säure der Tomate nimmt das überschüssige Fett aus der Haut auf und das Olivenöl gibt der Haut ihre Geschmeidigkeit zurück.
Die Tomaten pürieren, mit den anderen Zutaten mischen und dann nach dem Duschen mit den Händen in kreisenden Bewegungen auf die noch feuchte Haut auftragen. Das Maismehl rubbelt die toten Hautschüppchen herunter und zum Vorschein kommt eine frische, rosige Haut, die durch das Olivenöl gepflegt wird. Das Peeling anschließend lauwarm abspülen und die Haut trocken tupfen. Eincremen ist anschließend überflüssig, denn das Öl hat schon seine Wirkung getan.
Die schlichte Variante besteht einfach aus Tomatensaft, der als Maske auf die Haut aufgetragen wird. Nach 15 Minuten erscheint unter der roten Maske eine glatte, weiche Haut, denn die Säure in der Tomate rückt den überschüssigen Hautschüppchen zu Leibe.

INGREDIENZIEN
2–3 reife Tomaten, je nach Größe
6 EL Maismehl
3 TL Olivenöl

Einfache Haarspülung mit Tomatensaft

Diese schnelle Haarspülung hilft gegen fettige Haare, stellt die pH-Balance wieder her und gibt dem Haar Glanz. Widerspenstiges Haar wird leichter kämmbar und lässt sich einfacher frisieren.
Die Zutaten mischen, das Maismehl kurz anquellen lassen und in das vorletzte Spülwasser geben. Danach die Haare nochmal gründlich ausspülen.

INGREDIENZIEN
1 Tasse Tomatensaft
1 EL Maisstärke

Schnelle Maske gegen fettige Haut

Pickel und fettige Haut ade, denn diese Maske sagt der unreinen Haut den Kampf an.
Die Tomaten im Mixer pürieren und mit dem Honig vermischen. Die Paste mit einem Pinsel auf die mittleren Gesichtspartien auftragen, 10 Minuten einwirken lassen und anschließend mit lauwarmem Wasser abspülen. Zum Vorschein kommt eine klare Haut.

INGREDIENZIEN
2 Tomaten
1 TL Honig

Vitaminreicher Tomatendrink

ZUTATEN
300 g reife Tomaten
150 g Aprikosen
1 Tasse Orangensaft
1 EL Weizenkeime

Da rührt sich was, denn die Menge an Vitaminen E, C und Carotinen ist beträchtlich, zudem powern Kalium, Kalzium, Phosphor und Magnesium um die Wette. Das Eiweiß, die essenziellen Fettsäuren und die Ballaststoffe packen noch eines drauf und schon hat man mit 99 kcal eine kleine trinkbare Mahlzeit.
Die Tomaten zerkleinern und mit den entkernten Aprikosen pürieren. Zum Orangensaft geben und die Weizenkeime aufstreuen.

Joggers Kraftdrink

ZUTATEN
¼ l Tomatensaft
1 Stange Bleichsellerie
1 Kästchen Kresse
1 EL Zitronensaft
150 g Magermilchjoghurt
Pfeffer und Salz

Der ideale, kalorienarme Drink für alle Sportler, die Ausdauersport betreiben oder sich einfach nur was Gutes tun wollen. An Mineralstoffen ist alles vorhanden, von Kalium über Kalzium bis Magnesium und Phosphor, aber auch Vitamin B_2, B_6 und C stehen parat, ebenso wie Carotin und Folsäure. Ansonsten bringt der Joghurt noch eine gute Portion Eiweiß, Kohlehydrate, Milchsäure und Ballaststoffe mit.
Kresse, klein geschnittenen Bleichsellerie und Zitronensaft pürieren und mit dem Tomatensaft mixen. Den Joghurt hinzufügen und rühren, bis der Drink cremig wird. Mit Salz und Pfeffer abschmecken.

Scharfe, kalte Kraftsuppe

ZUTATEN
500 g Tomaten
1 Gurke
1 Knoblauchzehe
1 grüne Paprika
1 Zwiebel
Salz und Pfeffer
2–3 Spritzer Tabasco
1 EL Balsamico-Essig
2 EL Olivenöl

Ein wahres Feuerwerk an Vitaminen macht sich in der Suppe breit. Sie ist, besonders an heißen Tagen, erfrischend und auch mit etwas Eis und einem Schlückchen Wodka ein idealer Drink, um in Stimmung zu kommen.
Die Tomaten häuten, die Gurke schälen und zusammen mit dem Knoblauch, der Zwiebel und der Paprika pürieren. Mit den Gewürzen abschmecken und kalt stellen. Mit angerösteten Weißbrotscheiben als vollwertige Mahlzeit oder als Kraftdrink, dekoriert mit einer Stange Staudensellerie, servieren.

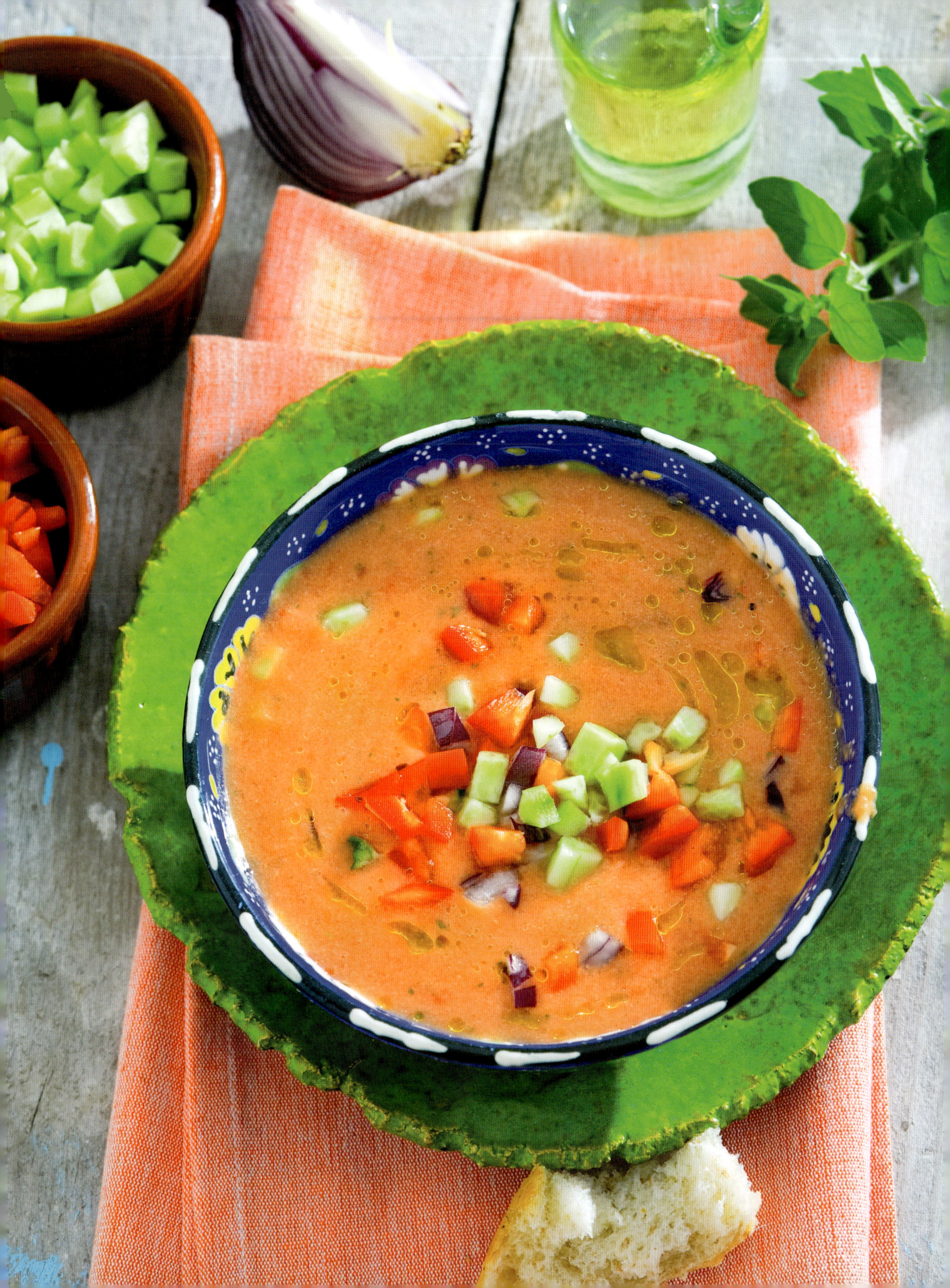

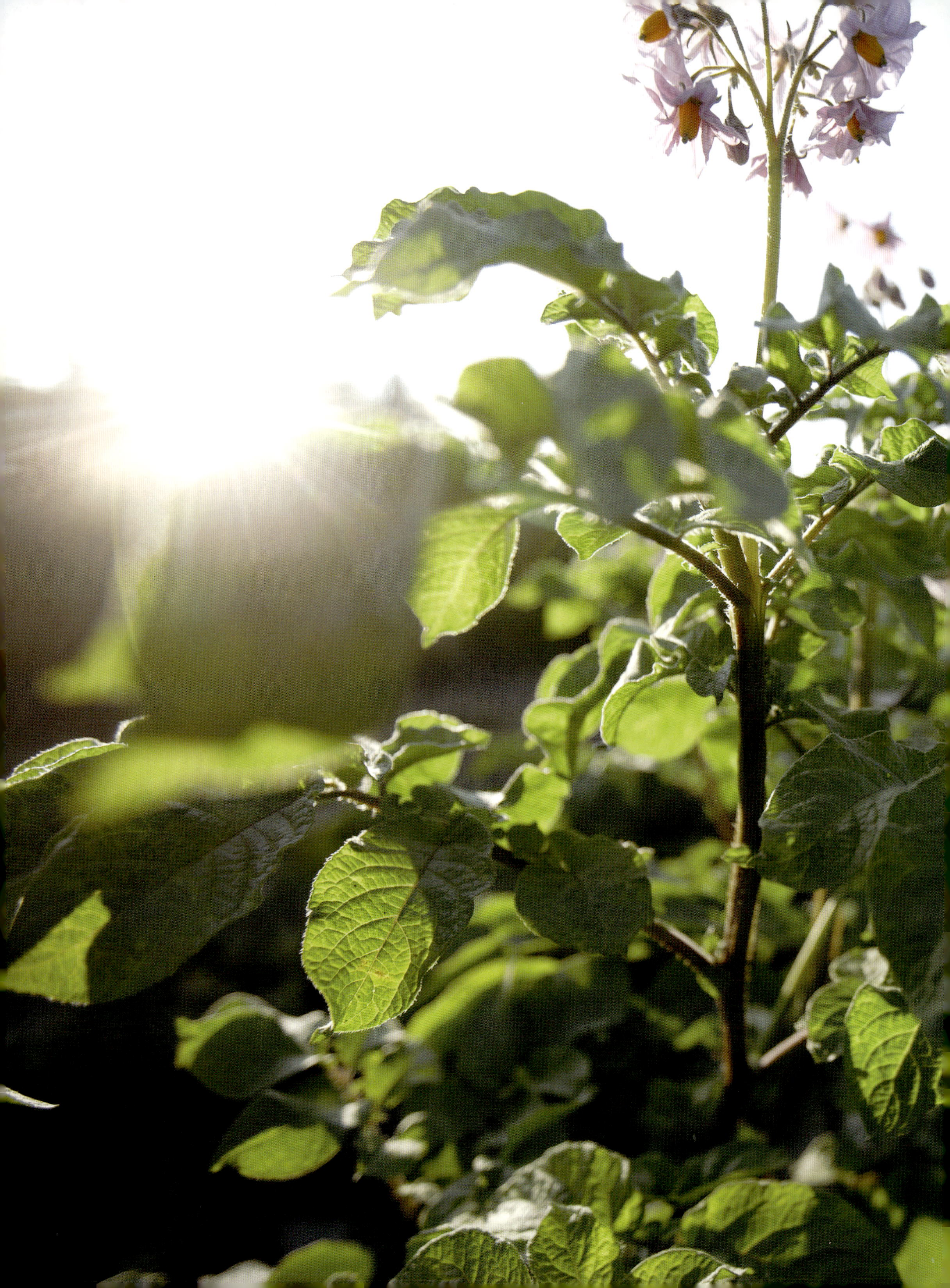

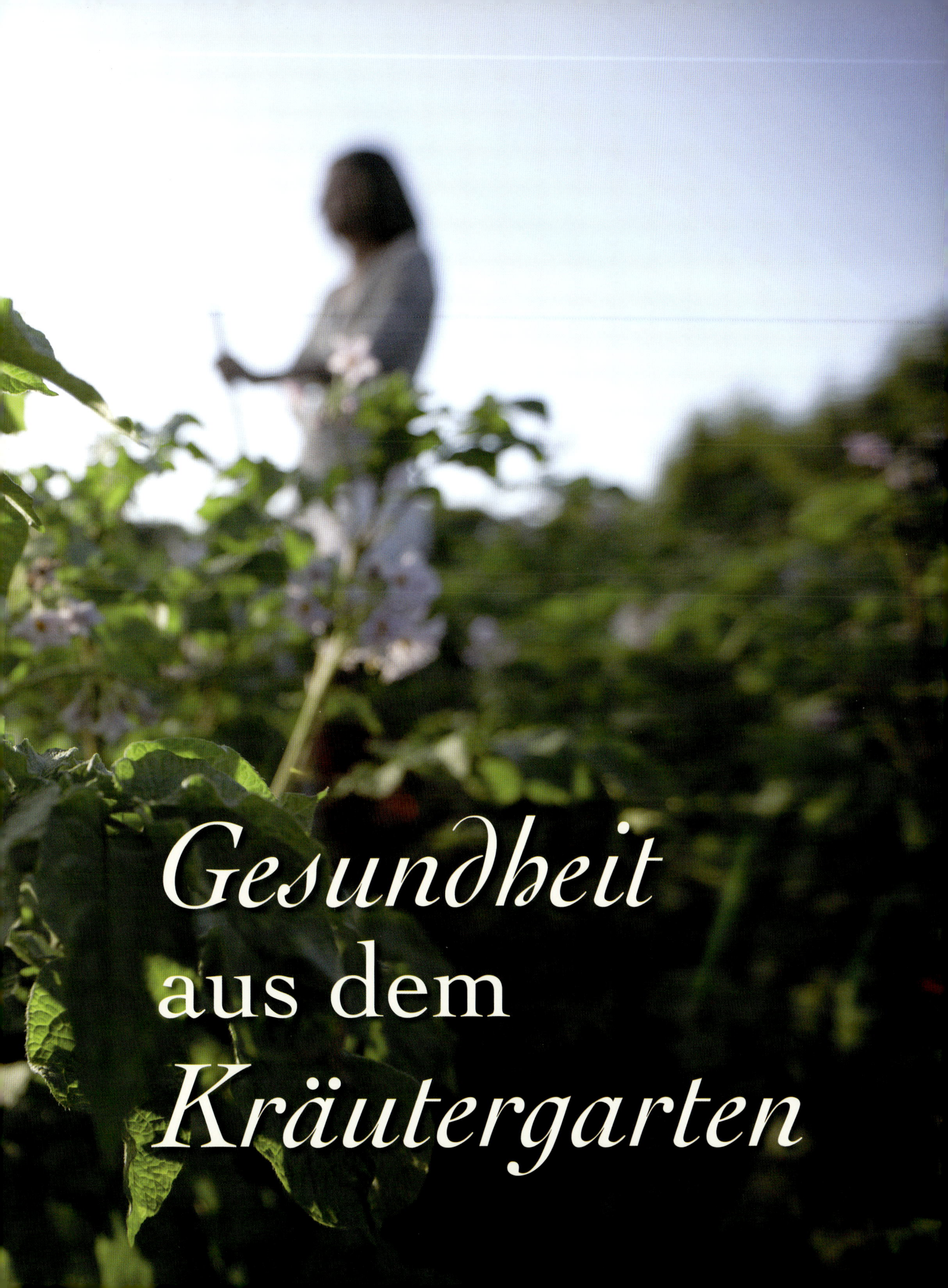

Gesundheit aus dem Kräutergarten

Blumen sind das Lächeln der Erde.
RALPH WALDO EMERSON

Schönheitslieferant Kräutergarten

Wer sich der Gartengestaltung hingibt, sollte unbedingt einen Kräutergarten oder eine Kräuterspirale einplanen, denn die grünen Pflänzchen sind wahre Alleskönner. Sie unterstützen die Gesundheit, schmecken hervorragend und man kann mit ihnen nicht zuletzt auch ganz einfach Kosmetika und Naturheilprodukte selber herstellen.
Pflanzen kann man alle Kräuter, mit denen man einen Aufguss herstellen kann, wie die Kamille oder die Pfefferminze. Viele Kräuter wirken entzündungshemmend, entspannend und tun dem Organismus gut, von innen und von außen.
Kräuter und Pflanzenteile befinden sich selten in gekauften Seifen, Badezusätzen oder Gesichtsmasken, in den meisten Fällen handelt es sich bei kommerziellen Produkten um chemisch hergestellte Substanzen. Verwendet man allerdings Kräuter aus dem eigenen Garten, so kann man sicher davon ausgehen, dass es sich um ein Naturprodukt handelt. Für alle, die sich mit einem kleinen Balkon zufrieden geben müssen: Auch dort kann man zwischen den Blumen seine Kräutlein pflanzen oder man kauft sie getrocknet in der Apotheke oder einem Bioladen.

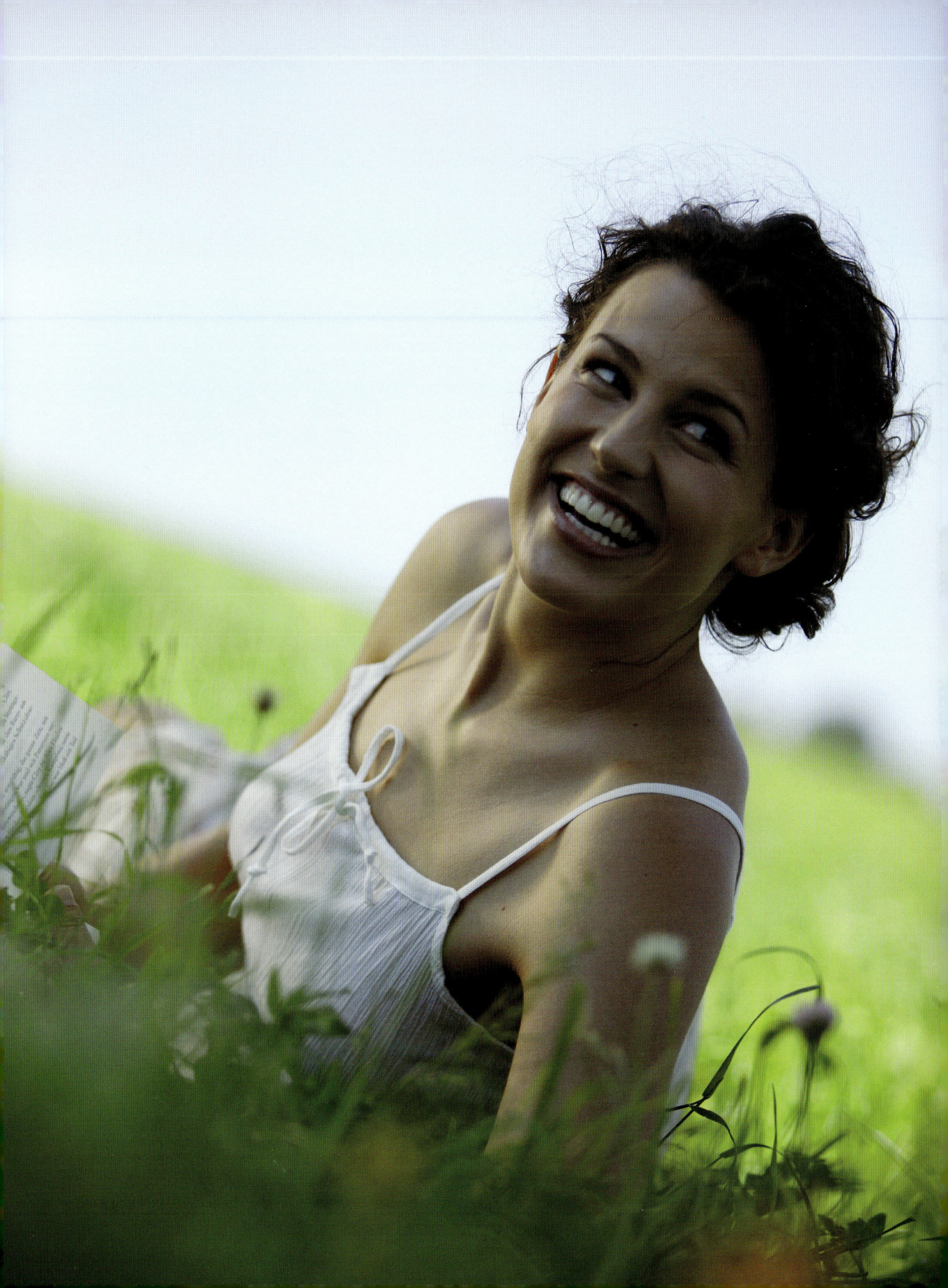

Petersilie

INHALTSSTOFFE
Vitamine A, B_1, B_2, C, E
Mineralstoffe wie Kalzium, Kalium, Eisen, Magnesium
ätherische Öle wie Apiol und Myristicin

Die Petersilie hat es in sich und zeigt sich als wahres Powerkraut. Unmengen an Vitaminen und Mineralstoffen machen aus ihr nicht nur ein Schönheitskraut, sondern auch ein Gesundheitskräutlein. Das Magnesium sorgt für Ausgeglichenheit bei Stressgeplagten, denn es setzt den Stressspiegel herunter.

Die Menge an den Vitaminen A, B_1, B_2 und C ist enorm, aber am meisten enthält die Petersilie das Vitamin E, das für eine gesunde Haut sorgt. Das Vitamin Niacin bringt den Köper in Schwung. Außerdem kann die Petersilie noch mit reichlich Eisen aufwarten.

Schon die Griechen und Römer waren sich der Heilwirkung der Petersilie bewusst. Die ätherischen Öle regen unter anderem die Nierenfunktion an, somit ist das Kraut harntreibend, die Blutbildung und -reinigung wird unterstützt und die Verdauung angeregt. Zerdrückte Petersilienblätter lindern Juckreiz bei Mückenstichen und helfen zerkaut gegen Mundgeruch.

Das in der Petersilie enthaltene Apiol kann zu Nierenschäden führen, allerdings nur, wenn es in sehr großen Mengen genossen wird oder wenn eine Schädigung der Nieren bereits vorliegt.

Als Hautpflegekraut äußerlich angewendet sagt sie unreiner Haut den Kampf an.

Frische Petersilie bringt immer mehr Vitamine auf den Tisch als getrocknete oder gefrorene. Das Kraut ist sehr hitzeempfindlich, also niemals mitkochen, wenn man nicht nur den Geschmack, sondern auch die Inhaltsstoffe aufnehmen will.

Mildes Petersilien-Reinigungsöl

INGREDIENZIEN
½ Tasse frische, gehackte Petersilie
⅛ l Olivenöl
⅛ l süßes Mandelöl
50 g Lanolin

Dieses mild pflegende Reinigungsöl ist besonders für sensible Haut geeignet. Die cremige Konsistenz ist angenehm zart und beruhigt die gestresste Haut.

Petersilie in einem verschließbaren, sauberen Glas mit dem Olivenöl ansetzen und eine Woche lang ziehen lassen, dann filtern. Die Öle und Fette in heißem Wasserbad zusammenschmelzen lassen. Das abgekühlte Reinigungsöl in eine saubere, verschließbare Flasche füllen.

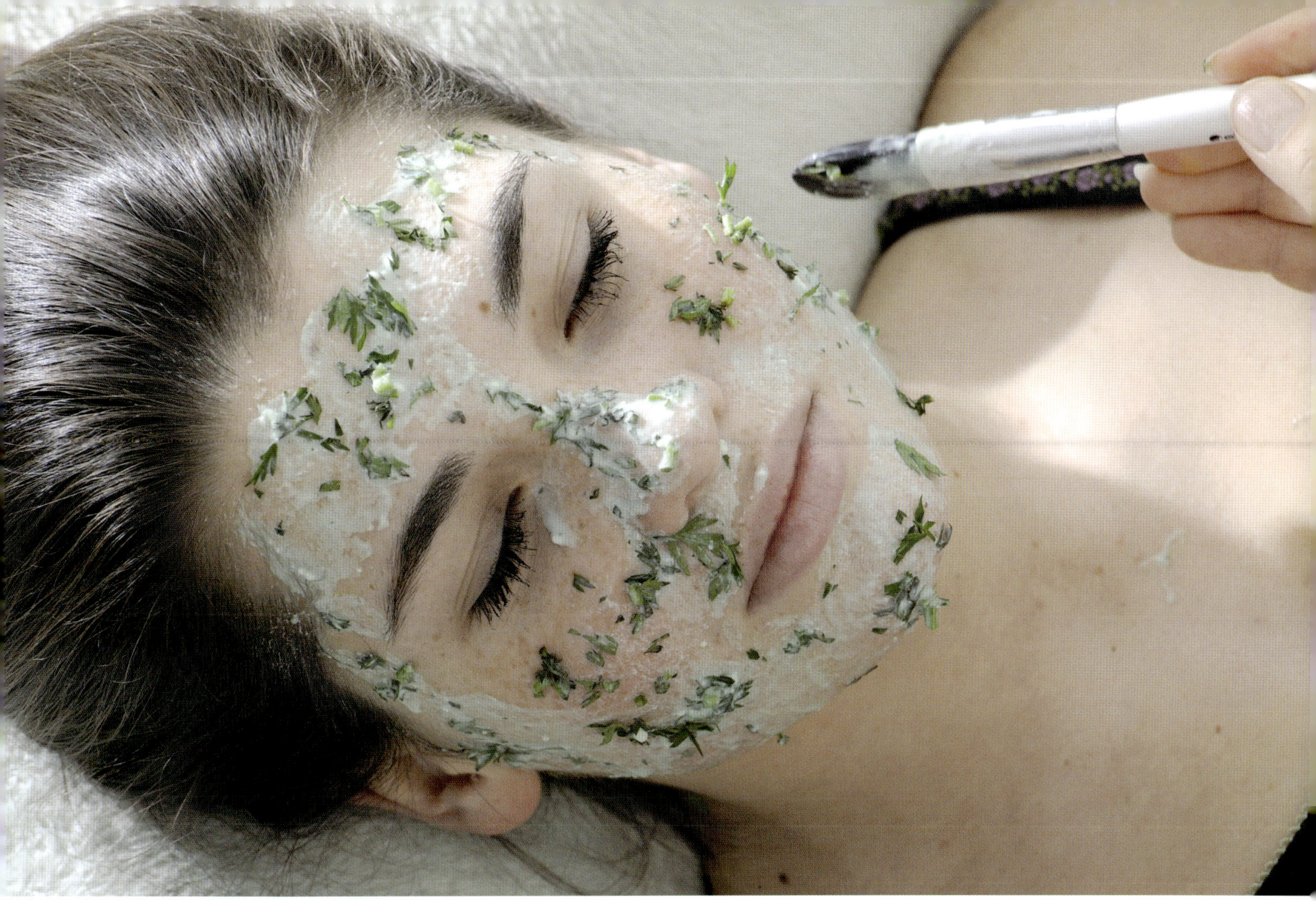

Gesichtsmaske mit Petersilie

Gerade bei einer eher normalen Haut, die aber zu Flecken neigt, kann diese Maske Wunder wirken.
Die fein gehackte Petersilie mit der sauren Sahne vermischen und mit einem Pinsel auf Gesicht und Hals auftragen. Ruhend etwa 20 Minuten einwirken lassen, dann mit warmem Wasser abspülen.
Bei eher trockener Haut die Petersilie zur Hälfte mit Sahnequark und zur anderen mit Sahne anrühren.
Fettige Haut wird feinporiger mit einer Petersilie-Eiweiß-Maske. Hier wird die saure Sahne durch aufgeschlagenes Eiweiß ersetzt.

INGREDIENZIEN
½ Tasse frische Petersilie
3 bis 4 EL saure Sahne

Desodorierendes Petersilienbad

Ingredienzien
1 Tasse Petersilie
2 Tassen Apfelessig

Auch wenn man ziemlich ins Schwitzen kommt, kann man auf die desodorierende Wirkung der Petersilie vertrauen.
Der Aufguss wird in einem verschließbaren Gefäß zubereitet. Dafür die frische Petersilie hacken und den lauwarmen Essig aufgießen. Das Ganze einige Tage ziehen lassen, abgießen und ins Badewasser gießen. Ein kleiner Vorrat kann angelegt werden, denn wenn das Gefäß richtig sauber ist, hält sich das Petersilienbad einige Zeit.

Creme für sensible Haut

Ingredienzien
1 Tasse frische Petersilie
4 EL Olivenöl
3 EL Mandelöl
50 g Doritin (fertige Cremegrundlage aus der Apotheke)

Gerade im Winter, wenn Kälte und trockene Heizungsluft der sesiblen Haut zusetzen, hilft diese Petersiliencreme, sie zu beruhigen. Sie hält einige Tage.
Die Petersilie mit dem Olivenöl übergießen und vier Tage zugedeckt ziehen lassen. Filtern und mit dem Mandelöl vermengen. Unter das Doritin mischen und in ein Porzellandöschen füllen.

Kalorienarmer Kräutermix

Zutaten
1 Bund glatte Petersilie
2 Frühlingszwiebeln
1 kleine Karotte
½ Bund Dill
2 EL Weizengras
200 g fettarmer Kefir
weißer Pfeffer
Muskatnuss

Besser als jeder Salat, kalorienarm, köstlich und voll mit den Vitaminen A, B_2, C und Carotin und den Mineralstoffen Kalium, Kalzium, Phosphor, Magnesium und Eisen und das Ganze noch in Verbindung mit Eiweiß, Kohlehydraten und Milchsäure. Gesünder kann man sich nicht ernähren.
Die Karotte mit dem Weizengras zusammen zerkleinern und in den Entsafter geben. Alternativ 3 EL Karottensaft nehmen. Petersilie dazugeben, den Dill fein wiegen und zusammen mit dem Kefir und den Gewürzen vermischen. Mit 78 kcal pro Glas ein kalorienarmer Fitmacher.

Hildegard von Bingens Herzwein

Zutaten
2 Tassen frische Petersilie
2 EL Weinessig
½ Tasse Honig
1 l Rotwein

Das Mittelchen der Hildegard von Bingen hat sich als kräftigender Honigpetersilienwein bei Herzschwäche, Kraftlosigkeit und stressbedingten Herzschmerzen bewährt. Es ersetzt sicherlich nicht den Arzt, beruhigt aber ein nervöses Herz.
Den Wein aufkochen, die Petersilie, den Honig und den Essig hinzufügen und 5 Minuten kochen lassen. Nach dem Abkühlen filtern und je ein Likörglas dreimal täglich nach den Mahlzeiten zu sich nehmen.

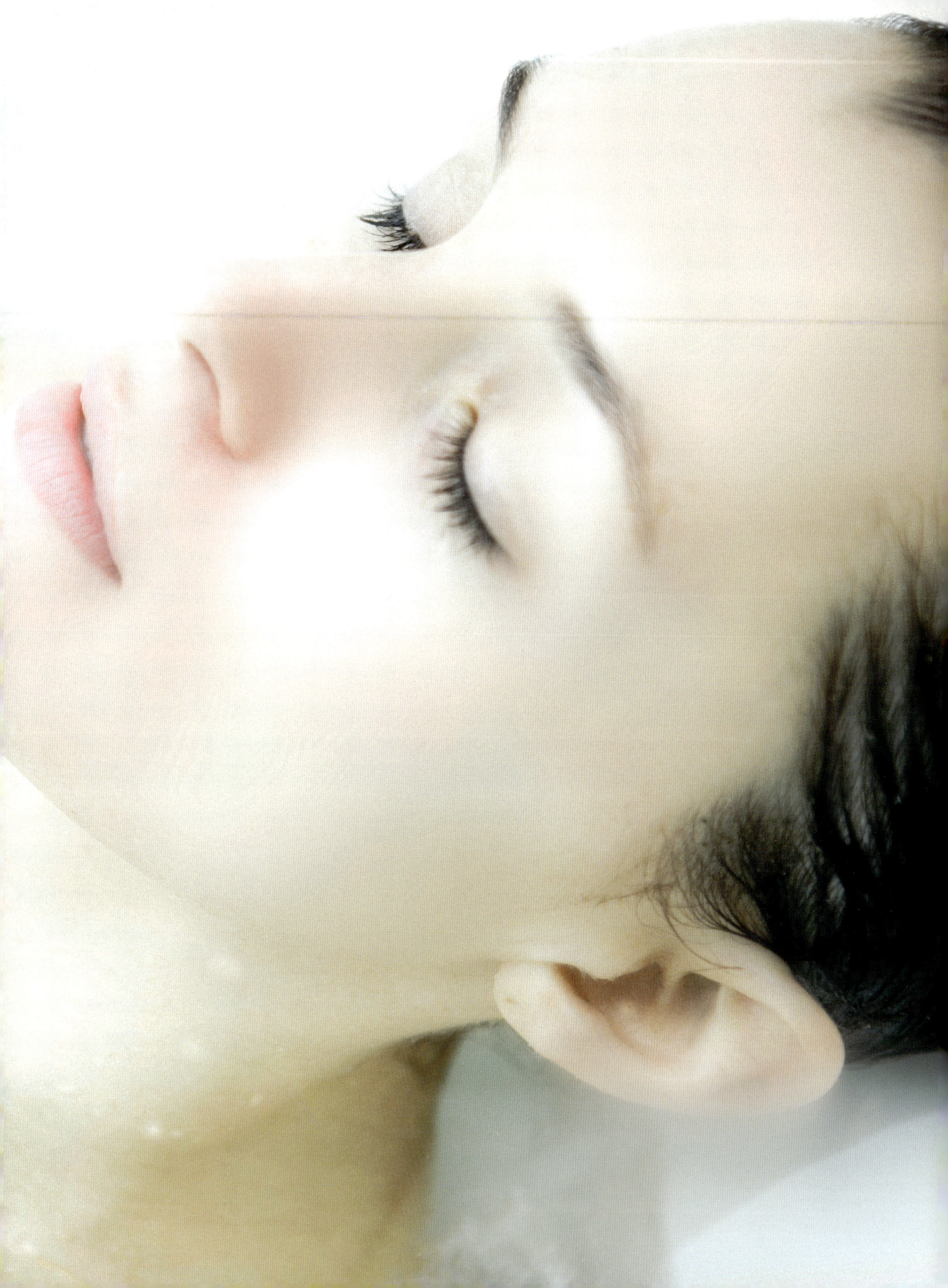

Rosmarin

INHALTSSTOFFE
Kampfer, Verbanol, Eugenol, Limonen, Cineol, Borneol, Terpinol und Thymol. Aber auch Harze, Gerbstoffe, Flavonoide, Bitterstoffe, Pflanzensäuren, Saponin

Schon in der Antike nutzten die Griechen den aromatisch duftenden Rosmarin als Heilkraut. Er stand für Liebe und Schönheit und war der Göttin Aphrodite geweiht. Sein Name wird aus dem lateinischen abgeleitet, *ros marinus* bedeutet „Tau des Meeres". Das Kraut gelangte im Mittelalter nach Deutschland und fand dort Eingang in die Heilkräuterbücher der Klöster.
Als heilkräftige Inhaltsstoffe sind vor allem die ätherischen Öle zu nennen, die den Rosmarin entzündungshemmende, antibakterielle, krampflösende und pilztötende Wirkungen bescheinigen. Es ist wenig bekannt, dass der Rosmarin den Blutdruck stärkt und so einem alten Herz Kraft verleihen kann. Zudem hat das Heilkraut eine ausgleichende Wirkung auf das Nervensystem, kann Kopfschmerzen lindern, bei Menstruationskrämpfen helfen und unterstützend bei Gicht und Rheuma wirken. Rosmarin fördert außerdem die Durchblutung. Ein Bad mit Auszügen aus Rosmarin belebt und schon erwachen die Lebensgeister neu.

Stärkendes Rosmarinshampoo

INGREDIENZIEN
¼ Tasse Rosmarinnadeln
½ l destilliertes Wasser
⅛ l Rosenwasser
3 EL Glyzerin
4 EL Rum

Ein belebendes Shampoo, dass dank der Saponine im Rosmarin sogar etwas schäumt, das Haar sanft reinigt und mit seinen ätherischen Ölen und der Gerbsäure kräftigt.
Die Rosmarinnadeln mit dem kochenden, destillierten Wasser überbrühen und zugedeckt erkalten lassen. Dann filtern und mit dem Rosenwasser, dem Glyzerin und dem Rum mischen. Es kann einige Zeit aufgehoben werden.
Das angefeuchtete Haar mit dem Shampoo waschen und gut ausspülen. Wunderbar kräftiges Haar ist das Ergebnis.

Haarwasser für Brünette

INGREDIENZIEN
1 Tasse frische Rosmarinzweige
1 TL Natron
1 EL Glyzerin
1 l Wasser

Das Haar fettet leicht und die Schuppen rieseln, da hilft Rosmarin, der einen heilenden Einfluss auf die Kopfhaut hat. Doch Vorsicht! Diese Haarspülung ist nicht für Blondinen geeignet!
Die Rosmarinzweige mit kochendem Wasser begießen, Natron hinzufügen und nach dem Abkühlen abgießen. Das Glyzerin hinzufügen und das Haarwasser in eine saubere Flasche füllen, dort hält es sich einige Tage. Das Haarwasser kann täglich in die Kopfhaut massiert werden. Da sich die Zutaten gerne wieder trennen, die Flasche vor Gebrauch schütteln.

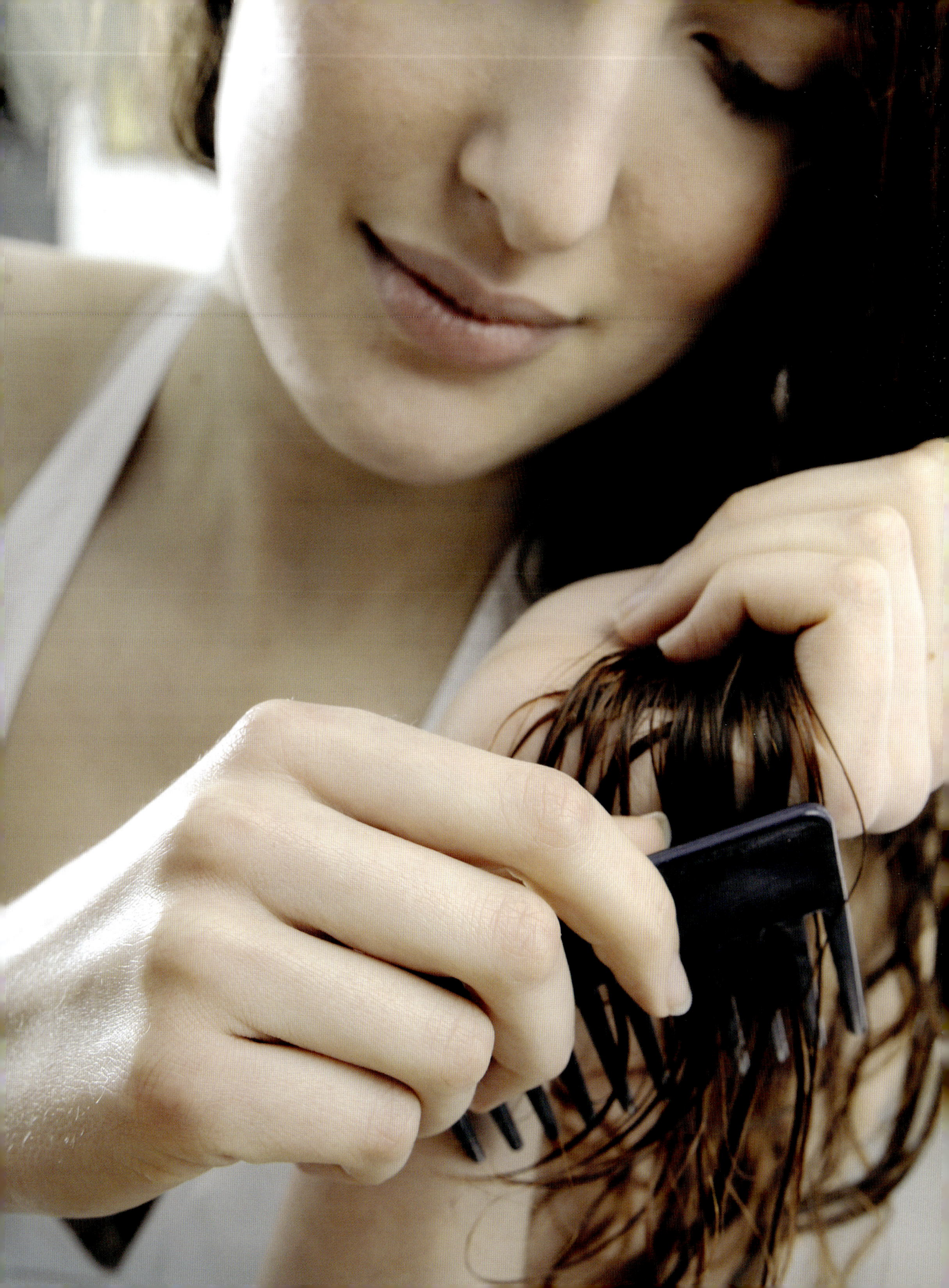

Rasierwasser mit Rosmarin

INGREDIENZIEN
½ Tasse getrocknete Rosmarinnadeln
2 EL getrocknete Salbeiblätter
2 EL getrocknete Lavendelblüten
1 TL zerkleinerte Gewürznelken
½ l Apfelessig
¼ l destilliertes Wasser

Auch der Mann möchte gut riechen und braucht ein würziges Rasierwasser. Der Rosmarin und die Nelken geben dem Rasierwasser eine eher männliche Note.

Die Blätter und Blüten zerkleinern und in einem bauchigen Flakon aufeinanderschichten. Mit dem Essig übergießen und etwa zwei Wochen an einem warmen Ort ziehen lassen. Dann den Ansatz filtern und das destillierte Wasser aufgießen. In einer braunen Apothekerflasche ist das Rasierwasser einige Wochen haltbar.

Belebendes Rosmarinbad

INGREDIENZIEN
½ Tasse getrocknete Rosmarinnadeln
¼ Tasse Wacholderbeeren
½ Tasse Zitronenmelisse
1,5 l Wasser

Die Rosmarinnadeln und die Wacholderbeeren bringen viel Energie und die Zitronenmelisse hebt die Laune. Das macht dieses Bad zu einem wahren Jungbrunnen und Sie steigen beschwingt und energiegeladen aus der Wanne.

Die getrockneten Kräuter zerkleinern und wie einen Tee im Wasser aufkochen. Die Zitronenmelisseblätter hinzugeben und 1 Stunde ziehen lassen. Anschließend filtern und ins Badewasser geben. Und dem entspannten Badevergnügen steht nichts mehr im Wege.

Rosmarinbad für schöne Haut

INGREDIENZIEN
3 Tassen Rosmarinnadeln
1 Tasse Lavendelblüten
1 Tasse Rosenblätter
1 l heißes Wasser
1 TL Borax

Der Rosmarin in diesem Badezusatz erfrischt die Haut, der Lavendel sorgt für einen wunderbaren Duft und die Rosenblätter spenden der Haut Feuchtigkeit. Der Zusatz mit Borax macht das Wasser weich und alles zusammen ist ein ganz wunderbares Badevergnügen.

Die Kräuter können frisch oder getrocknet sein. Sie werden mit dem heißen Wasser überbrüht, wie bei einem Tee. Mindestens 15 Minuten ziehen lassen, anschließend filtern und den Sud ins 36 °C warme Badewasser geben.

Das Rezept stammt aus England und die Engländerinnen sind ja für ihre schöne, klare Haut bekannt.

Rosmarintee

Ein wunderbarer Tee bei allgemeinen Erschöpfungszuständen, für alle zu empfehlen, die sich müde durch den Tag schleppen. Vorsicht! Nicht für Schwangere geeignet!
Die Nadeln mit dem heißen Wasser überbrühen, 15 Minuten ziehen lassen, filtern und morgens und mittags je eine Tasse trinken. Der Rosmarintee empfiehlt sich nicht für den Abend, denn er macht wach und erhöht die Konzentration.

Zutaten
2 EL Rosmarinnadeln
1 Tasse heißes Wasser

Belebendes Rosmarinöl

Die Rosmarinnadeln in eine gut verschließbare Flasche schichten, das Olivenöl dazu gießen und 6 Wochen verschlossen an einem sonnigen Ort, zum Beispiel der Fensterbank, ziehen lassen. Filtern und in eine dunkle Flasche füllen. So hält sich das Öl einige Wochen. In die Kopfhaut einmassiert verbessert das Öl auch die Gedächtnisleistung.

Ingredienzien
1 Tasse Rosmarinnadeln
½ l hochwertiges Olivenöl

Kreislaufstärkender Rosmarinwein

Der Rosmarinwein schmeckt nicht nur gut, er unterstützt auch durch seine durchblutungsfördernde Eigenschaft den Kreislauf, wenn man ihn regelmäßig in kleinen Schlucken zwei- bis dreimal täglich trinkt.
Den Wein entkorken, die Rosmarinzweige hineinschieben, wieder verkorken und 10 Tage ziehen lassen. Filtern und in eine dunkle Flasche umfüllen. Zwei bis drei Likörgläser täglich bringen den Kreislauf in Schwung.

Zutaten
2–3 Rosmarinzweige
1 Flasche trockener Weißwein

Kamille

Inhaltsstoffe
ätherische Öle
Bitterstoffe, Flavonoide,
Gerbstoffe, Harze,
Salicylsäure, Schwefel, Thujon

Die Kamille ist wohl die beliebteste Heilpflanze in Europa und ein wahrer Tausendsassa. Schon unsere Großmütter machten sich ihre Heilkräfte zunutze.
Das Geheimnis ihrer Heilkraft sind die ätherischen Öle, die antibakteriell und entzündungshemmend wirken. Deshalb ist Kamille auch ein wichtiger Bestandteil in Mundwasser und Zahnpasta. Die entkrampfende Wirkung macht sie zum idealen Begleiter in jeder Hausapotheke, denn als Tee lindert sie Bauchschmerzen und Magenkrämpfe und hilft vor allem im Magen-Darm-Bereich. Außerdem wirkt sie auch antibakteriell und macht eventuell mit der Nahrung aufgenommenen Krankheitserregern das Leben schwer. Als Dampfbad kümmerst sie sich um unreine Haut und verstopfte Nebenhöhlen. Sie sorgt für schönes Haar und blondiert es leicht, verscheucht in der Aromatherapie den Stress und heilt zusammen mit Zink wunde Babypopos.
Ihr Nachteil ist allerdings, dass sie auch allergische Reaktionen hervorrufen kann. Es ist daher nicht zu empfehlen sie als Augenkompressen zu verwenden.

Beruhigende Kamillen-Rosen-Lotion

Ingredienzien
¼ Tasse Kamillenblüten
¼ l Wasser
4 EL Rosenwasser
2 EL Zitronensaft

Eine ideale Kombination sind die Kamillenblüten im Zusammenspiel mit dem Rosenwasser und dem Zitronensaft, denn die Lotion beruhigt die Haut auf wunderbare Weise.
Die Kamillenblüten als Tee aufbrühen, erkalten lassen und filtern. Mit den anderen Zutaten mischen und in braune Apothekerfläschchen füllen. Die Lotion hält sich einige Wochen, wenn man sie kühl aufbewahrt.
Das Gesicht morgens und abends nach der Reinigung mit der Lotion reinigen und anschließend wie gewohnt pflegen.

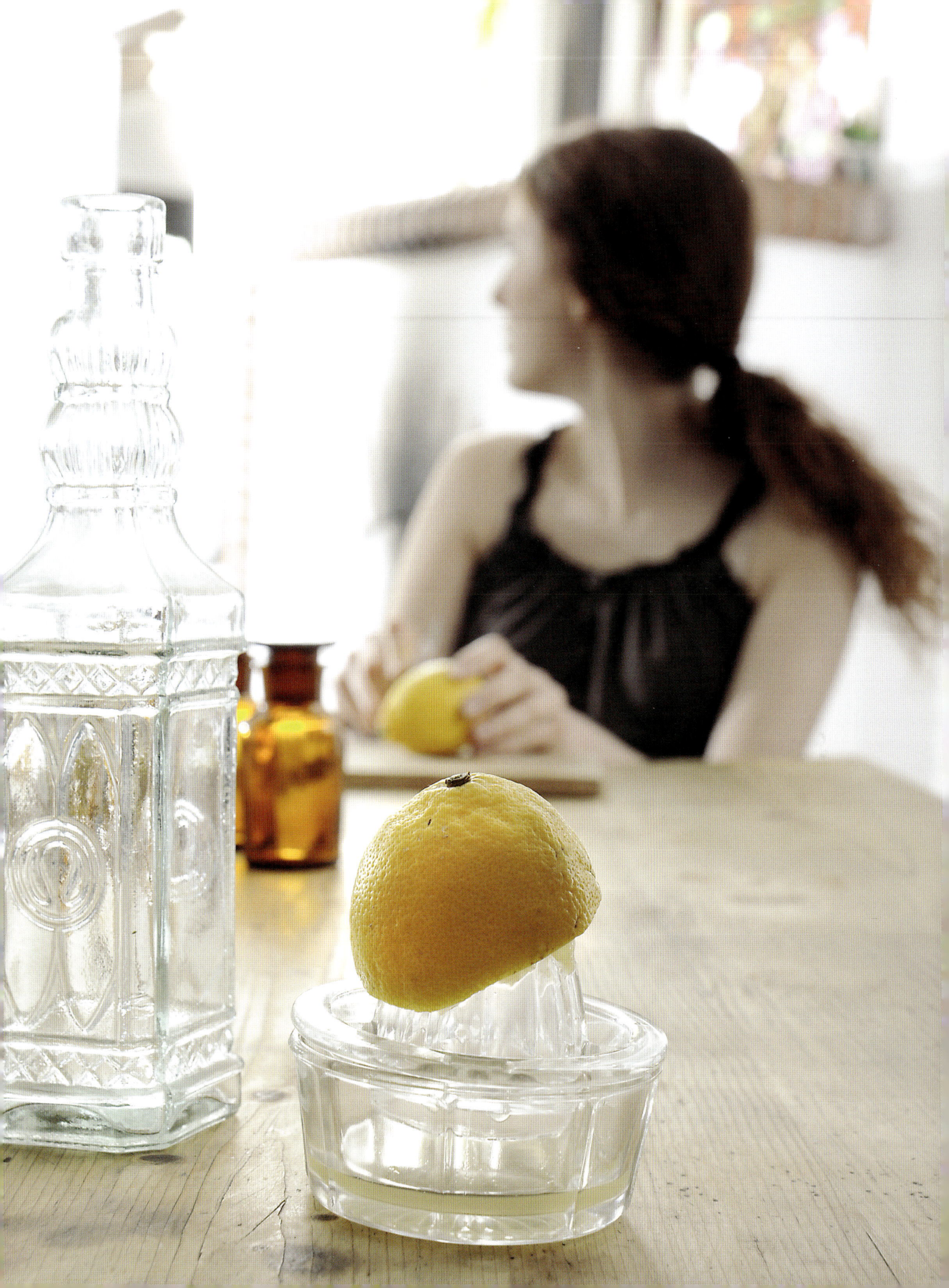

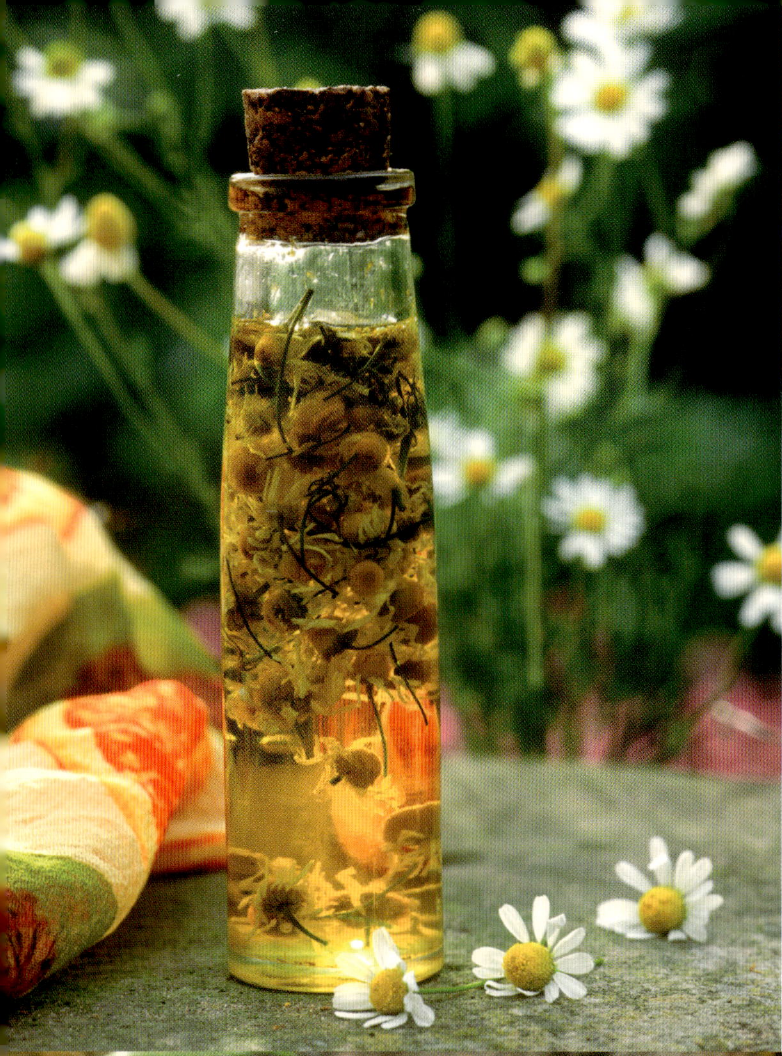
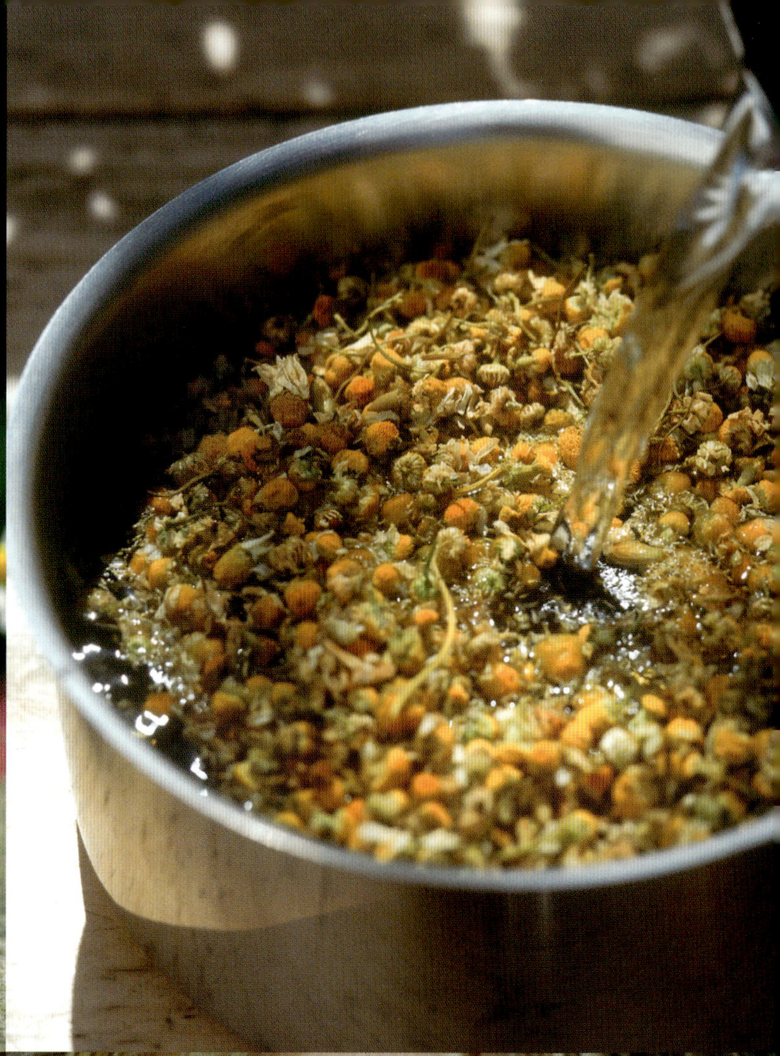
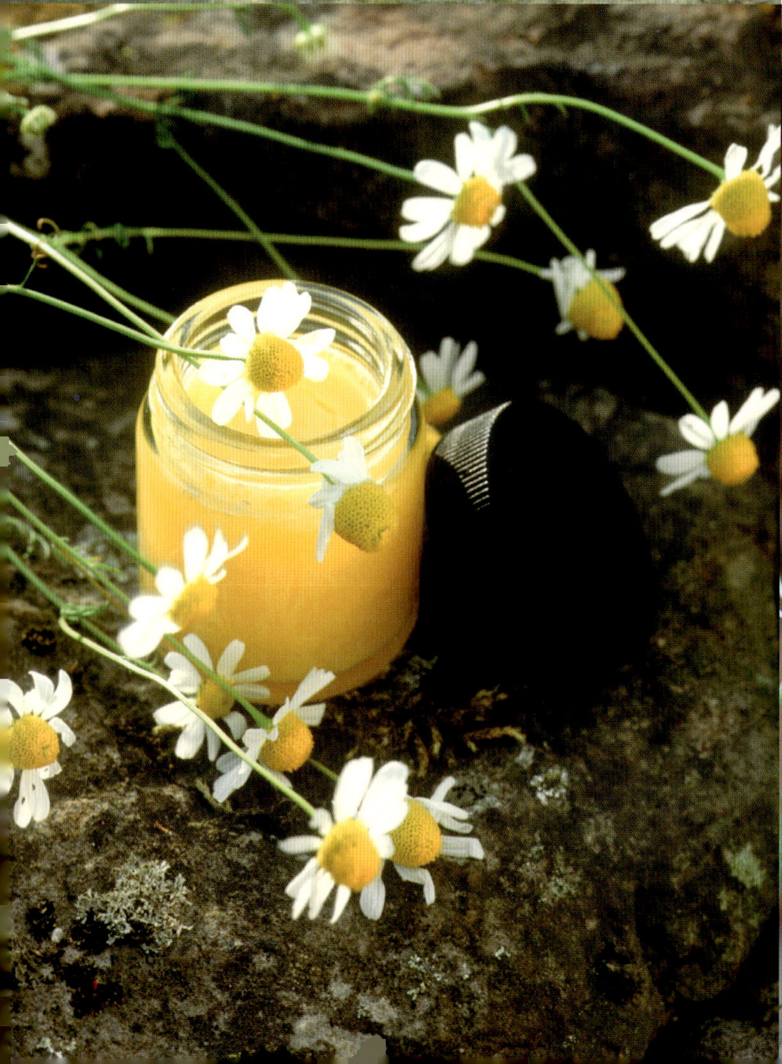
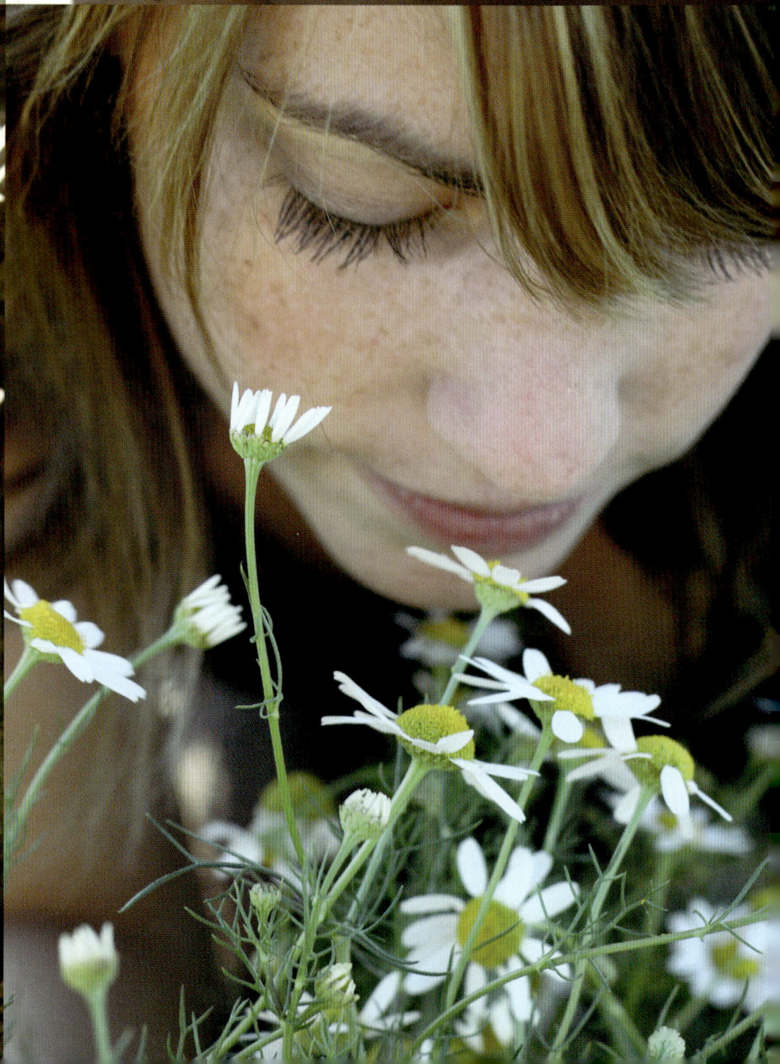

Kamille-Buttermilch-Spülung

Hier hat trockenes, glanzloses Haar keine Chance mehr. Die Buttermilch versorgt das Haar mit Feuchtigkeit und die Kamille reguliert die Fettbildung der Kopfhaut und sorgt für einen angenehmen natürlichen Duft.
Die Kamillenblüten mit dem heißen Wasser übergießen und wie einen Tee ziehen lassen. Nach 30 Minuten filtern und mit der Buttermilch mischen. Die Spülung über das frisch gewaschene, noch nasse Haar gießen, leicht einwirken lassen und ausspülen. Das Haar dann wie gewohnt frisieren.

INGREDIENZIEN
1 Tasse Kamillenblüten
1 l heißes Wasser
1 Tasse Buttermilch

Kamillenblondierung

Dieser Kamillentee mit Zitrone gibt dem Haar einen wunderbaren goldenen Blondton. Regelmäßig wiederholt wird das Haar sanft aufgehellt, ohne dabei die Haarstruktur zu schädigen.
Die Kamillenblüten im Wasser etwa 15 Minuten kochen lassen. Nach dem Abkühlen filtern und mit dem Zitronensaft verrühren. Nach dem Haarewaschen die Haare antrocknen, mit dem Tee spülen und entweder in der Sonne trocknen lassen, was den schnellsten Effekt erzielt, oder föhnen.

INGREDIENZIEN
1 Tasse römische Kamillenblüten
1 l Wasser
4 EL Zitronensaft

Kräuterduftwasser mit Kamille

Die entzündugshemmende Kamille tut hier ein gutes Werk und ist hilfreich bei Pickeln und anderen Hautirritationen. Nimmt man statt dessen Rosmarin, so ist die Wirkung belebend, Salbei hingegen wirkt straffend und adstringierend.
Die Blüten wie einen Tee mit dem heißen Wasser aufgießen, ziehen lassen und nach dem Erkalten filtern und den Wodka hinzugeben. Das Wässerchen in ein braunes Apothekerfläschchen füllen und kühl lagern. So hält sich der Inhalt einige Zeit.
Morgens und abends nach dem Reinigen der Haut mit einem Wattebausch auftragen.

INGREDIENZIEN
1 Tasse getrocknete Kamillenblüten (alternativ auch Rosmarin oder Salbei)
¼ Tasse Wodka
1 l Wasser

Wohltuendes Kamille-Milch-Bad

INGREDIENZIEN
1 Tasse getrocknete Kamillenblüten
1 l heißes Wasser
½ l Milch

Mit Kamille und Milch tut man seiner Haut was richtig Gutes, denn die Milch spendet Feuchtigkeit und die Kamille beruhigt die Haut.

Die Kamillenblüten mit dem heißen Wasser übergießen, wie bei einem Tee, und mindestens 15 Minuten ziehen lassen, besser länger. Den Tee filtern und die Milch hinzufügen. In das 36 °C heiße Badewasser geben und dann entspannen.

Anti-Stress-Kamille-Duftlampe

INGREDIENZIEN
5 Tropfen ätherisches Öl der römischen Kamille
2 Tropfen Lavendelöl
2 Tropfen Zitronenmelisse

Machen Sie sich die Aromatherapie zunutze und entspannen Sie sich bei einer Duftmischung aus Kamille, Lavendel und Zitronenmelisse. Das duftet so wohlig und hilft gegen Stress, bei Anspannung und Einschlafstörungen.

Die ätherischen Öle in eine Duftlampe träufeln und entspannen.

Kamilledampfbad

INGREDIENZIEN
1 Tasse getrocknete Kamillenblüten
1 l heißes Wasser

Dieses Dampfbad hilft, wenn es inhaliert wird, bei Nebenhöhlenentzündungen und verstopfter Nase, aber auch bei unreiner Haut und Akne.

Die Kamille als Tee aufbrühen und 15 Minuten ziehen lassen. Ein Handtuch über den Kopf legen und den Dampf einatmen. Vorsicht, das heiße Wasser nicht berühren. Anschließend das Gesicht vorsichtig abtupfen.

Heilende Kamille-Zink-Creme

INGREDIENZIEN
25 ml Kamillen-Ölauszug
25 ml Kamillentinktur
6 g Bienenwachs
15 g Lanolin (anhydrid)
5 g Zinkoxid

Die Creme aus Kamille und Zink ist eine feste, zähe Creme, die einen dichten Schutzfilm hinterlässt. Das macht sie zum idealen Schutz für einen Babypo und für alle Stellen, wo Schutz- und Heilwirkung erwünscht wird.

Im Wasserbad das Öl und die Wachse vermischen und schmelzen, die Tinktur ebenfalls erhitzen und beides nach und nach, unter ständigem Rühren zusammengießen. Wenn die Creme auf Zimmertemperatur abgekühlt ist, das Zinkpulver nach und nach unterrühren. Die Creme wird ziemlich zäh, also schnell in einen verschließbaren Salbentiegel füllen. Hält sich im Kühlschrank aufbewahrt auch ohne Konservierungsstoffe einige Tage.

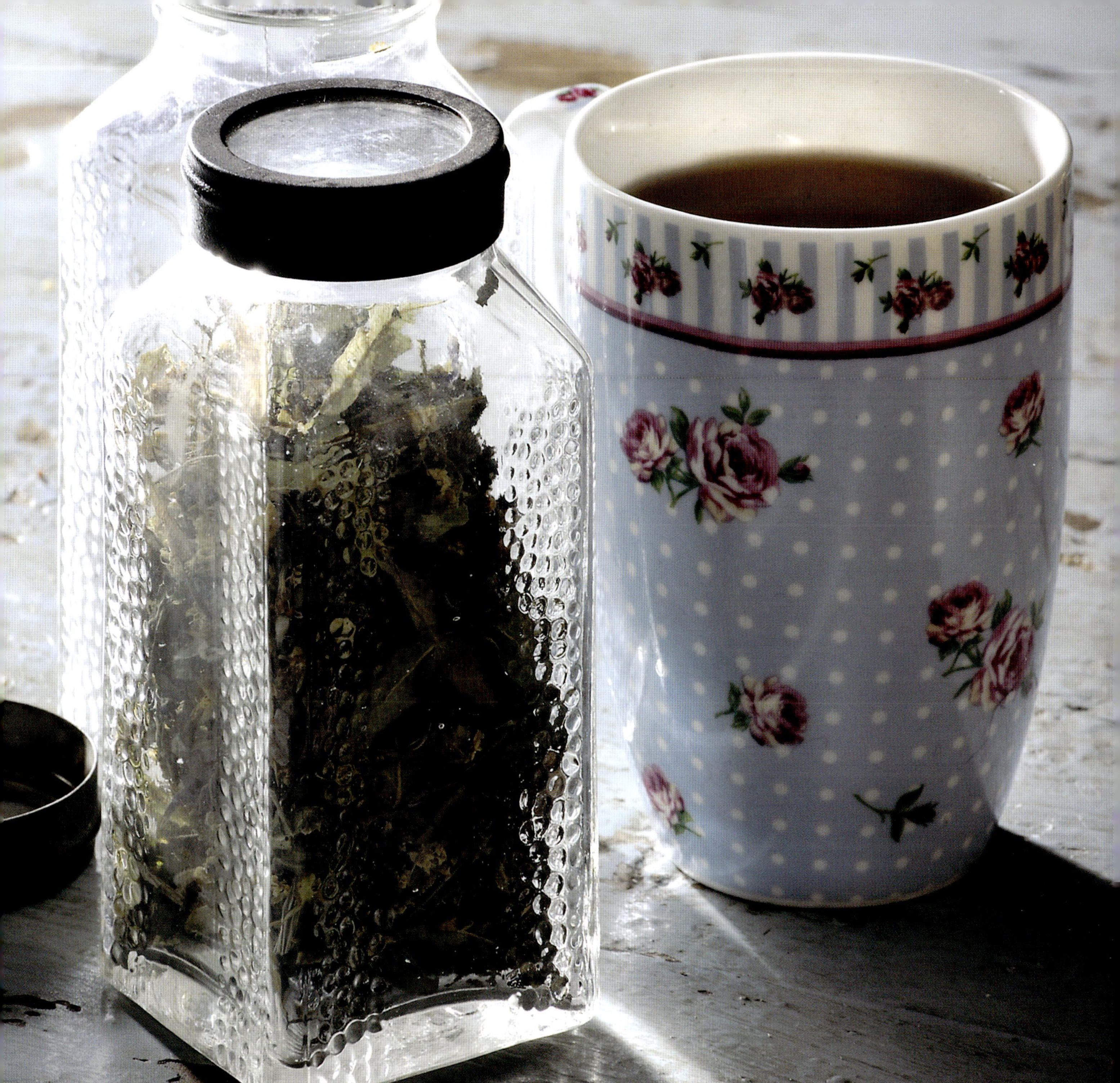

Magen-Darm-Tee

Diese Teemischung ist ideal gegen Magen-Darm-Beschwerden und bei Blähungen, vor allem bei den leichten Bauchweh-Beschwerden, die Kinder häufig haben. Anis und Fenchel wirken durch ihre ätherischen Öle stark blähungswidrig und die Kamille wirkt entkrampfend, schmerzlindernd und antibakteriell. Da der Tee sehr lieblich schmeckt, trinkt man ihn sogar sehr gerne.
Die Zutaten mit heißem Wasser übergießen und 10 bis 15 Minuten ziehen lassen. Abfiltern und ungesüßt in kleinen Schlucken trinken.

Zutaten

¼ Tasse Kamillenblüten
40 g Anissamen
40 g Fenchelsamen
1 l heißes Wasser

Pfefferminze

INHALTSSTOFFE
ätherische Öle, u. a. Menthol
Gerbstoffe
Bitterstoffe
Flavonoide
Enzyme
Valeriansäure

Die Pfefferminze ist nicht nur der Frischmacher schlechthin, sondern sorgt auch für das allgemeine Wohlbefinden, stimmt fröhlich und optimistisch. Jede Müdigkeit ist wie weggeblasen nach einem erfrischenden Pfefferminzbad. Manchmal reicht schon der Duft des Menthols, dem wichtigsten Inhaltsstoff der Minze, und man verspürt neue Energie. Ja selbst Kopfschmerzen verschwinden spurlos, wenn Pfefferminze im Spiel ist. Das ätherische Öl fördert die Durchblutung, wirkt anregend auf den Gallenfluss, krampflösend bei Beschwerden im Magen-Darm-Bereich, lindert Migräne und hilft bei Erkältungskrankheiten. Lediglich Säuglinge und Kleinkinder reagieren mit Unbehagen auf das ätherische Öl.
Der Kältereiz, den die Pfefferminze ausübt, wirkt schmerzlindernd, jedoch nicht entzündungshemmend oder abschwellend. Das wohl bekannteste Heilmittel ist der Pfefferminztee, der nicht nur als Heiltee, sondern wegen seines angenehmen Geschmacks auch als Haustee sehr beliebt ist.

Pfefferminz-Pflegebad

INGREDIENZIEN
2 Tassen frische Pfefferminzblätter
1 Tasse frische Rosmarinstängel
¼ l Zitronensaft

Nie mehr Ärger mit fettiger oder unreiner Haut, denn die Pfefferminze behebt dieses Problem elegant. Also ab in die erfrischenden Fluten.
Die Kräuter in ein Mullsäckchen füllen und in das einlaufende Badewasser hängen. Das Säckchen ausdrücken und den Zitronensaft dem Badewasser hinzufügen.

Ninons Schönheitsbad

INGREDIENZIEN
je 1 Tasse getrocknete Pfefferminzblätter, Lavendelblüten, Rosmarin, Thymian, Rosenblätter
1 l heißes Wasser

Ninon de Lenclos wurde um 1620 geboren und führte ein aufregendes, langes Leben als Mätresse so bedeutender Männer wie Richelieu und La Rochefoucauld. Berühmt für ihre Schönheit, die bis ins hohe Alter erhalten blieb, hatte sie auch in später Blüte noch jugendliche Liebhaber. Man schrieb dies ihren diversen Schönheitsbädern und Wässerchen zu.
Die Blüten und Blätter mit dem heißen Wasser wie einen Tee aufbrühen, etwa 30 Minuten ziehen lassen, anschließend filtern und in das 36 °C warme Badewasser geben. Und dann darauf vertrauen, dass das Bad auch bei Ihnen Wirkung zeigt.

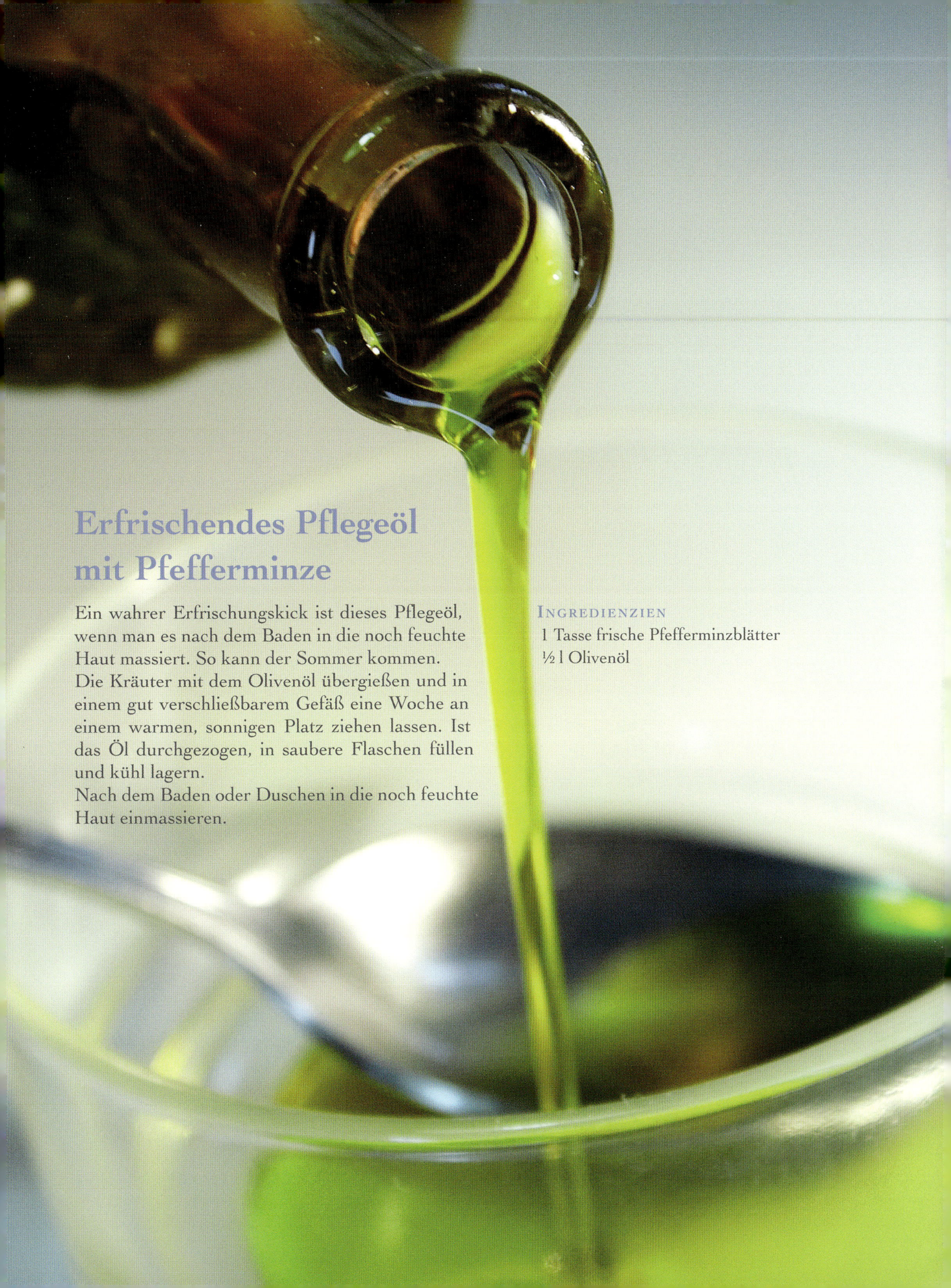

Erfrischendes Pflegeöl mit Pfefferminze

Ein wahrer Erfrischungskick ist dieses Pflegeöl, wenn man es nach dem Baden in die noch feuchte Haut massiert. So kann der Sommer kommen.
Die Kräuter mit dem Olivenöl übergießen und in einem gut verschließbarem Gefäß eine Woche an einem warmen, sonnigen Platz ziehen lassen. Ist das Öl durchgezogen, in saubere Flaschen füllen und kühl lagern.
Nach dem Baden oder Duschen in die noch feuchte Haut einmassieren.

INGREDIENZIEN

1 Tasse frische Pfefferminzblätter
½ l Olivenöl

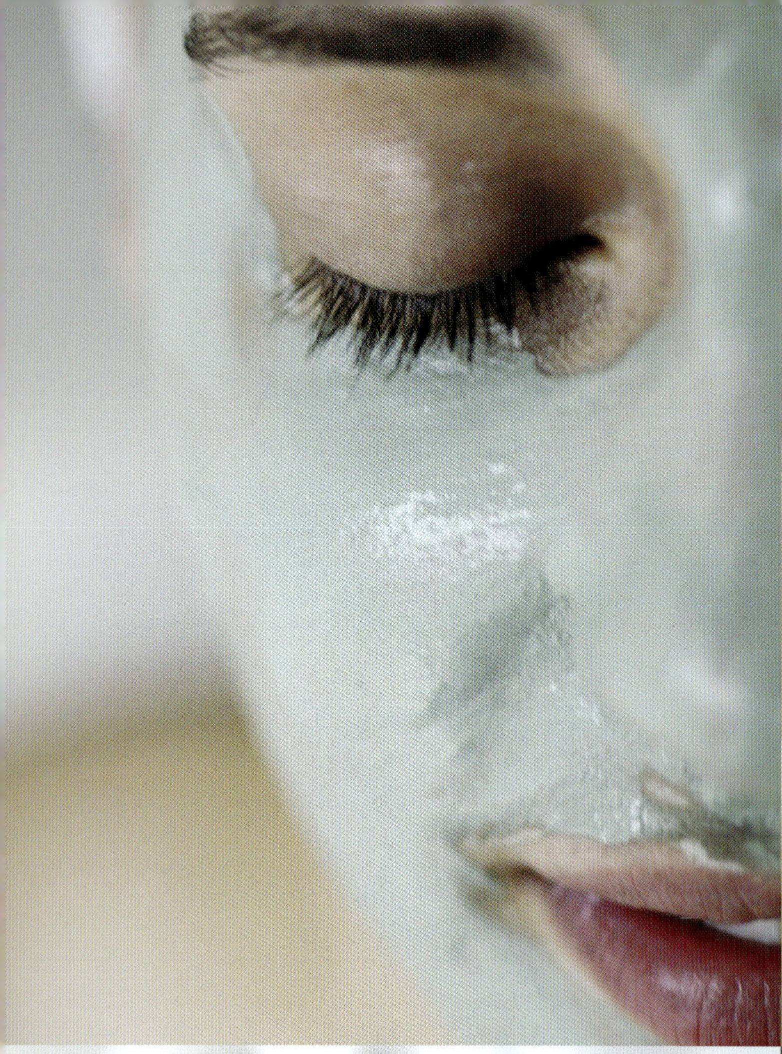
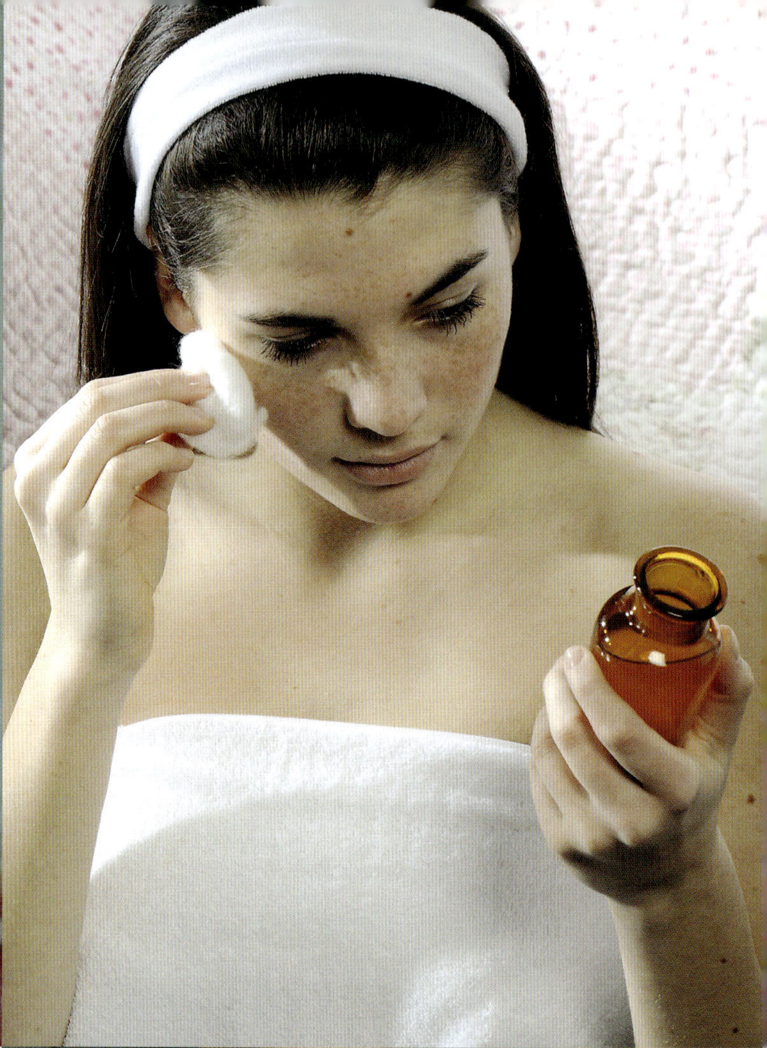
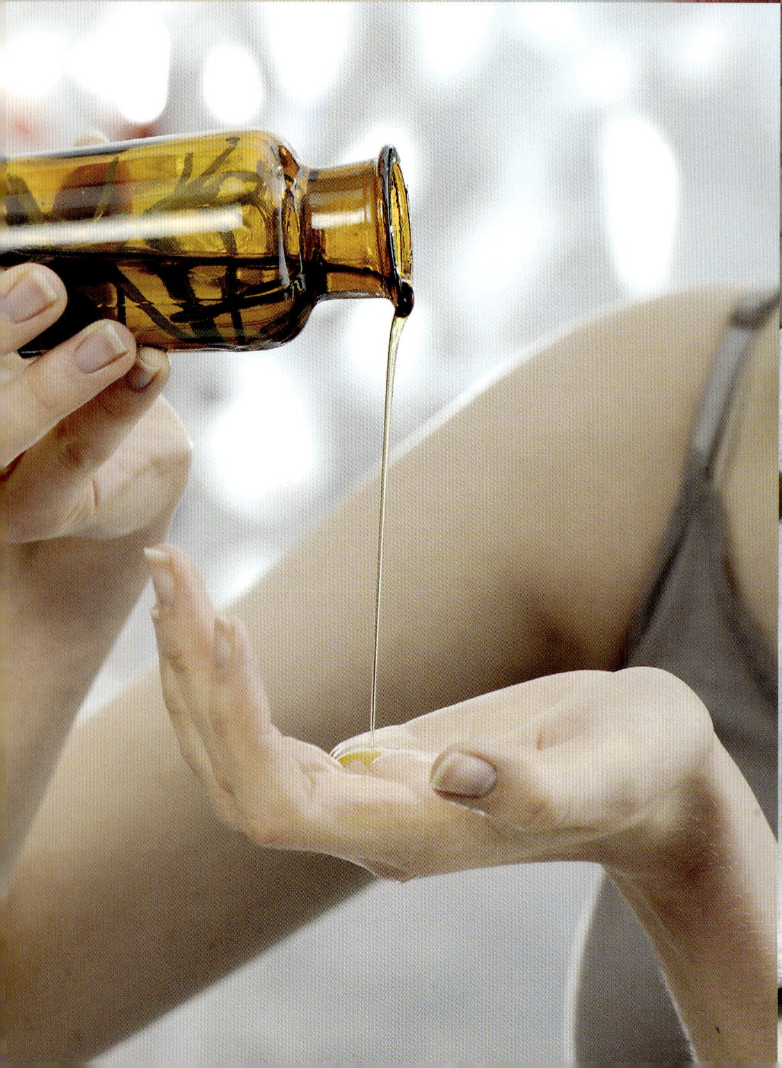
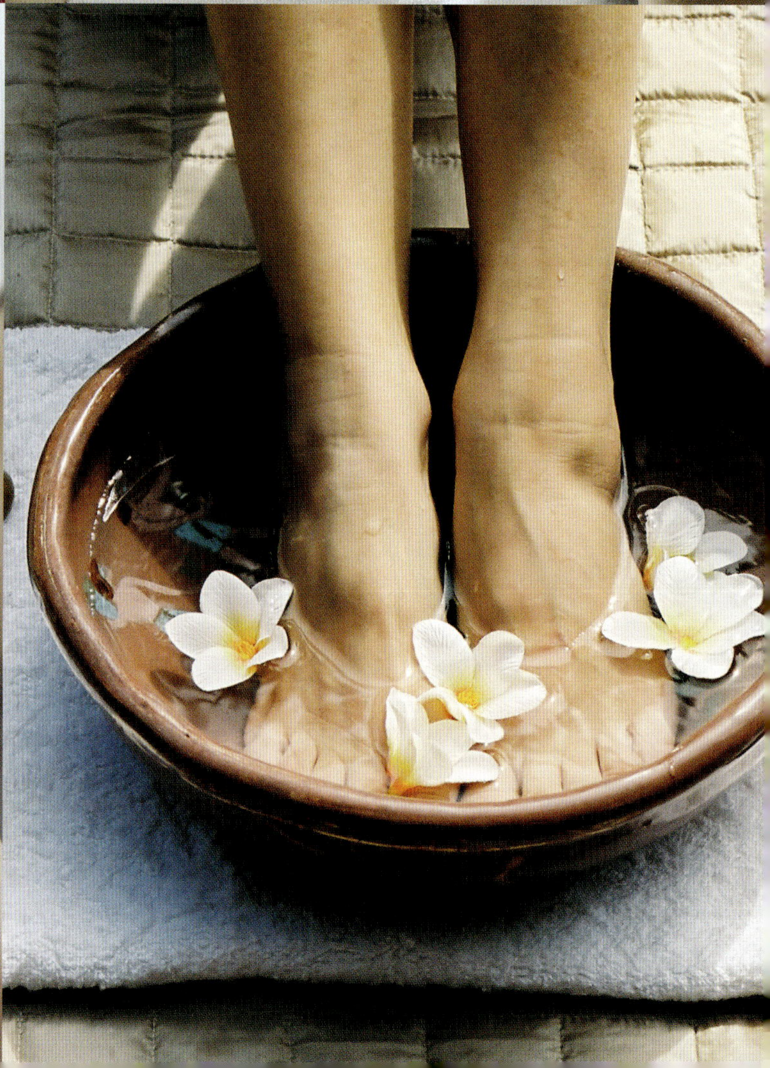

Pfefferminz-Lotion gegen fettige Haut

Die ätherischen Öle in der Pfefferminze fördern die Durchblutung und das Hamameliswasser zeigt hier seine wundheilende Wirkung. Gerade jugendliche Problemhaut und großporige Haut reagieren positiv auf die Kombination.
Das Wasser erhitzen, nicht kochen lassen, die Minze damit übergießen und 15 Minuten ziehen lassen. Den Sud filtern und mit dem Hamameliswasser vermischen. Die Lotion hält sich eine gute Woche im Kühlschrank. Morgens und abends mit einem Wattebausch aufgetragen zaubert sie einen klaren, straffen Teint.

INGREDIENZIEN
1 Tasse blühendes Pfefferminzkraut
2 Tassen destilliertes Wasser
¼ Tasse Hamameliswasser

Belebendes Fußbad

Nach diesem belebenden Fußbad ist man garantiert schnell wieder gut zu Fuß. Die Minze erfrischt die Füße und kühlt die strapazierte Haut, das Meersalz macht sie schön weich und die Zitrone unterstützt diese Wirkung.
Salz mit dem Zitronensaft mischen, ins warme, nicht heiße Wasser geben und die frischen Minzblätter einstreuen. Nach 15 Minuten sind die Füße wieder frisch und zu weiteren Märschen bereit. Die Haut noch mit einer Feuchtigkeitscreme verwöhnen.
Erfrischt vor allem auch an heißen Tagen nicht nur die Füße sondern den ganzen Körper.

INGREDIENZIEN
1 Tasse frische Pfefferminzblätter
Saft einer Zitrone
2 EL Meersalz

Maske, wie eine kühle Brise

Der anregende, frische Duft ist an sich schon ein Genuss, die Maske selbst erfrischt die Haut aufs Angenehmste und macht sie glatt und weich.
Die Minze mörsern, die Salatgurke ohne Kerne pürieren, das Eiweiß steif schlagen. Die Zutaten mit dem Zitronensaft und dem Freiöl mischen und mit einem Pinsel auf Gesicht und Halspartie auftragen. Der Frischekick ist umwerfend. Die Maske sollte nicht in die Augen gelangen, da das ätherische Öl der Minze die Augen reizen könnte.

INGREDIENZIEN
3 TL getrocknete Pfefferminze
2 TL Freiöl
10 cm Salatgurke
1 TL Zitronensaft
1 Eiweiß

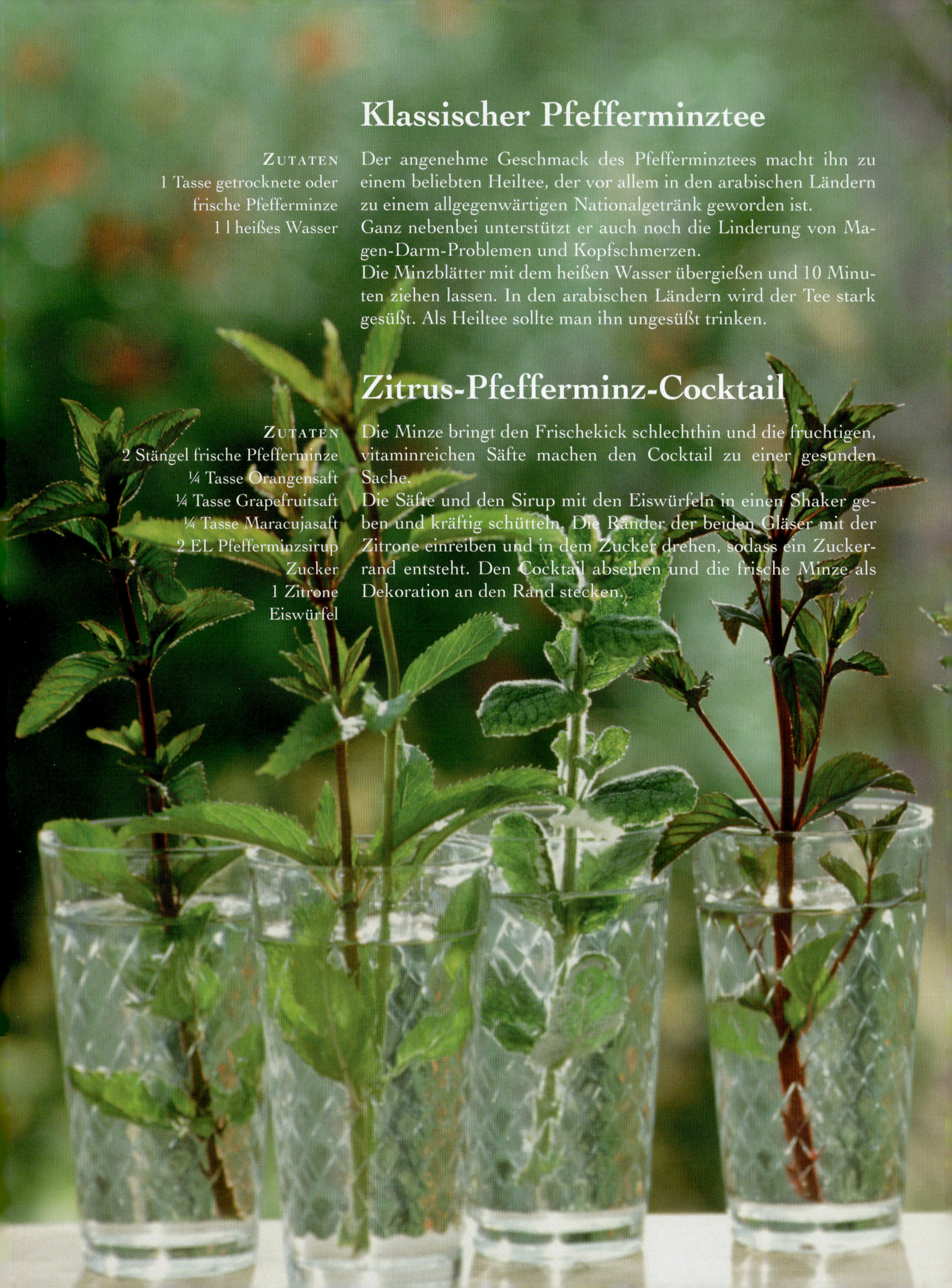

Klassischer Pfefferminztee

Zutaten
1 Tasse getrocknete oder frische Pfefferminze
1 l heißes Wasser

Der angenehme Geschmack des Pfefferminztees macht ihn zu einem beliebten Heiltee, der vor allem in den arabischen Ländern zu einem allgegenwärtigen Nationalgetränk geworden ist. Ganz nebenbei unterstützt er auch noch die Linderung von Magen-Darm-Problemen und Kopfschmerzen.

Die Minzblätter mit dem heißen Wasser übergießen und 10 Minuten ziehen lassen. In den arabischen Ländern wird der Tee stark gesüßt. Als Heiltee sollte man ihn ungesüßt trinken.

Zitrus-Pfefferminz-Cocktail

Zutaten
2 Stängel frische Pfefferminze
¼ Tasse Orangensaft
¼ Tasse Grapefruitsaft
¼ Tasse Maracujasaft
2 EL Pfefferminzsirup
Zucker
1 Zitrone
Eiswürfel

Die Minze bringt den Frischekick schlechthin und die fruchtigen, vitaminreichen Säfte machen den Cocktail zu einer gesunden Sache.

Die Säfte und den Sirup mit den Eiswürfeln in einen Shaker geben und kräftig schütteln. Die Ränder der beiden Gläser mit der Zitrone einreiben und in dem Zucker drehen, sodass ein Zuckerrand entsteht. Den Cocktail abseihen und die frische Minze als Dekoration an den Rand stecken.

Minzessig bei Schweißausbrüchen

Bei Schweißausbrüchen ist Pfefferminze das Mittel der Wahl. Sie erfrischt und kühlt die Haut. Waschungen mit verdünntem Minzessig helfen bei plötzlichen Schweißausbrüchen. Für unterwegs empfiehlt es sich, den verdünnten Essig in ein Sprühfläschchen zu füllen, so kann er schnell und einfach Erleichterung bringen.
Die Minzblätter in ein verschließbares Gefäß geben und mit dem Essig auffüllen. Zwei Tage ziehen lassen, dann filtern. In saubere braune Apothekerfläschchen füllen, so hält er sich einige Zeit.

Ingredienzien
1 Tasse frische Minze
1 l Apfelessig

Minztinktur bei Kopfschmerzen

Die Minztinktur hilft schnell und zuverlässig gegen Kopfschmerzen, das ätherische Öl erfrischt, fördert die Durchblutung und macht optimistisch.
Öl und Alkohol vermischen und äußerlich anwenden. Besonders an den Schläfen und im Nacken sind die Punkte, die den Kopf wieder frei und schmerzfrei machen. Vorsicht, nicht in die Augen bringen, denn das ätherische Öl könnte Reizungen hervorrufen.

Ingredienzien
1 Likörglas reinen Alkohol
10 Tropfen Minzöl

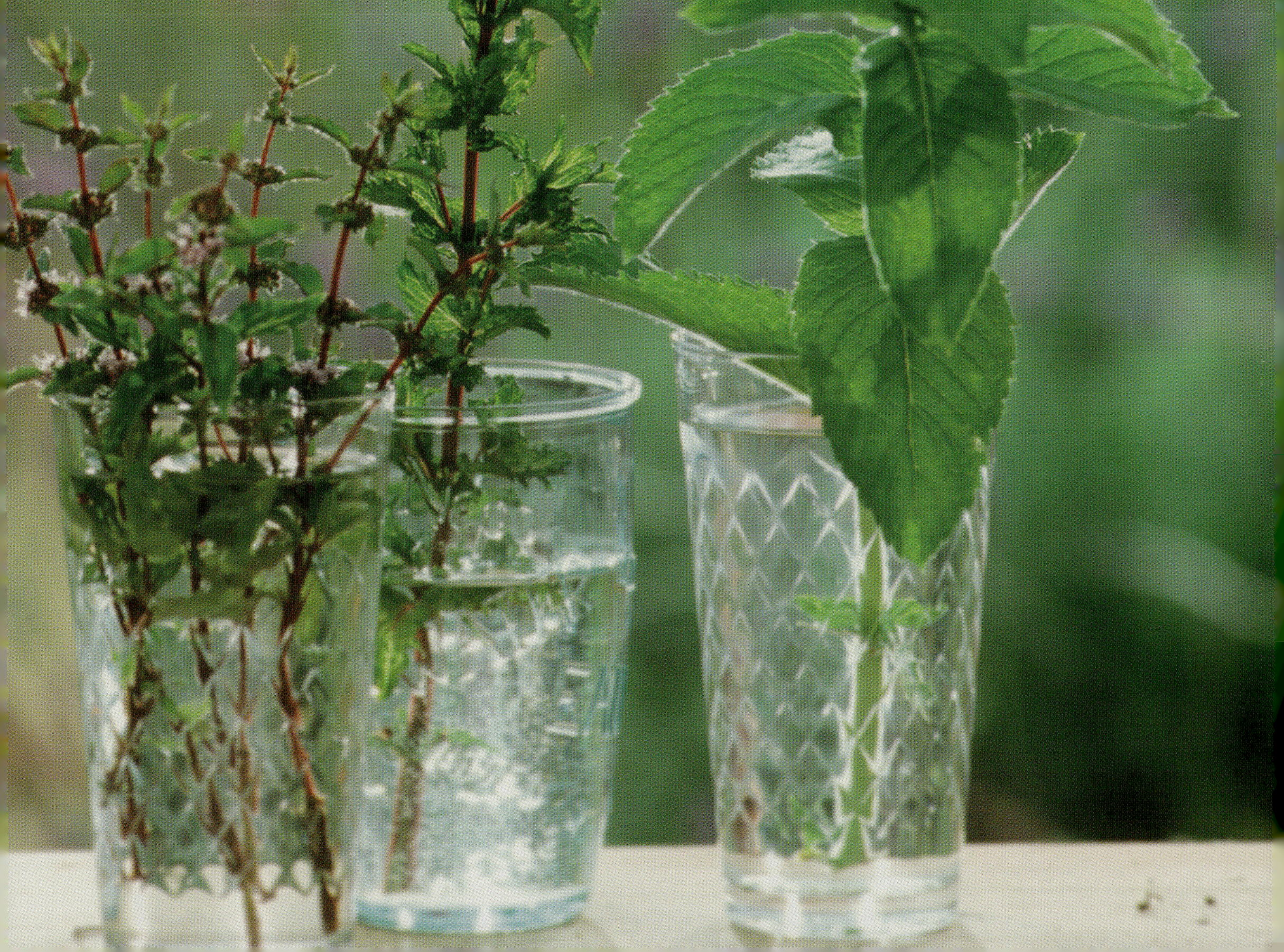

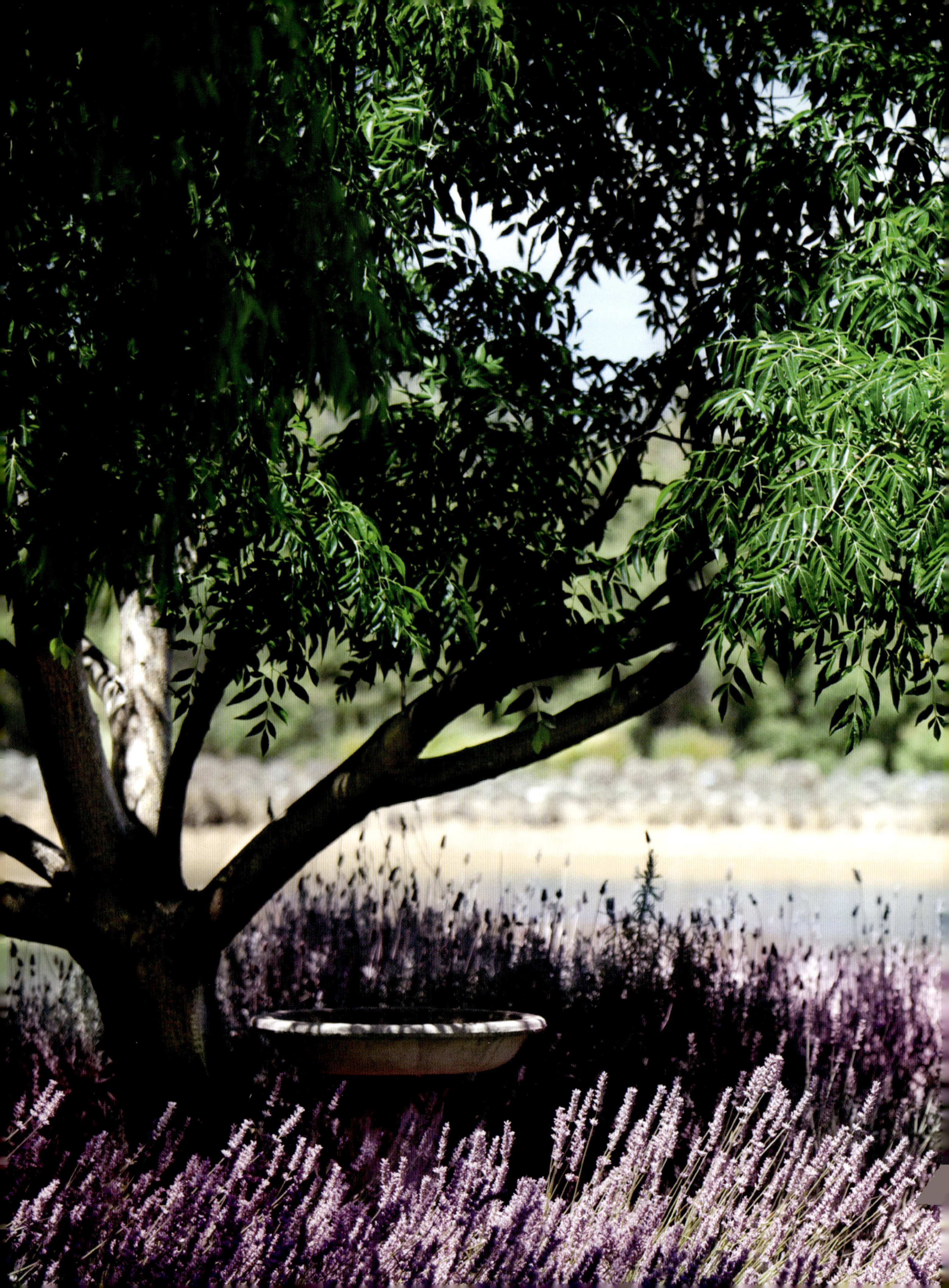

Gesundheit aus dem *Blumengarten*

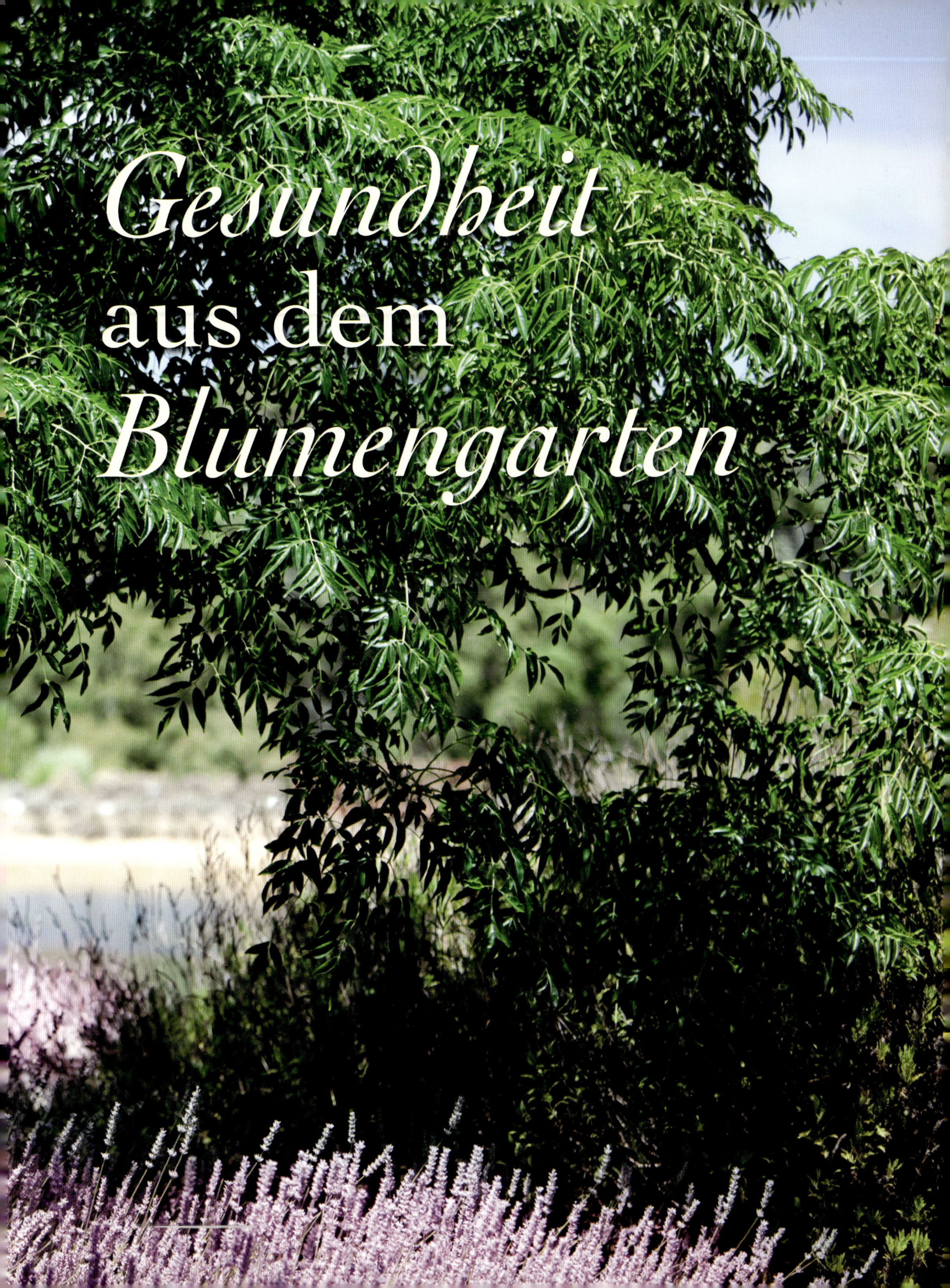

Die schönsten Blumen blühen oft im Verborgenen.
Fernöstliche Weisheit

Schönheitslieferant Blumengarten

Was gibt es schöneres als einen Blumengarten, in dem Rosen, Lavendel und Veilchen im Wettstreit liegen, wer am schönsten ist und am intensivsten duftet. Verwenden wir Kosmetik aus den Blüten, hoffen wir, dass etwas von dieser Schönheit auf uns abfärbt. Tatsächlich pflegen die Inhaltsstoffe der Rose besonders die reife Haut und ihr Duft ist unnachahmlich und kein Chemielabor der Welt kann ihn nachvollziehen. Der Lavendel steht der Rose in nichts nach und auch das winzige Duftveilchen wartet mit besonderen Heilkräften auf. Der Meister der Heilkunst ist allerdings die Ringelblume, die weniger durch ihren Duft besticht, als durch ihre ungewöhnlichen Fähigkeiten, wunde und geschundene Haut wieder zu heilen.

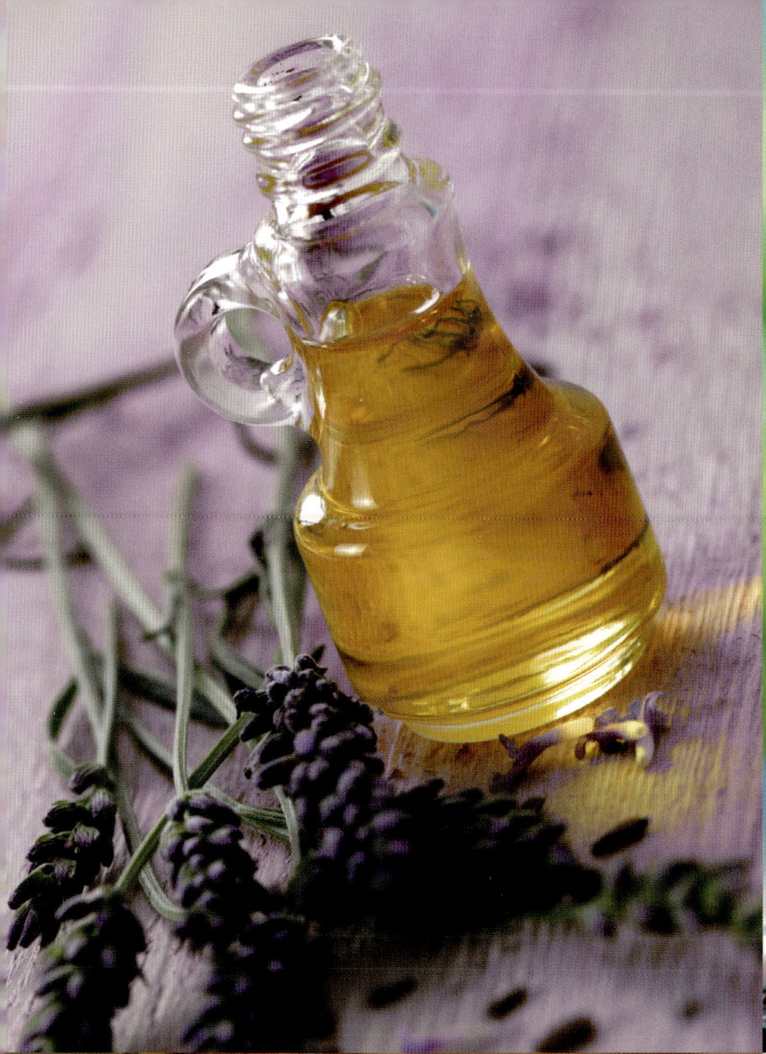

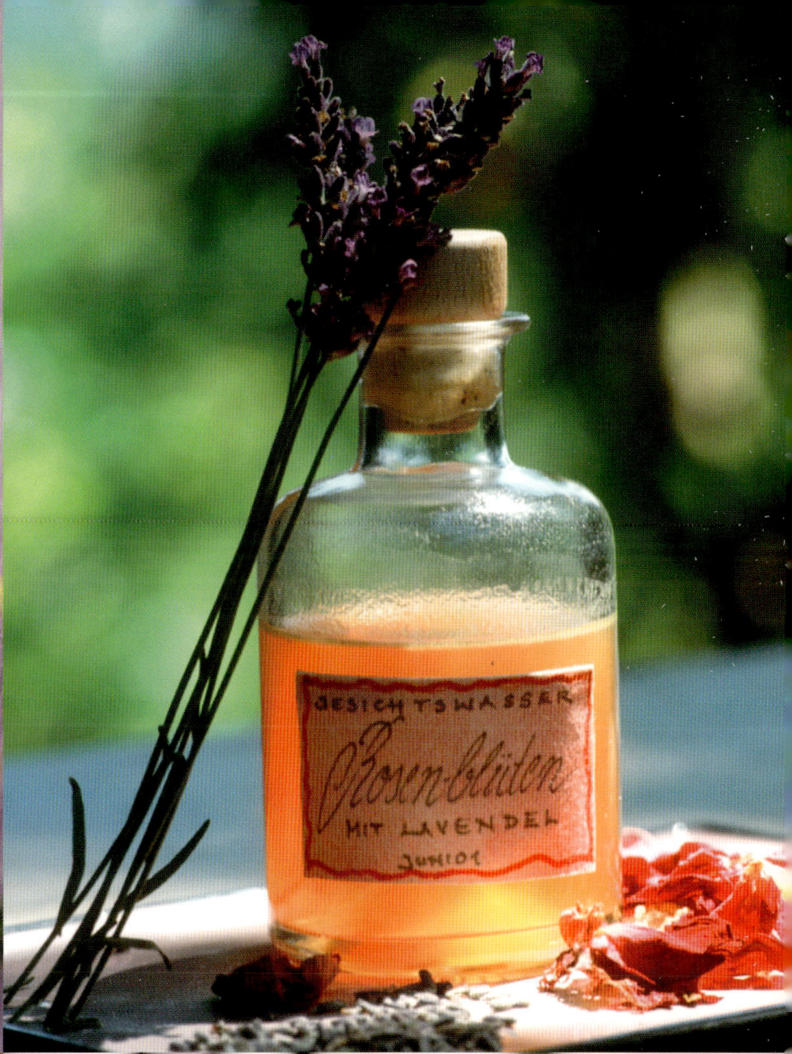
GESICHTSWASSER
Rosen-blüten
MIT LAVENDEL
JUNI01

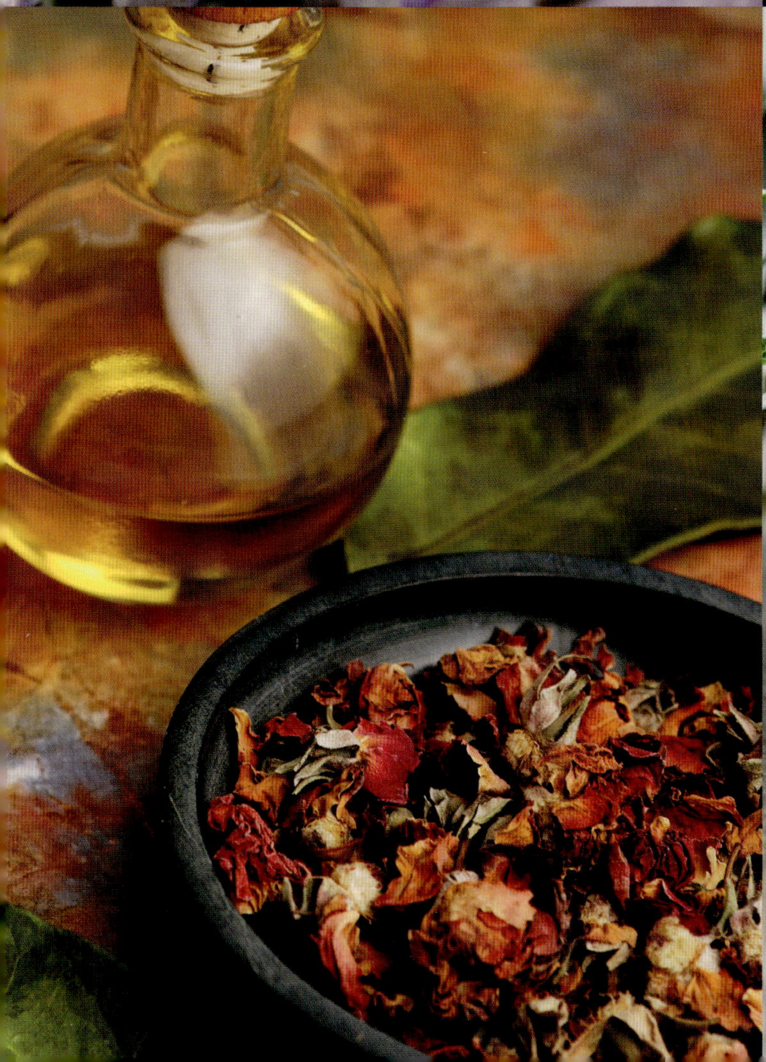

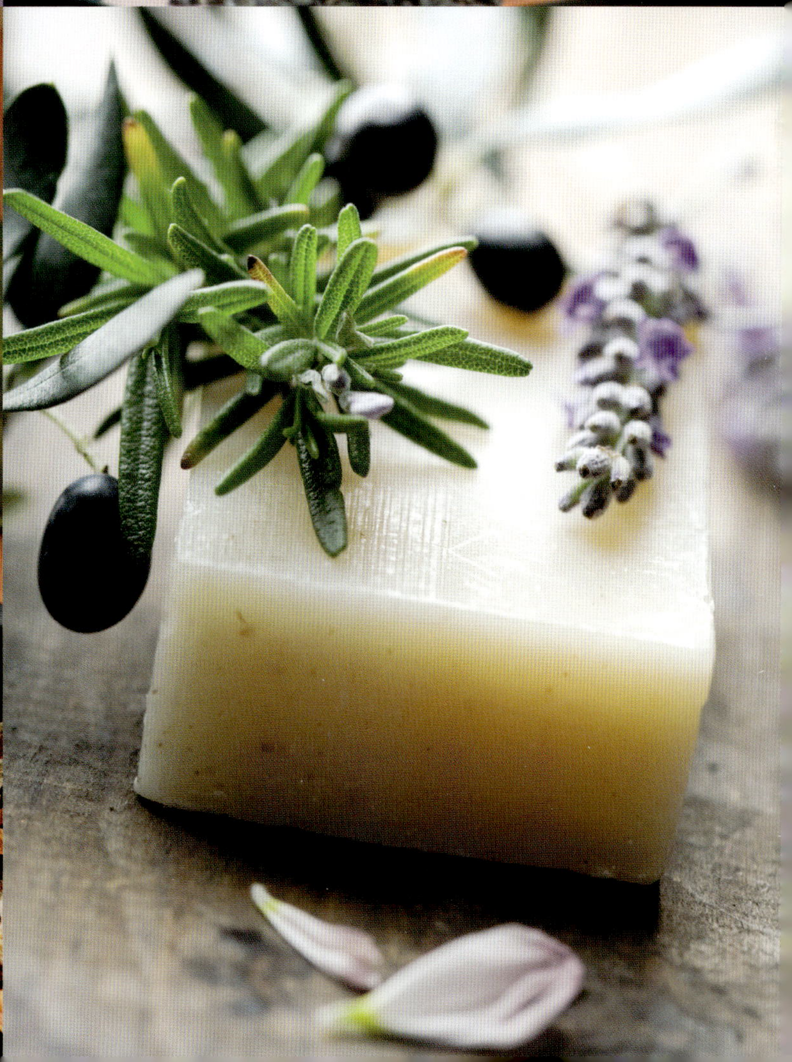

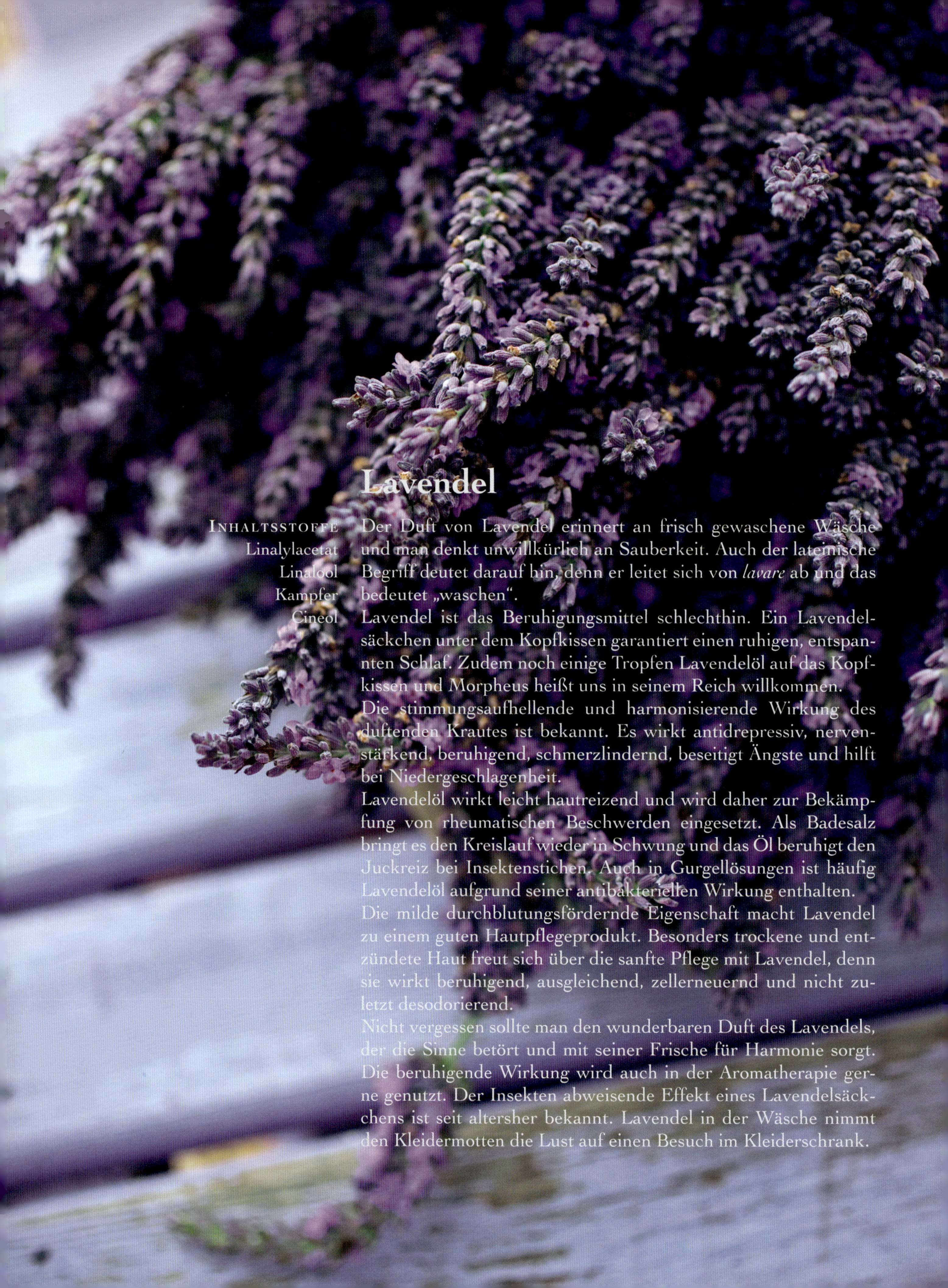

Lavendel

Inhaltsstoffe
Linalylacetat
Linalool
Kampfer
Cineol

Der Duft von Lavendel erinnert an frisch gewaschene Wäsche und man denkt unwillkürlich an Sauberkeit. Auch der lateinische Begriff deutet darauf hin, denn er leitet sich von *lavare* ab und das bedeutet „waschen“.

Lavendel ist das Beruhigungsmittel schlechthin. Ein Lavendelsäckchen unter dem Kopfkissen garantiert einen ruhigen, entspannten Schlaf. Zudem noch einige Tropfen Lavendelöl auf das Kopfkissen und Morpheus heißt uns in seinem Reich willkommen.

Die stimmungsaufhellende und harmonisierende Wirkung des duftenden Krautes ist bekannt. Es wirkt antidrepressiv, nervenstärkend, beruhigend, schmerzlindernd, beseitigt Ängste und hilft bei Niedergeschlagenheit.

Lavendelöl wirkt leicht hautreizend und wird daher zur Bekämpfung von rheumatischen Beschwerden eingesetzt. Als Badesalz bringt es den Kreislauf wieder in Schwung und das Öl beruhigt den Juckreiz bei Insektenstichen. Auch in Gurgellösungen ist häufig Lavendelöl aufgrund seiner antibakteriellen Wirkung enthalten.

Die milde durchblutungsfördernde Eigenschaft macht Lavendel zu einem guten Hautpflegeprodukt. Besonders trockene und entzündete Haut freut sich über die sanfte Pflege mit Lavendel, denn sie wirkt beruhigend, ausgleichend, zellerneuernd und nicht zuletzt desodorierend.

Nicht vergessen sollte man den wunderbaren Duft des Lavendels, der die Sinne betört und mit seiner Frische für Harmonie sorgt. Die beruhigende Wirkung wird auch in der Aromatherapie gerne genutzt. Der Insekten abweisende Effekt eines Lavendelsäckchens ist seit altersher bekannt. Lavendel in der Wäsche nimmt den Kleidermotten die Lust auf einen Besuch im Kleiderschrank.

Reinigendes Gesichtswasser mit Lavendel

Die sanfte und beruhigende Wirkung des Lavendels macht aus diesem Gesichtswasser eine natürliche Alternative zu herkömmlichen, käuflichen Produkten. Gereizte Haut, die zu Unreinheiten neigt kann sich bald wieder sehen lassen.
Die getrockneten Blüten in einem verschließbaren Gefäß mit dem Alkohol übergießen und mit dem destillierten Wasser auffüllen. Verschließen und 3 Wochen an einem warmen Ort ziehen lassen. Anschließend filtern und den Inhalt in saubere, dunkle Flaschen füllen. Das Gesichtswasser ist einige Zeit haltbar.
Täglich morgens und abends das Gesicht mit einem ins Gesichtswasser getauchten Wattebausch reinigen und alle Hautunreinheiten verschwinden auf nimmer wiedersehen.

INGREDIENZIEN

1 Tasse getrocknete Lavendelblüten
¼ l reiner Alkohol
¼ l destilliertes Wasser

Duftendes Lavendel-Deodorant

Der Lavendelduft erinnert an frisch gewaschene Wäsche und die ätherischen Öle haben eine desodorierende Wirkung. Nach Gebrauch dieses Naturdeos können die Hektik und der Stress des Tages einem nicht das Geringste anhaben, denn nebst desodorierenden Eigenschaften wirkt der Lavendelduft auch noch harmonisierend. Die Blüten im Essig aufkochen, abfiltern und nach dem Abkühlen in eine saubere Sprühflasche füllen. Das milde Deo führt duftend durch den hektischsten Tag.

INGREDIENZIEN

1 Tasse Lavendelblüten
⅛ l Obstessig

Toilettenwasser für Königinnen

Ein nostalgisches Toilettenwasser, das als zartes Duftwässerchen genauso tauglich ist wie als Tonikum für die Haut. Es ranken sich wundersame Geschichten um dieses Wässerchen. So soll im 15. Jahrhundert die ungarische Königin im Alter von 72 Jahren die Gunst eines jungen polnischen Prinzen errungen haben, weil sie dank des berühmten Wässerchens so frisch und jugendlich aussah. Die Blüten zerreiben, Pfefferminze und Rosmarin fein hacken und mit der Zitronenschale in ein bauchiges Gefäß schichten. Mit Weingeist übergießen und mit dem Mulltuch abdecken. An einem warmen Ort eine Woche ziehen lassen, dann filtern, mit dem destillierten Wasser mischen und in braune Apothekerfläschchen füllen. Das Wässerchen ist einige Zeit haltbar und sollte täglich morgens und abends auf das gereinigte Gesicht aufgetragen werden.

INGREDIENZIEN

½ Tasse Lavendelblüten
½ Tasse Orangenblüten
¼ Tasse Pfefferminze
⅛ Tasse Rosmarinnadeln
1 Tasse verdünnter Weingeist
½ Tasse destilliertes Wasser
abgeriebene Schale einer unbehandelten Zitrone
Mulltuch

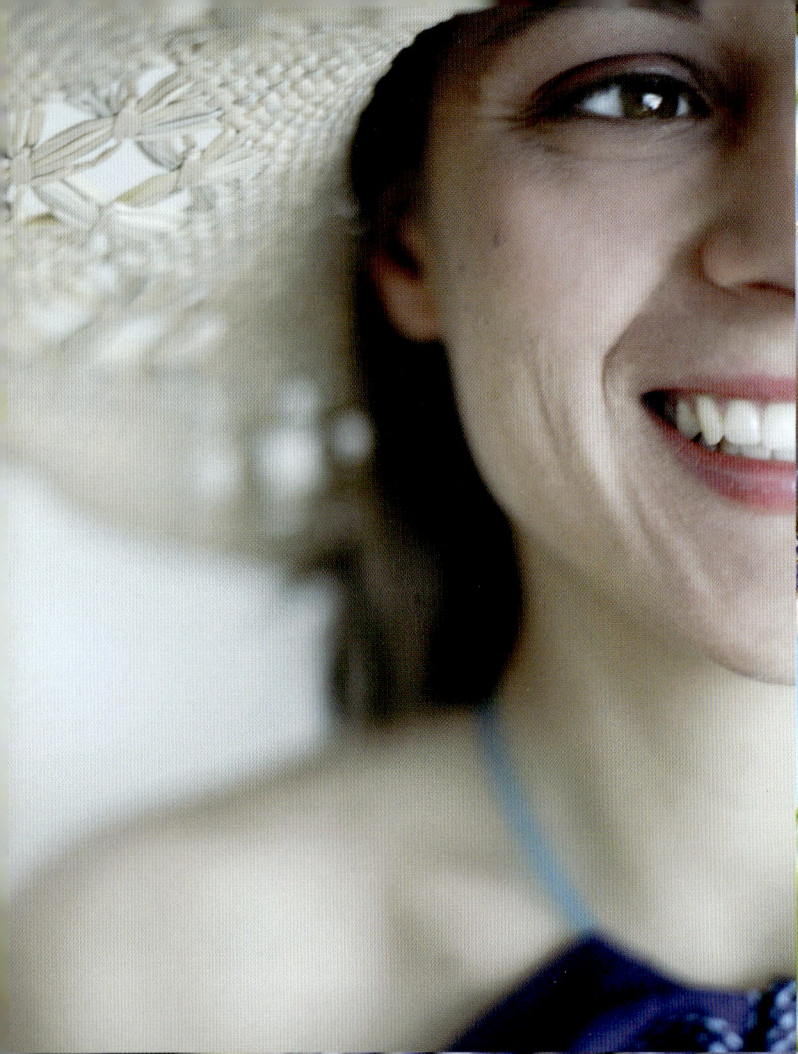
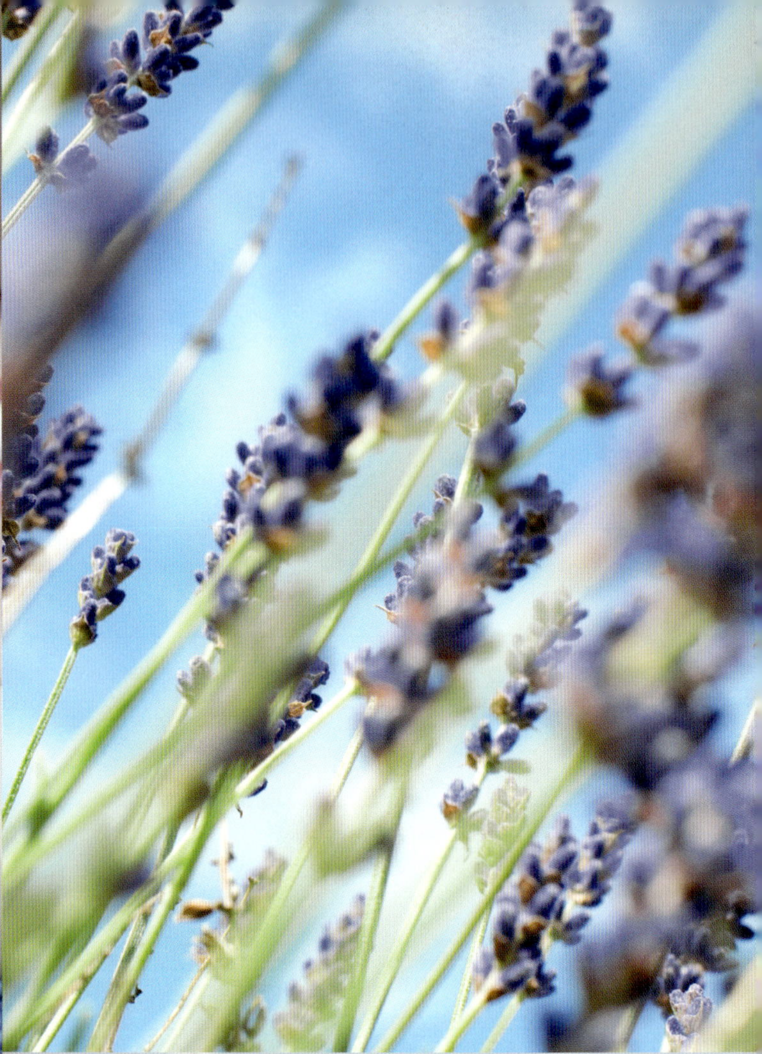
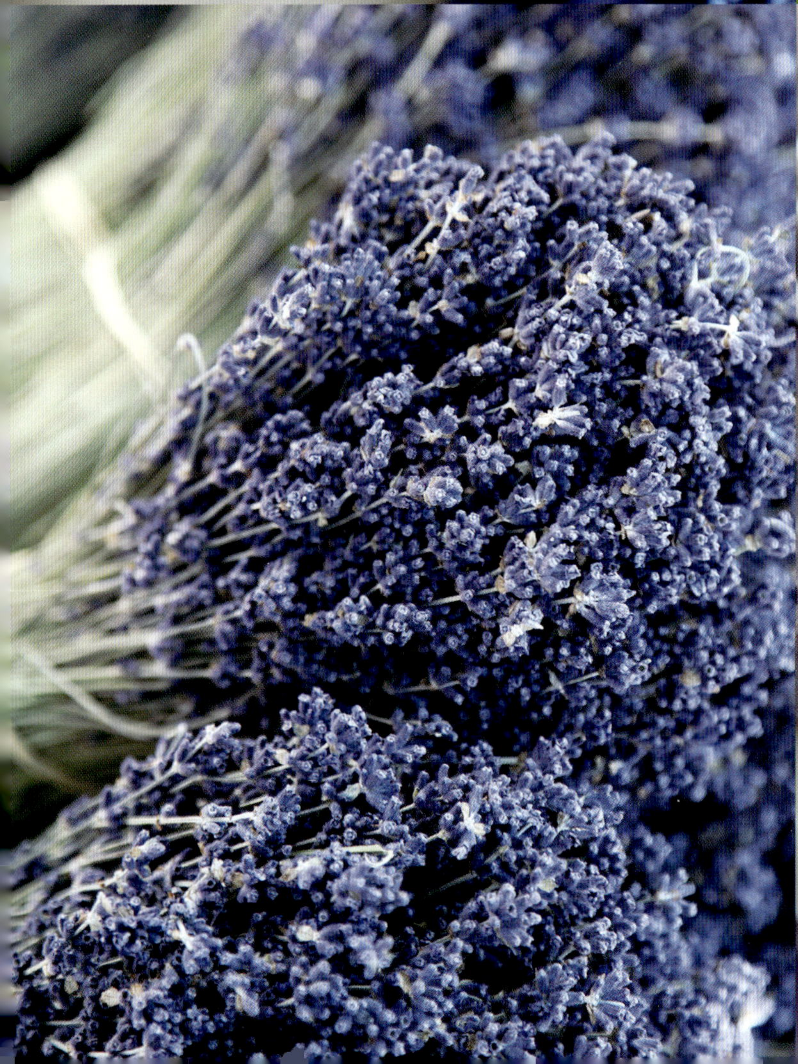
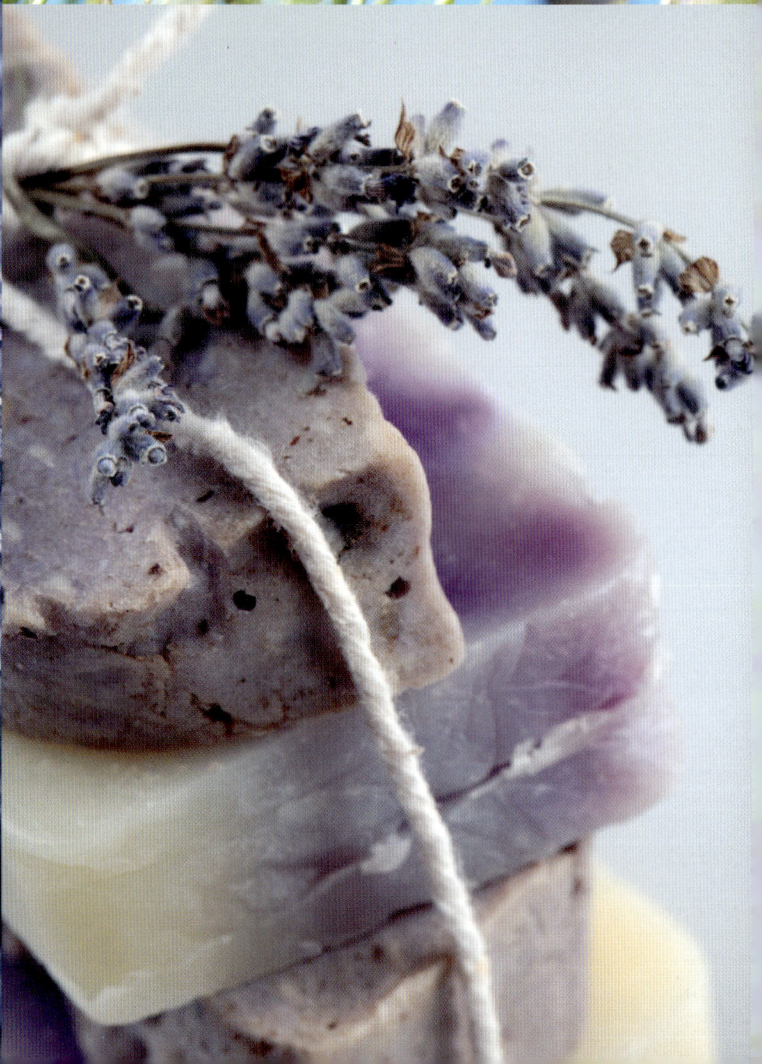

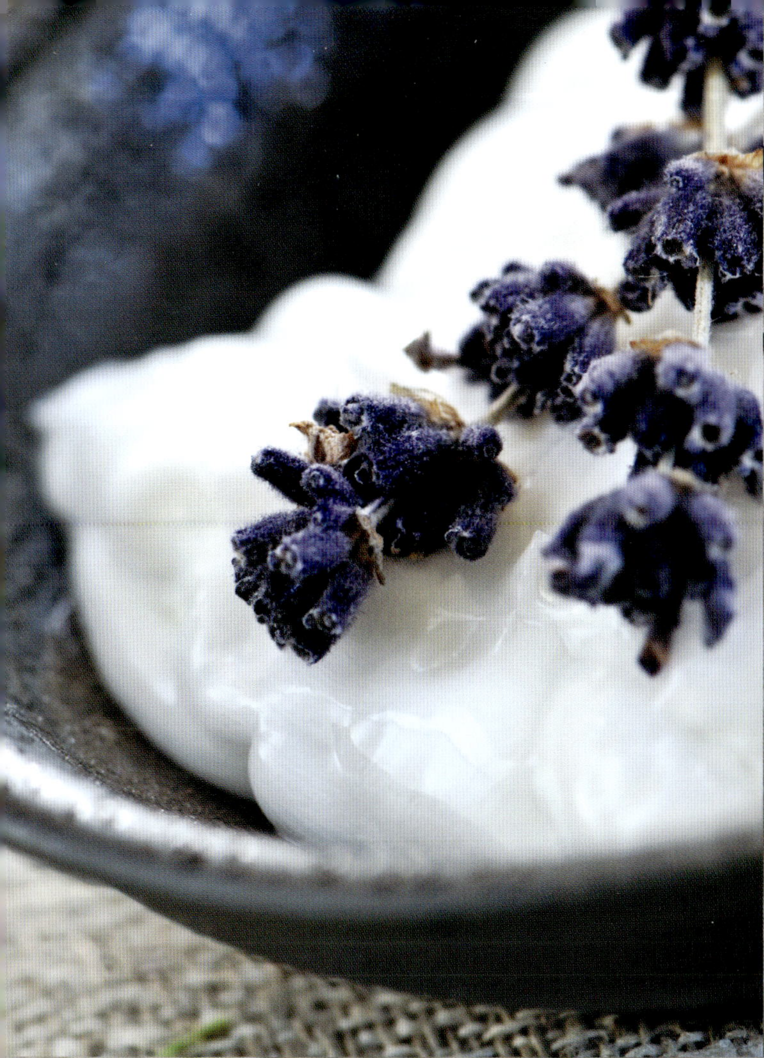
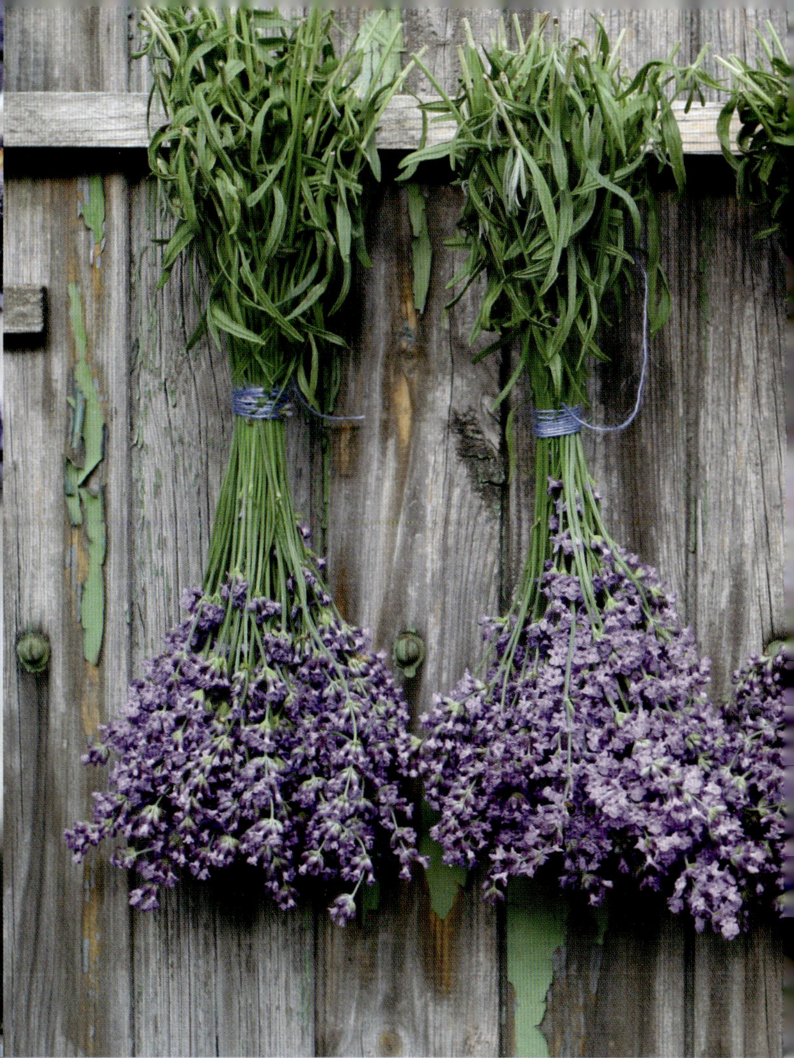
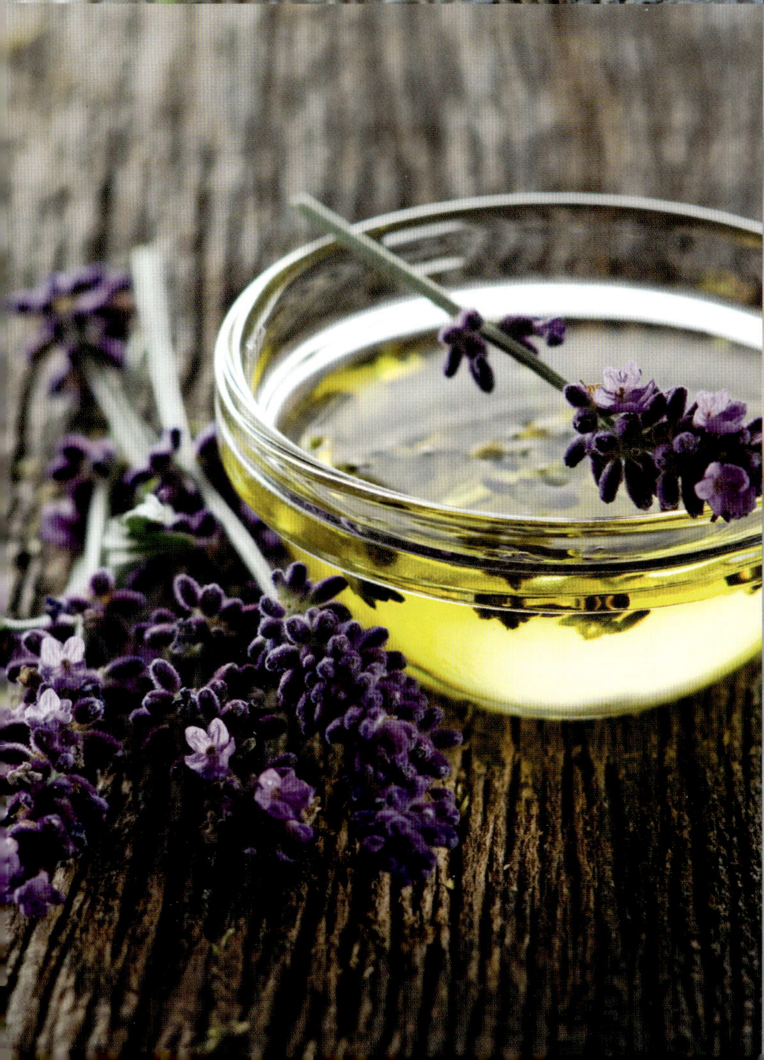
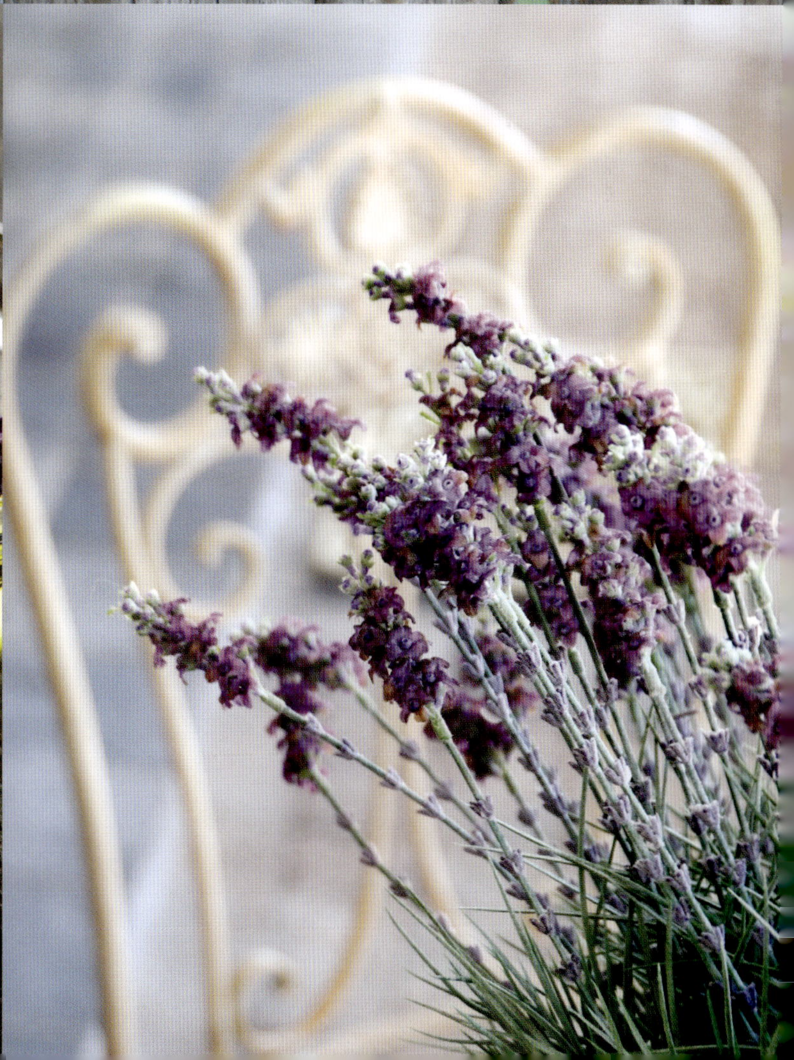

Lavendelblütenessenz der Kaiserin Elisabeth

INGREDIENZIEN
1 Tasse getrocknete Lavendelblüten
¼ l Alkohol
¼ l destilliertes Wasser

Die österreichische Kaiserin Elisabeth war für ihre Schönheit berühmt und bevorzugte neben der Veilchenessenz dieses Duftwässerchen mit Lavendel. Sie trug immer ein in Lavendelwasser getränktes Tüchlein in ihrer Kleidung versteckt.
Die Blüten in eine bauchige Flasche schichten, mit dem Alkohol übergießen, gut verschließen und bis zu vier Wochen an einem dunklen Ort ziehen lassen. Den Ansatz filtern und mit dem destillierten Wasser aufgießen. In dunkle Apothekerfläschchen gefüllt hält die Essenz einige Wochen und verbreitet ihren zarten Duft.
Das Lavendeltonikum wird statt mit destilliertem Wasser mit der gleichen Menge Hamameliswasser aufgegossen. Das Wasser wird durch Destillation aus dem Hamamelisstrauch gewonnen und hat eine widerstandsfördernde, wundheilende und straffende Wirkung. Besonders geeignet für jugendliche Problemhaut mit fettigen und großporigen Hautpartien und entzündeten Stellen.

Desodorierendes Lavendelöl

INGREDIENZIEN
½ Tasse Lavendelblüten
¼ Tasse Johanniskrautblüten
¼ Tasse Kornblumen
¼ l Olivenöl
¼ l Weißwein

Ein erfrischendes und desodorierendes Öl, das heiße Tage erträglicher macht. Einige Tropfen auf die Schläfen getupft machen den Kopf wieder frei. Ein paar Spritzer unter die Achselhöhlen desodorieren und erfrischen nachhaltig.
Die Blüten fein zerreiben, in ein verschließbares Glasgefäß schichten und mit Olivenöl und Weißwein begießen. Vier Tage ziehen lassen, im Wasserbad erhitzen, abkühlen lassen und filtern. In braune Apothekerfläschchen füllen und dunkel und gekühlt lagern, dann hält es sich auch einige Wochen.

Duftendes Fußbad

INGREDIENZIEN
1 Tasse getrocknete Lavendelblüten
1 l Apfelessig

Die desodorierende Wirkung des Lavendels kommt auch hier zu tragen und tritt den Kampf gegen unangenehme Gerüche an. Der Apfelessig erfrischt zudem und macht die Füße wieder streichelzart. Die Lavendelblüten in eine bauchige, verschließbare Flasche schichten, den Apfelessig aufgießen und an einem warmen Ort drei Wochen ziehen lassen. Filtern und in braunen Apothekerfläschchen aufbewahren. Eine Tasse Lavendelessig genügt für ein Fußbad.

Lavendeltee

Königin Elisabeth I. von England trank den Lavendeltee gegen ihre häufigen Migräneanfälle und auch in der heutigen Zeit wird wieder vermehrt auf dieses altbewährte Rezept zurückgegriffen.
Die Lavendelblüten mit dem heißen Wasser übergießen, 5 Minuten ziehen lassen und nach Belieben mit Honig gesüßt trinken.

INGREDIENZIEN
1 TL getrocknete Lavendelblüten
1 Tasse heißes Wasser

Lavendelessig gegen Verspannungen

Der fein duftende Lavendelessig ist ein bewährtes Hausmittelchen gegen stressbedingte Verspannungen. Das Einreiben der betroffenden Stellen mit dem Essig lindert die schmerzhaften Verkrampfungen und entspannt die Muskeln.
Die Lavendelblüten mit dem Weinessig und dem Weingeist übergießen, etwa eine Woche an einem warmen Ort ziehen lassen, filtern und in eine dunkle Flasche füllen. So hält er sich einige Tage und kann täglich aufgetragen seine Wirkung entfalten.

INGREDIENZIEN
1 Tasse Lavendelblüten
¼ l Weinessig
10 ml Weingeist

Beruhigendes Lavendelöl bei Sonnenbrand

Lavendelöl wurde übrigens während des Ersten Weltkriegs zur Wunddesinfektion genommen, unter anderem auch, um Verbrennungen zu heilen. In Kombination mir Jojobaöl beruhigt es sonnenverbrannte Haut und unterstützt den Heilungsprozess.
Die Öle miteinander vermischen und vorsichtig auf die betreffenden Stellen auftragen.
Mit Johanniskrautöl oder Mandelöl gemischt ist das Lavendelöl ein ganz wunderbares Massageöl gegen Verspannungen.
Als Einschlafhilfe wirkt das Lavendelöl wahre Wunder. Zu gleichen Teilen mit Kamillenöl und Mandarinenöl gemischt in die Duftlampe oder den Raumbefeuchter und schon wiegt man sich in Morpheus' Armen.

INGREDIENZIEN
5 Tropfen Lavendelöl
¼ Tasse Jojobaöl

Rosen

Die Königin unter den Blumen ist ein Symbol für die Liebe, umrangt von Legenden, lieblich duftend und wunderschön.
In der griechischen Mythologie wurde die Göttin der Liebe, Aphrodite, mit einem weißen Rosenstrauch aus dem Schaum des Meeres geboren. Die rote Farbe erhielt die Rose erst durch Aphrodites Ehebruch mit dem schönen Adonis. Aus Rache ließ ihr Ehemann Ares den Nebenbuhler töten. Auf dem Weg zum sterbenden Adonis trat Aphrodite in Rosendornen und färbte mit ihrem Blut die weißen Rosen rot.
Daher steht die weiße Rose für die Reinheit der Liebe, während rote Rosen Begierde und Leidenschaft symbolisieren.
Auch die Bibel hat die Rose in ihrer Geschichte eingefangen. Eva hat neben dem Apfel auch heimlich eine Rose aus dem Paradies geschmuggelt und sie so in unsere Gärten gebracht. Tatsächlich deuten Funde fossiler Rosenblätter darauf hin, dass es diese Blume schon vor 25 Millionen Jahren gab. Im Mittelalter fand sie dann ihren Weg in die Klöster und wurde dort als Heilpflanze angebaut. Man setzte sie hauptsächlich bei Durchfällen und Magenbeschwerden ein.
Albträume gehören der Vergangenheit an, denn der Duft von Rosen in einem Rosenkissen oder als Rosenöl auf dem Kopfkissen soll die schönsten Träume hervorrufen.

Reines, duftendes Rosenwasser

Ingredienzien
1 ½ Tassen frische duftende Rosenblätter
½ l destilliertes Wasser

Rosenblätter in eine feuerfeste Form schichten, mit dem Wasser aufgießen und einige Minuten leicht vor sich hin simmen lassen, nicht kochen! Über Nacht kann das Gebräu noch durchziehen, dann filtern und in kleinere Flaschen füllen. Es hält sich einige Wochen lang und kann als Duftessenz auf den Körper gesprüht werden, duftet aber auch ganz verführerisch auf der Wäsche oder als Tüchlein im Schrank.

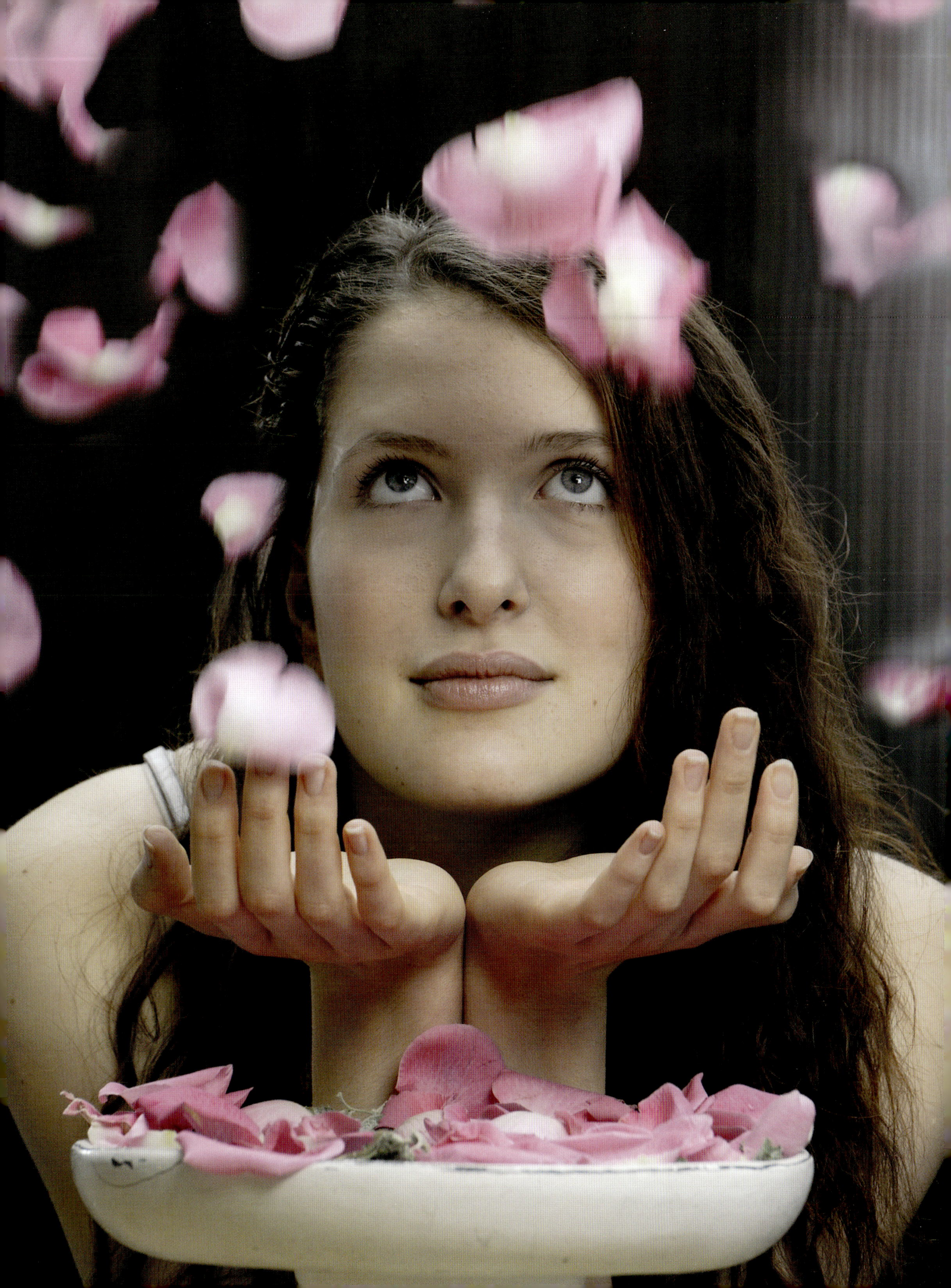

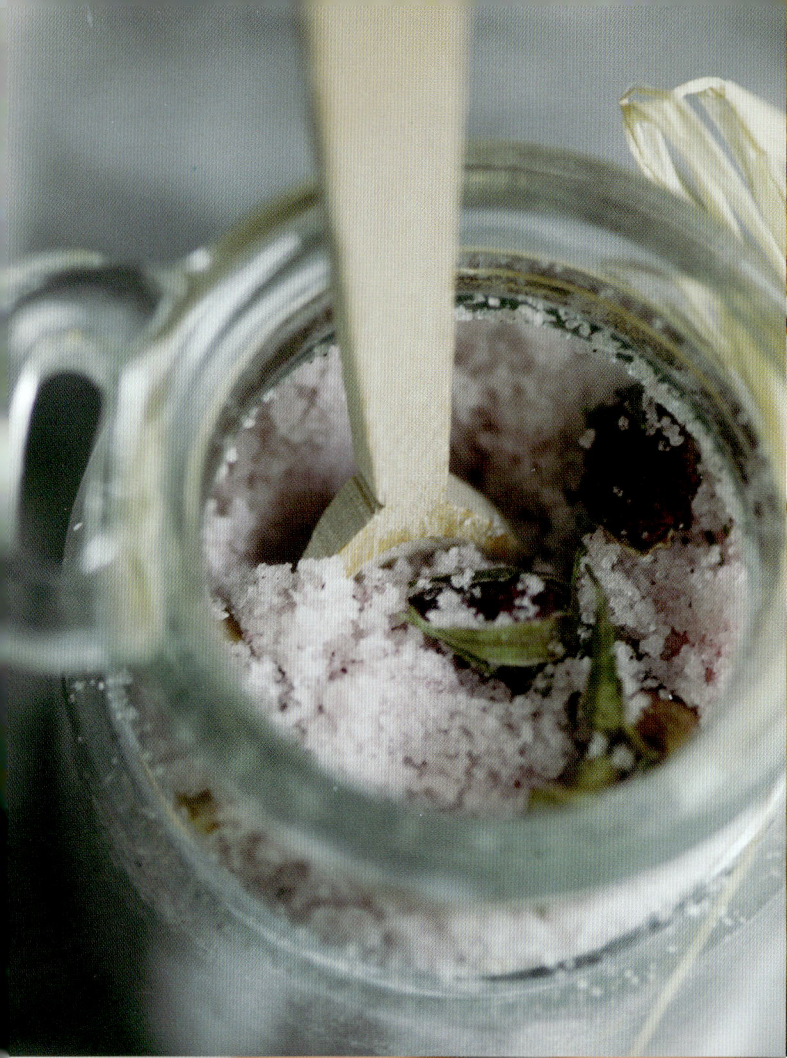
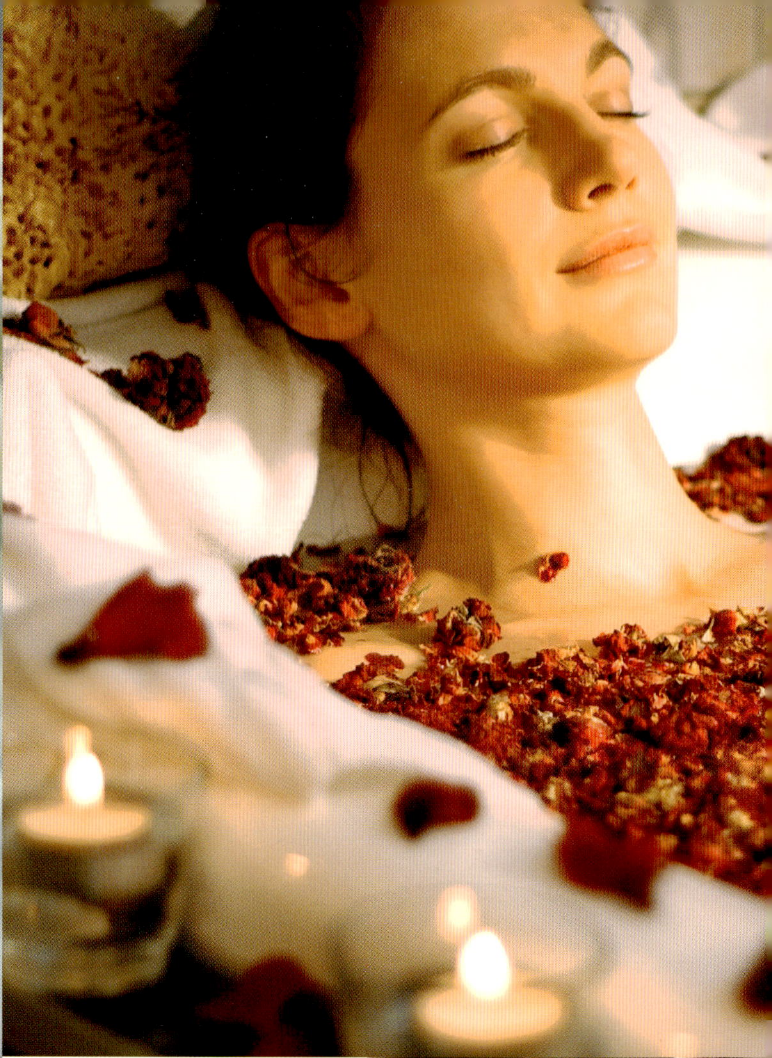
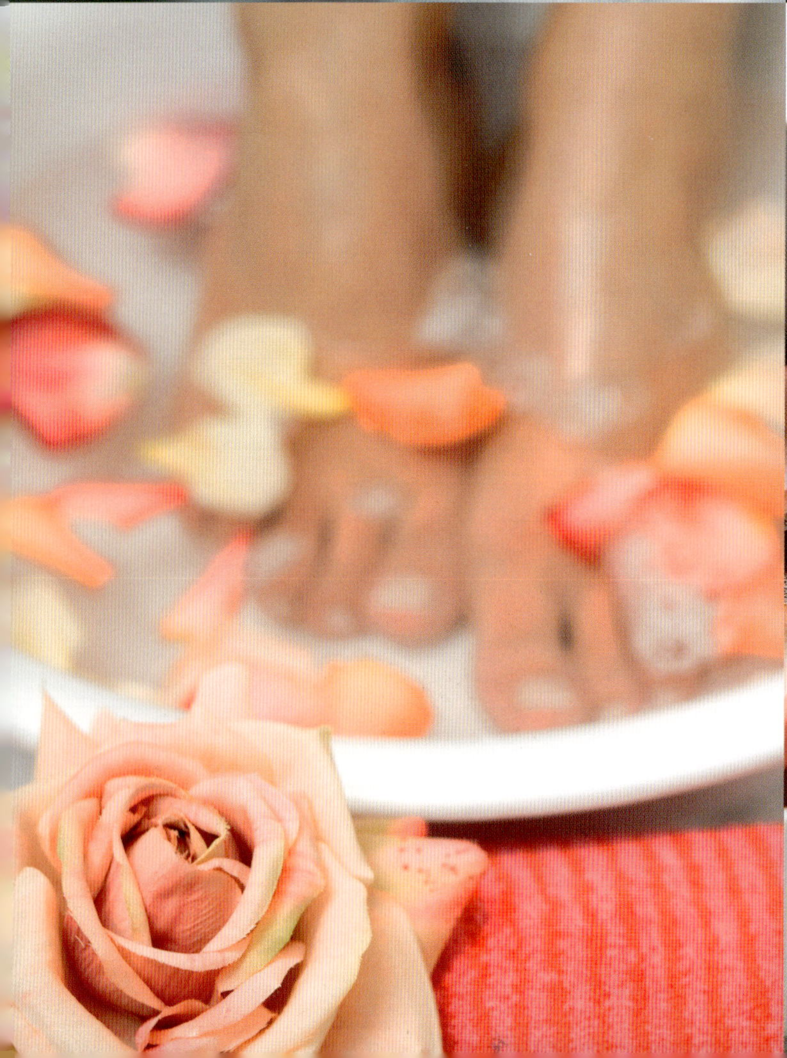
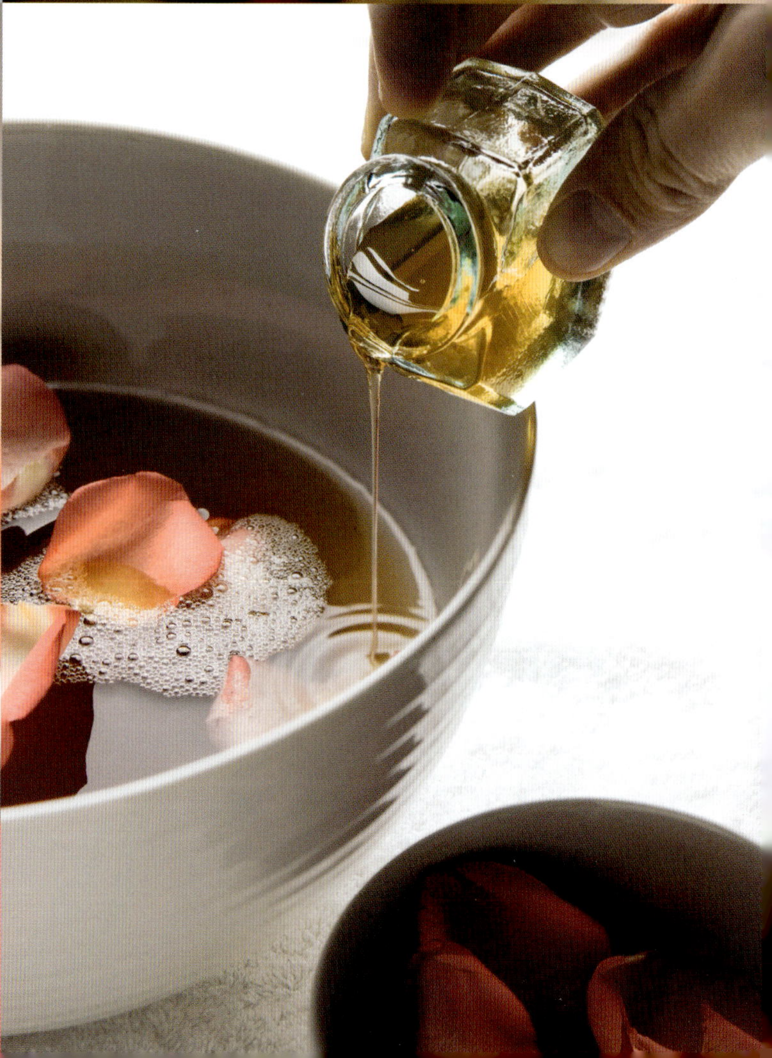

Rosenessig für zeitlos schöne Haut

Zwei französische Könige lagen der schönen Diane de Poitiers zu Füßen, die für ihren wunderbaren Teint berühmt war. Bis ins hohe Alter pflegte sie sich mit Rosenessig und soll zeitlos schön geblieben sein.
Die Rosenblätter in eine bauchige, gut verschließbare Flasche füllen und mit dem Apfelessig auffüllen. Zwei Tage ziehen lassen, filtern und mit dem destillierten Wasser aufgießen. In saubere, braune Apothekerfläschchen gefüllt hält sich der Rosenessig einige Zeit. Morgens und abends die Haut damit abreiben, das erfrischt und macht angeblich schön.

INGREDIENZIEN

1 Tasse frische, duftende Rosenblätter
¼ l Apfelessig
¼ l destilliertes Wasser

Rosen-Honigwasser für reife Haut

Die reife Haut braucht eine besonders intensive Pflege, aber auch dafür finden sich die Zutaten im Blumengarten.
Die Zutaten in einem Flakon miteinander vermischen und gut shaken, wie bei einem Cocktail.
Die Morgentoilette mit etwas Rosenwasser auf einem Wattebausch beginnen und damit Gesicht und Hals sanft abreiben. Das strafft die Haut und durchblutet sie.

INGREDIENZIEN

6 EL Rosenwasser, z. B. von „Grüne Erde“
6 EL Honig
¼ l Alkohol
1 EL Zitronensaft

Glättende Rosencreme

Die Rosenblätter in eine Schüssel schichten, mit dem erhitzten destillierten Wasser übergießen und zwei Stunden ziehen lassen. Nochmals erhitzen und filtern. Lanolin und Butter im Wasserbad schmelzen, das Rosenwasser portionsweise hinzufügen und noch warm in ein sauberes Porzellandöschen füllen. Kühl gestellt ist die Creme einige Wochen haltbar.

INGREDIENZIEN

1 Tasse frische, duftende Rosenblätter
⅛ l destilliertes Wasser
50 g Lanolin
2 EL frische Butter

Blütenbadesalz

Dieses Badesalz ist nicht nur optisch ein Genuss, sondern macht die Haut auch streichelweich. Die ätherischen Öle streicheln auch die Sinne und wirken beruhigend und ausgleichend.
Das Salz in einer Schüssel mit den ätherischen Ölen vermischen und die Blüten unterheben. In ein verschließbares Glas füllen und pro Anwendung 5–6 EL ins 36 °C warme Badewasser geben.

INGREDIENZIEN

100 g grobes Meersalz
3 EL getrocknete Rosenblätter
1 EL getrocknete Hibiskusblüten
1 EL getrocknete Lavendelblüten
1 EL getrocknete Ringelblumen
Je 2 Tropfen ätherische Öle von der Rose, der Grapefruit, Bergamotte, Lavendel und Rosenholz

Duftende Rosen-Haarspülung

INGREDIENZIEN
2 Tassen frische, duftende Rosenblätter
½ l destilliertes Wasser
1 TL Glyzerin
2 EL Honig

Strapaziertes, glanzloses Haar? Die Sonne hat ganze Arbeit geleistet und eine seidenweiche Mähne in Stroh verwandelt? Dann sollte man den Haaren eine besondere Pflege zukommen lassen und sie einige Zeit mit diesem duftenden Rosenwasser verwöhnen.
Die Rosenblätter mit dem destillierten Wasser aufkochen, abkühlen und über Nacht ziehen lassen. Filtern, Honig und Glyzerin dazugeben und gut schütteln. In braunen Apothekerfläschchen auch ein paar Tage haltbar.
Das Haar wie gewohnt waschen und ausspülen, dann die Spülung einmassieren und nicht ausspülen.

Rosenwasser gegen Unwohlsein

INGREDIENZIEN
⅛ l Rosenwasser
6 EL Orangenblütenwasser, z. B. von „Grüne Erde“
1/8 l Alkohol

Diese erfrischende Lotion hilft bei Unwohlsein und leichten Kopfschmerzen. Einige Tropfen auf den Nacken, die Schläfen und die Stirn und schon ist eine Erleichterung zu spühren.
Die Ingredienzien miteinander vermischen und in einer braunen Apothekerflasche aufbewahren. So hält es sich einige Wochen.

Rosiges Kräuterkissen

INGREDIENZIEN
1 Tasse getrocknete Rosenblätter
1 Tasse Pfefferminzblätter
4 zerstoßene Gewürznelken
2 Rosmarinzweige
2 Tropfen Patschuliöl
2 Tropfen Moschus
1 kleines Duftkissen

Albträume gehören der Vergangenheit an, jedenfalls solange des Nachts der Duft von Rosen die Nase umweht. Er ruft die schönsten Träume herbei und garantiert eine angenehme Nachtruhe. Zusammen mit den anderen Gewürzen vertreibt er jede Melancholie und das für ein ganzes Jahr, denn dann verliert sich der Duft und das Kissen muss ausgetauscht werden.
Die Kräuter ins Kissen füllen, die Öle auf einen Wattebausch träufeln und diesen ebenfalls in das Kissen geben.

Räucherwerk für Liebesstunden

INGREDIENZIEN
5 EL Rosenwasser, z. B. von „Grüne Erde“
20 Gewürznelken

Ein kleines Hexenwerk für alle, die sich eine hinreißende Liebesnacht wünschen. Ein Rezept für ein Räucherwerk, das den Räumen eine erotische Atmosphäre verleiht.
Die Gewürznelken in einer Kaffeemühle pulverisieren und mit dem Rosenwasser vermischen. Eine Pfanne erhitzen und ein wenig von der Mischung hineingeben. Durch die betreffenden Räume laufen und die Pfanne schwenken. Die Pfanne wiederum erhitzen und die nächste Portion verdampfen lassen, bis alle Räume „erotisiert“ sind. Und dann viel Spaß!

Betörendes Potpourri

Blütenblätter und Knospen von rötlichen Rosen sind geruchsintensiver, als die der weißen oder gelben Sorten. Zudem sehen sie getrocknet attraktiver aus, als die hellen Sorten, die einen unschönen Braunton annehmen können. Der Duft des Lavendel wirkt beruhigend, die Veilchenwurzel duftet auch veilchenartig und dient als Fixiermittel. Die Blüten können getrocknet oder frisch verwendet werden. Einfach in eine dekorative Schale schichten, mit dem Öl beträufeln und mit den Gewürzen mischen. Die getrocknete Variante kann auch in ein Leinensäckchen eingenäht werden und als Duftspender im Bad oder im Wäscheschrank einen angenehmen, beruhigenden Geruch versprühen.

Ingredienzien

- 4 Tassen duftende Rosenblütenblätter
- 1 Tasse Rosenknospen
- 1 Tasse Lavendelblüten
- ½ Tasse gemahlene Veilchenwurzel
- 1 EL gemahlener Piment
- 1 EL gemahlener Zimt
- 1 EL gemahlene Muskatnuss
- ½ EL gemahlene Gewürznelken
- 5 Tropfen Rosenöl

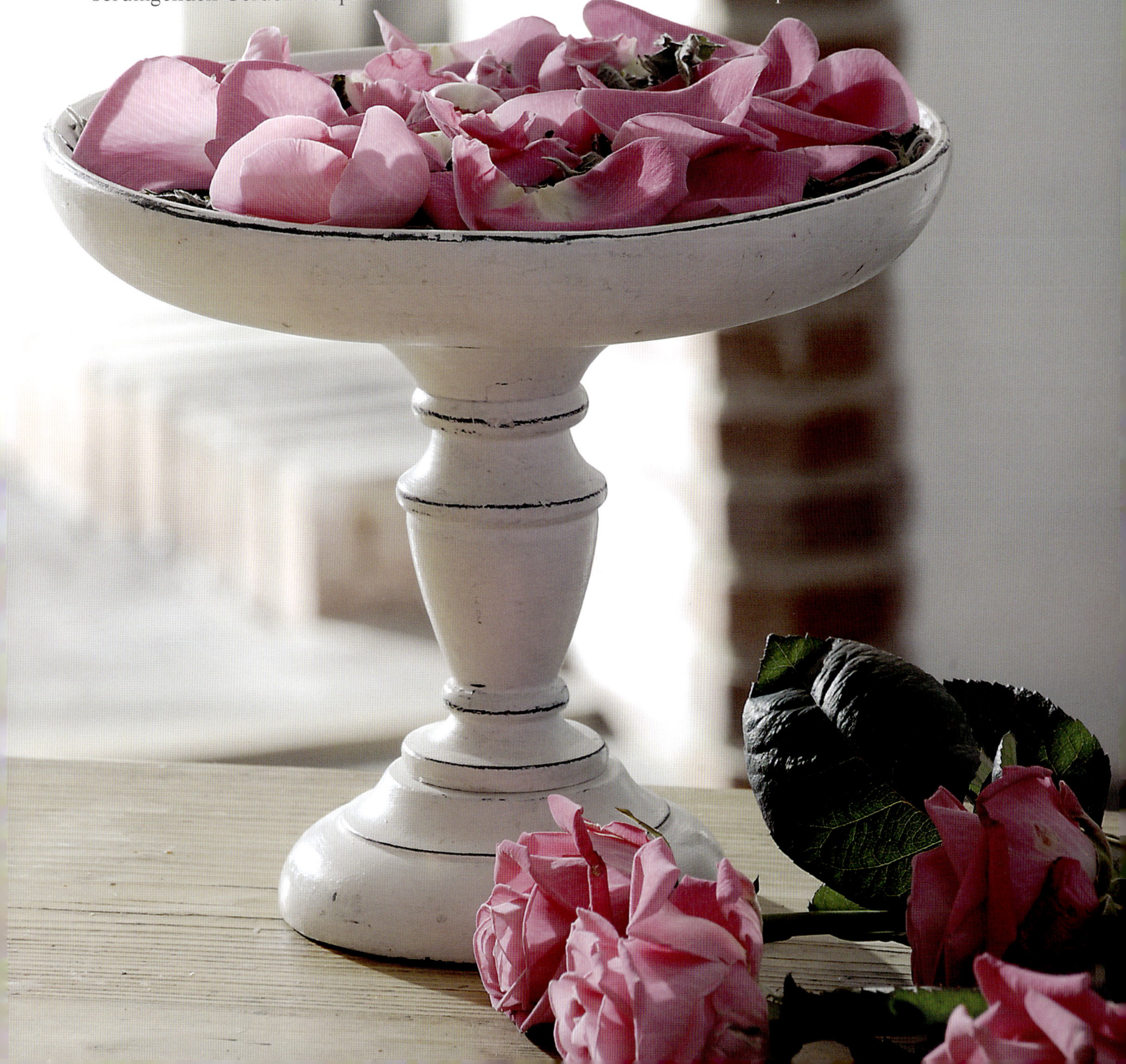

Veilchen

INHALTSSTOFFE
Saponine, Jonon, ätherische Öle, organische Säuren, Salicylsäure in den Blüten, das Alkaloid Odoratin und viel Vitamin C in den Blättern

Das liebliche Dufteilchen (*viola odorata*) ist vor allem wegen seines süßen Duftes bekannt und beliebt. Die zierliche Pflanze erreicht nur eine Höhe von 5 bis 10 cm und im zeitigen Frühjahr erscheinen die kleinen, violetten Blüten. Schon Hippokrates wusste um die Heilkraft des Veilchens. Ob bei Erkrankungen der Atemwege, wie Bronchitis, Reizhusten, oder grippalen Infekten, das Veilchen schafft Linderung.

Auch bei Rheuma und Gicht, Nieren- oder Blasenentzündungen, Kopfschmerzen, Schlaflosigkeit, Müdigkeit und Nervosität kann die kleine hübsche Blüte helfend eingreifen. Sie wirkt abschwellend, antibakteriell, beruhigend, blutreinigend, durchblutungsfördernd, entzündungshemmend, krampflösend, schleimlösend und schweißtreibend. Äußerlich angewendet kann es in Salben oder Cremes Ekzemen, Pickeln oder schuppiger Haut zu Leibe rücken.

Sehr angenehm sind auch Bäder mit Veilchenblüten oder Veilchenöl, die im Zusammenspiel mit anderen Blüten und Kräutern nicht nur die Haut, sondern auch die Nase mit ihrem Duft erfreuen. Die kleine Blüte ist von jeher eine der beliebtesten essbaren Blumen. Seit dem 17. Jahrhundert wird sie kandiert zum Verzieren von Kuchen oder als Nascherei verwendet.

Die frischen Blüten und die Vitamin-C-haltigen Blätter findet man gerne in Kräutersalaten.

Pflegendes Veilchen-Ölbad

INGREDIENZIEN
5 EL Jojobaöl, z. B. von „Grüne Erde“
2,5 ml Lecithin als Emulgator
3 EL Lavendelöl
½ Tasse getrocknete Veilchenblüten

Gerade leicht gereizte, irritierte Haut freut sich über ein pflegendes Veilchenbad und auch die reife Haut nimmt die Extraportion Pflege mit Dankbarkeit an.

Die Öle und Fette in einer gut verschließbaren Flasche vermischen und wie bei einem Cocktail gut durchschütteln. Die Veilchenblüten hinzufügen und einige Zeit ziehen lassen. Einige Tropfen ins 36 °C warme Badewasser geben und genießen. Der Genuss kann noch gesteigert werden, wenn man dem Bad einen luxuriösen Touch verleiht. Mit ¼ l Milch oder Sahne wird daraus ein wahrhaft königliches Vergnügen.

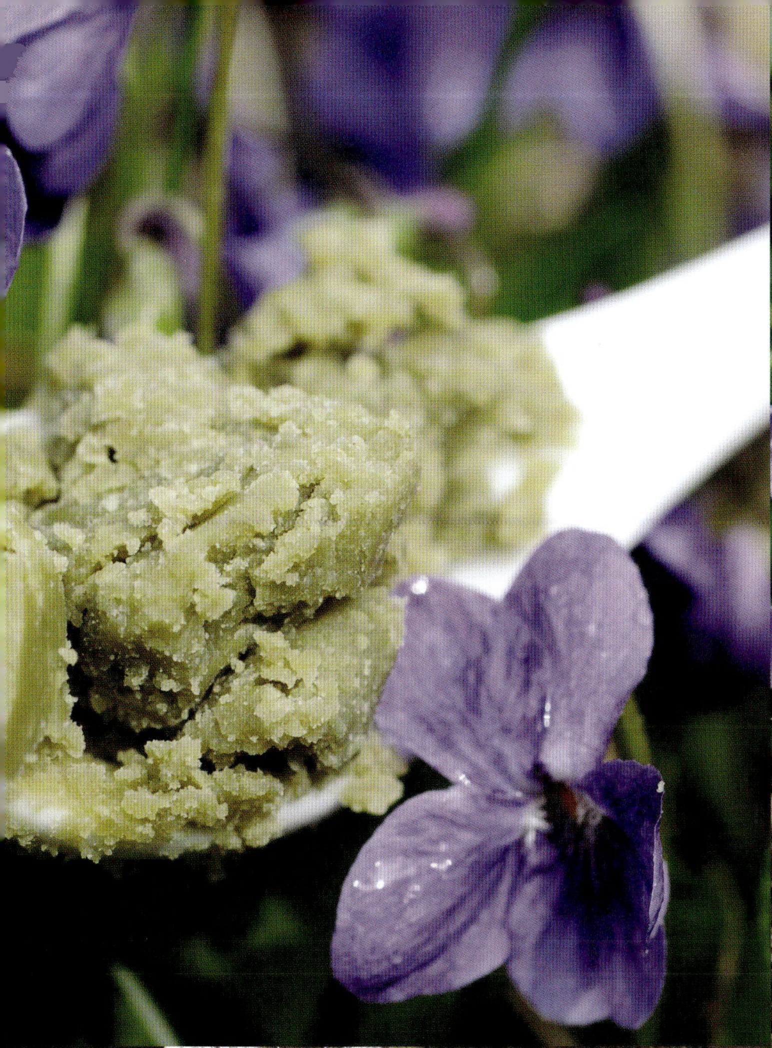
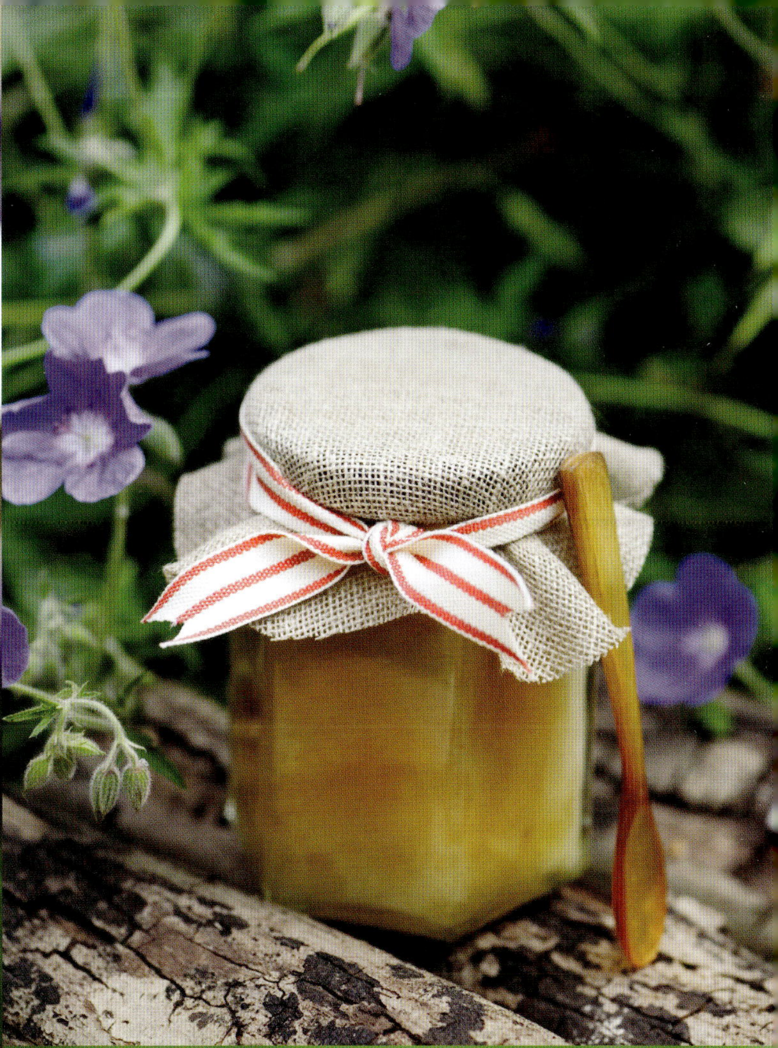
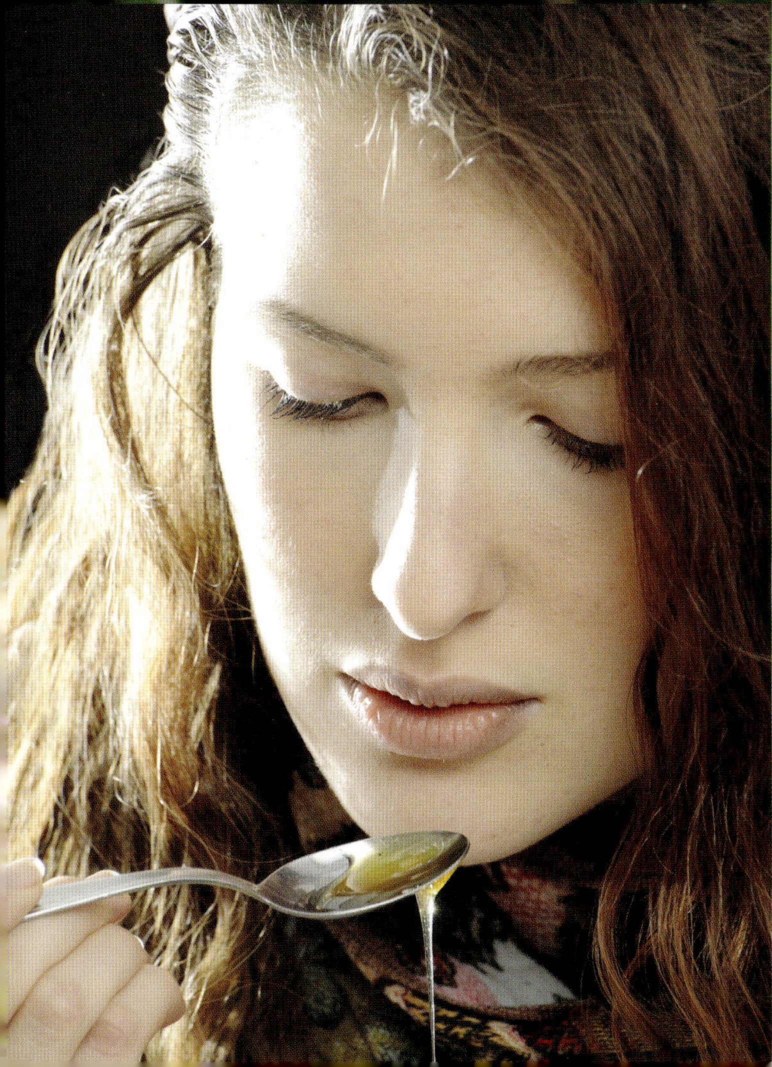
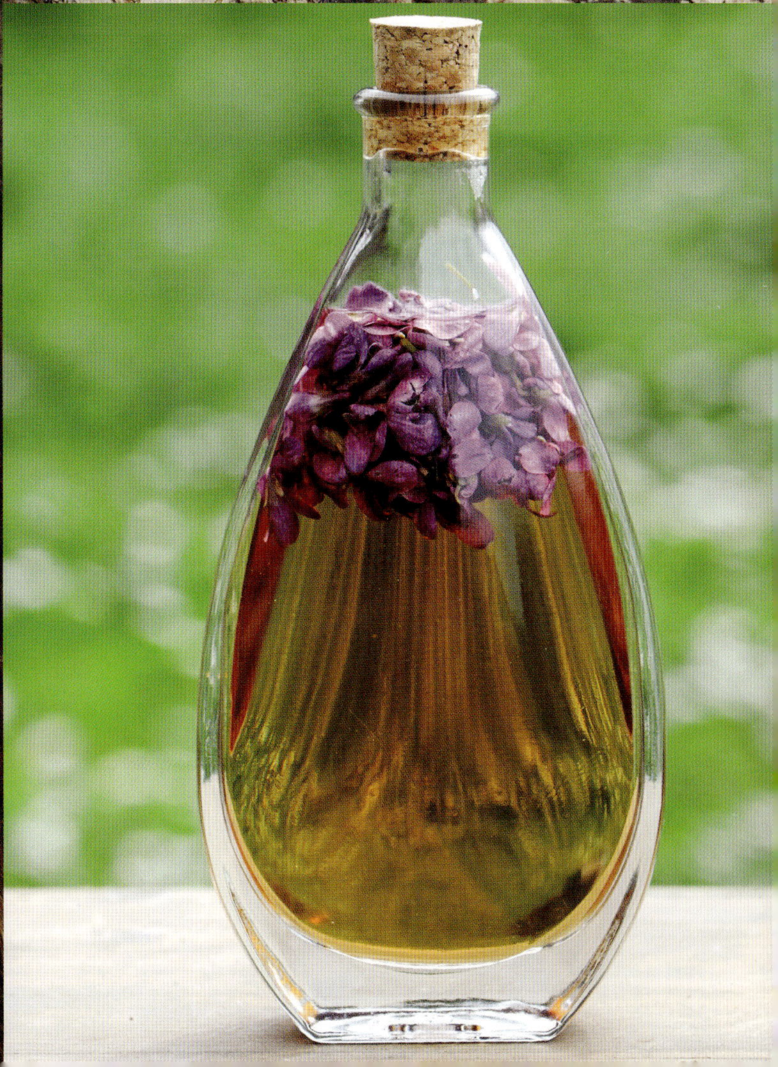

Veilchenbad für zwei

INGREDIENZIEN
1 Tasse Duftveilchen
1 Tasse Rosenblätter
1 Tasse Jasminblüten
1 Tasse Holunderblüten
2 Tropfen Hyazinthöl
2 Tropfen Veilchenöl
1 l heißes Wasser

Viola Odorata, das Märzveilchen, ist eine der ersten Frühlingsblüten, die im zeitigen Frühjahr blühen. Zusammen mit den ersten Rosenblüten und mit Jasmin wird ein ganz besonderes Liebesbad daraus.
Die getrockneten oder frischen Blüten wie einen Tee mit dem Wasser überbrühen und mindestens 10 Minuten ziehen lassen. Den Sud filtern und mit den Ölen mischen. In ein braunes Apothekerfläschchen füllen, denn die Essenz reicht für etwa 3 Bäder. Ungefähr ⅓ in das 36 °C warme Badewasser füllen und dann am besten zu zweit genießen.

Duftlampenöl zur Luftreinigung

INGREDIENZIEN
5 Tropfen Veilchenöl
3 Tropfen Zimtöl
3 Tropfen Zedernöl
¼ Tasse Wasser

Dies ist ein sehr altes Rezept, denn schon die alten Griechen wussten, wie man nicht nur die Luft verbessert, sondern auch noch gleichzeitig die Lust steigert.
Die Öle und das Wasser zusammen in die Duftlampe füllen, die Lampe anzünden und dann abwarten was passiert.

Blaues Veilchen-Ölbad

INGREDIENZIEN
1 Tasse getrocknete Veilchenblüten
5 Tropfen Veilchenöl
2 Tropfen Lavendelöl
2 Tropfen Rosmarinöl
1 Tasse Jojobaöl
1 Tasse Mandelöl
½ Tasse Lecithin (Emulgator)

Das ölige Verwöhnbad meint es nicht nur mit der Haut gut, auch die Sinne werden angeregt, denn der Duft nach Veilchen und Lavendel ist betörend. Noch ein bisschen luxuriöser wird das Bad unter Zutat von Sahne oder Milch und einem TL Honig.

Die Öle und das Lecithin mischen und so lange schütteln, bis sie sich vermischt haben. Die Veilchenblüten hinzufügen und pro Bad etwa 4 bis 5 EL ins 36 °C warme Badewasser geben. Eine streichelzarte Haut ist Ihnen sicher.

Veilchenblütentee

INGREDIENZIEN
¼ Tasse Blüten des Märzveilchens
2 EL Honig
½ l Wasser

Der hellblaue Tee ist mit etwas Honig gewürzt ein natürliches Heilmittel bei Erkältungen und Husten.
Die Blüten mit heißem Wasser übergießen, 10 Minuten ziehen lassen, filtern und mit dem Honig süßen. Ungesüßt kann der Tee auch zum Gurgeln verwendet werden.

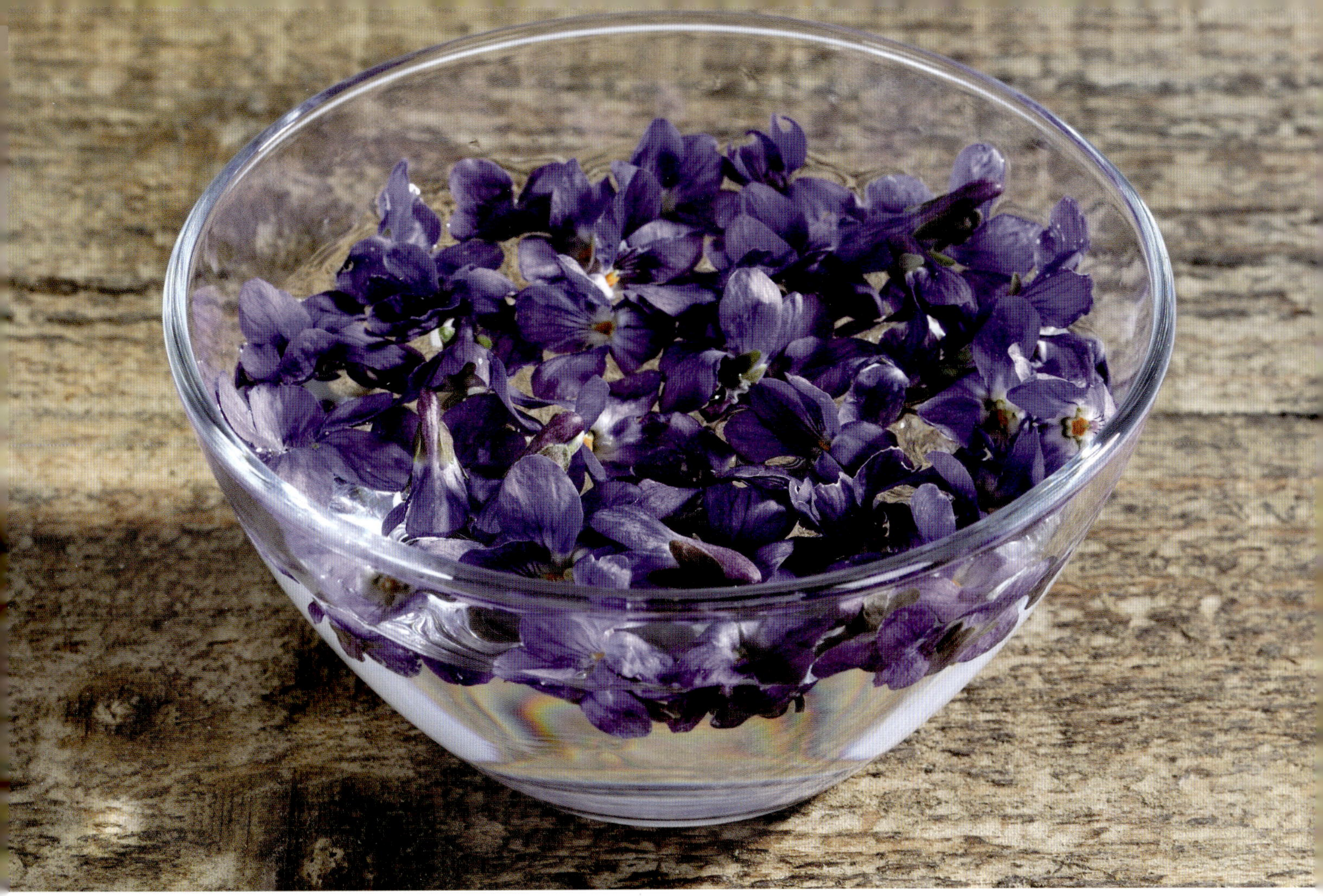

Veilchensirup gegen Husten

Ein ganz natürliches Mittel gegen Husten, denn die Inhaltsstoffe des Veilchens wirken schleimlösend. So schmeckt der Veilchensirup nicht nur gut, er lindert auch den Hustenreiz.
Zwei Tassen Veilchenblüten mit ½ l Wasser aufkochen, 24 Stunden ziehen lassen, filtern und die Flüssigkeit auffüllen, sodass wieder ½ l vorhanden ist. Mit 2 Tassen frischer Veilchen aufkochen, wieder 24 Stunden ziehen lassen, filtern und mit dem Zucker und dem Zitronensaft so lange einkochen, bis ein zähflüssiger Sirup entsteht. Es ist nun nur noch etwa ⅓ der Flüssigkeit vorhanden. Noch heiß in saubere Flaschen füllen und teelöffelweise verabreichen.

INGREDIENZIEN
4 Tassen Veilchenblüten
etwa 1 l Wasser
500 g Zucker
Saft einer Zitrone

Ringelblume

Inhaltsstoffe
Flavonoide, wie Quercitrin, Isorhamnetinglycoside, Carotinoide, ätherische Öle, Cadinol und Jonon, Fettsäuren wie die seltene Calendulasäure

Die Ringelblume ist neben der Margarite die klassische Blume für die Frage: „Er liebt mich, er liebt mich nicht!" Das Abpflücken der Blume soll allerdings ein Gewitter heraufbeschwören, so man dem alten Aberglauben traut. Mithilfe der Ringelblume konnte der Bauer das Wetter voraussagen, denn waren die Blütenkelche zwischen 6 und 7 Uhr in der Früh bereits geöffnet, so wurde es ein schöner, sonniger Tag, waren sie geschlossen, musste man mit Regen rechnen.

Die hübsche gelbe Blume wächst fast überall, sogar auf Schuttplätzen, an Wegrändern und nicht zuletzt im Garten. Ihre Heilwirkung ist legendär. Sie kann sicher keine Wunder bewirken, aber bei schlecht heilenden Wunden gibt es fast kein besseres Mittel als die Ringelblume. Ob als Salbe oder Tinktur, auch Hildegard von Bingen war von der Heilkraft der Pflanze beeindruckt.

Pharmazeutisch werden die getrockneten oder frischen Blütenkörbchen verwendet, denn die Inhaltsstoffe wirken entzündungshemmend und fördern bei Verletzungen die Bildung von Granulationsgewebe und somit die Wundheilung. Ringelblumensalbe oder -tinktur ist das Mittel der Wahl bei Hautentzündungen, schlecht heilenden Wunden, Quetschungen, Furunkeln und Ausschlägen, aber auch bei Akne und gereizter und geröteter Haut. Allergische Reaktionen sind äußerst selten, was sie in der Anwendung noch begehrter macht.

In der Lebensmittelindustrie wird die Ringelblume aufgrund ihres gelben Farbstoffes als natürlicher Lebensmittelfarbstoff eingesetzt, vor allem bei Butter und Käse. Doch schon im ausgehenden Mittelalter wusste man um ihre intensive Färbekunst, denn die reichen Damen der Gesellschaft färbten sich mit in Lauge gesottenem Ringelblumensud die Haare blond, oder eher gelb.

Belebendes Hauttonikum

Ingredienzien
½ Tasse Ringelblumenblüten
½ Tasse Gänseblümchen
½ Tasse Stiefmütterchenkraut
1 Tasse heißes Wasser

Der Garten ist im Sommer angefüllt mit den wunderbarsten Blüten, die man ernten und trocknen kann. Für dieses Tonikum nimmt man die schönen gelben Ringelblumen, die Gänseblümchen, die sich auf jeder Wiese wiederfinden, und das Kraut der Stiefmütterchen. Das Tonikum lindert Irritationen der Haut und unterstützt sogar die Heilung von Hautausschlägen.

Einen TL des gemischten Krauts mit dem heißen Wasser übergießen. 5 Minuten ziehen lassen und den abgekühlten Tee als Tonikum mit einem Wattebausch auf die Haut auftragen.

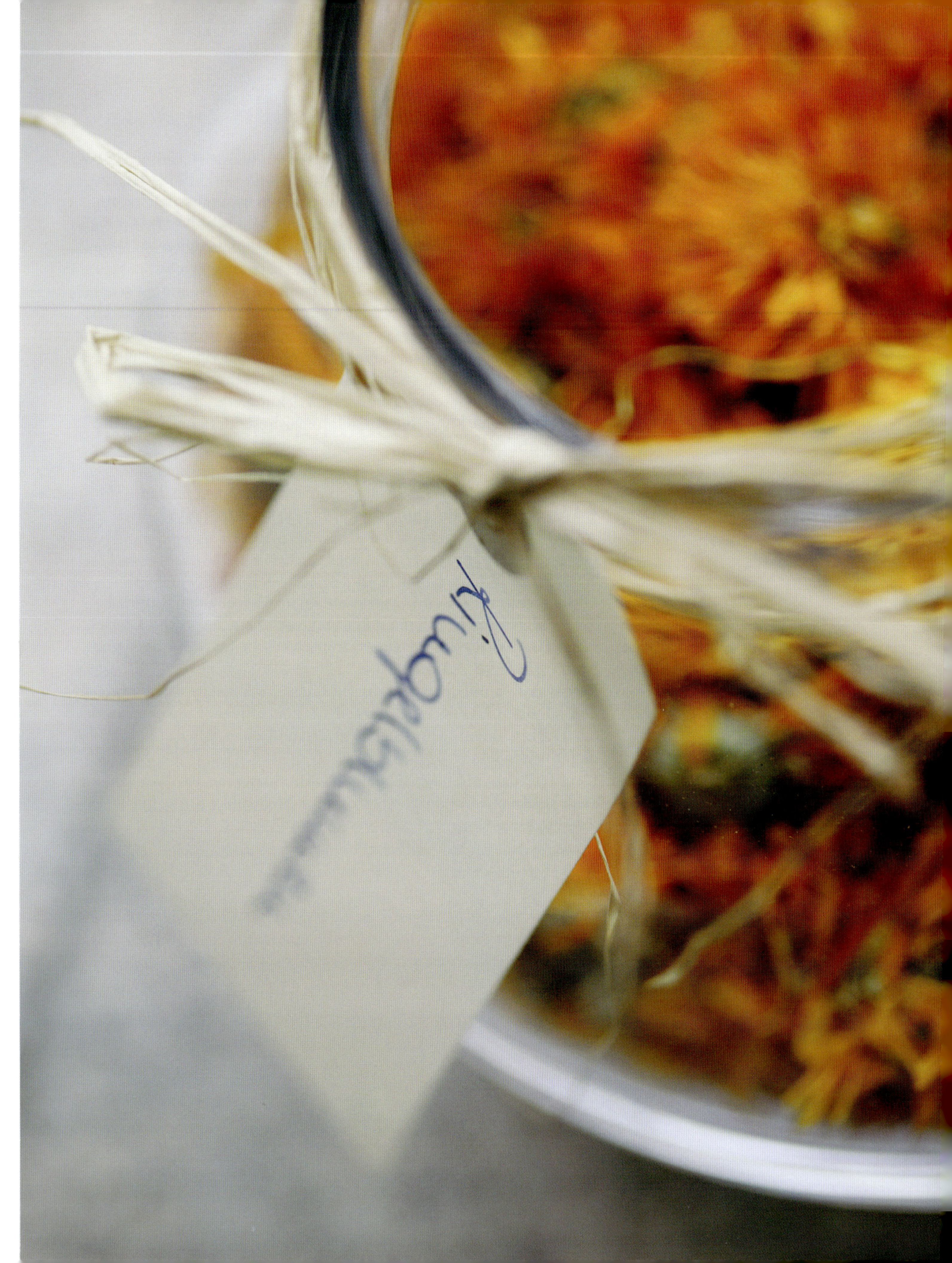

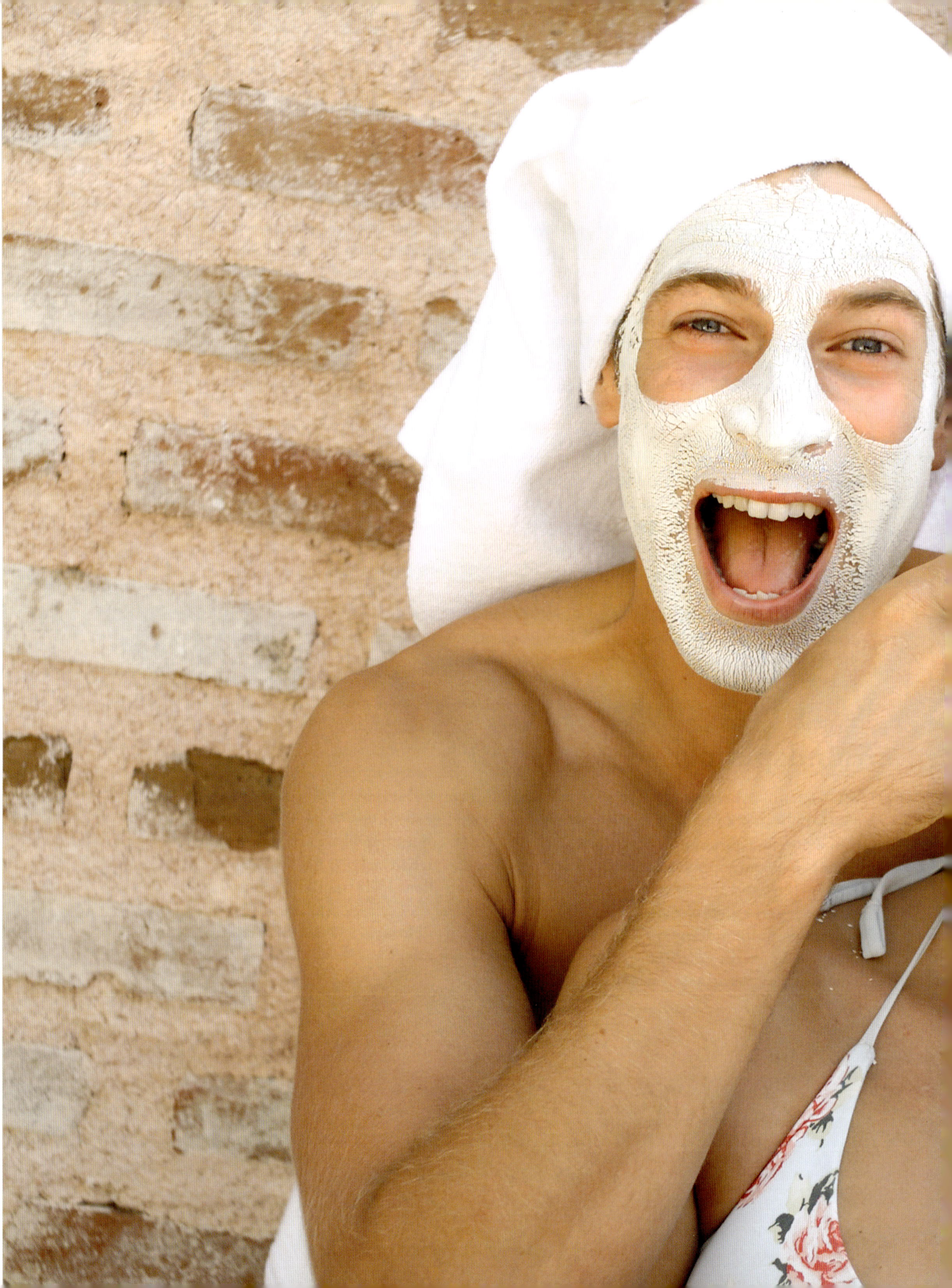

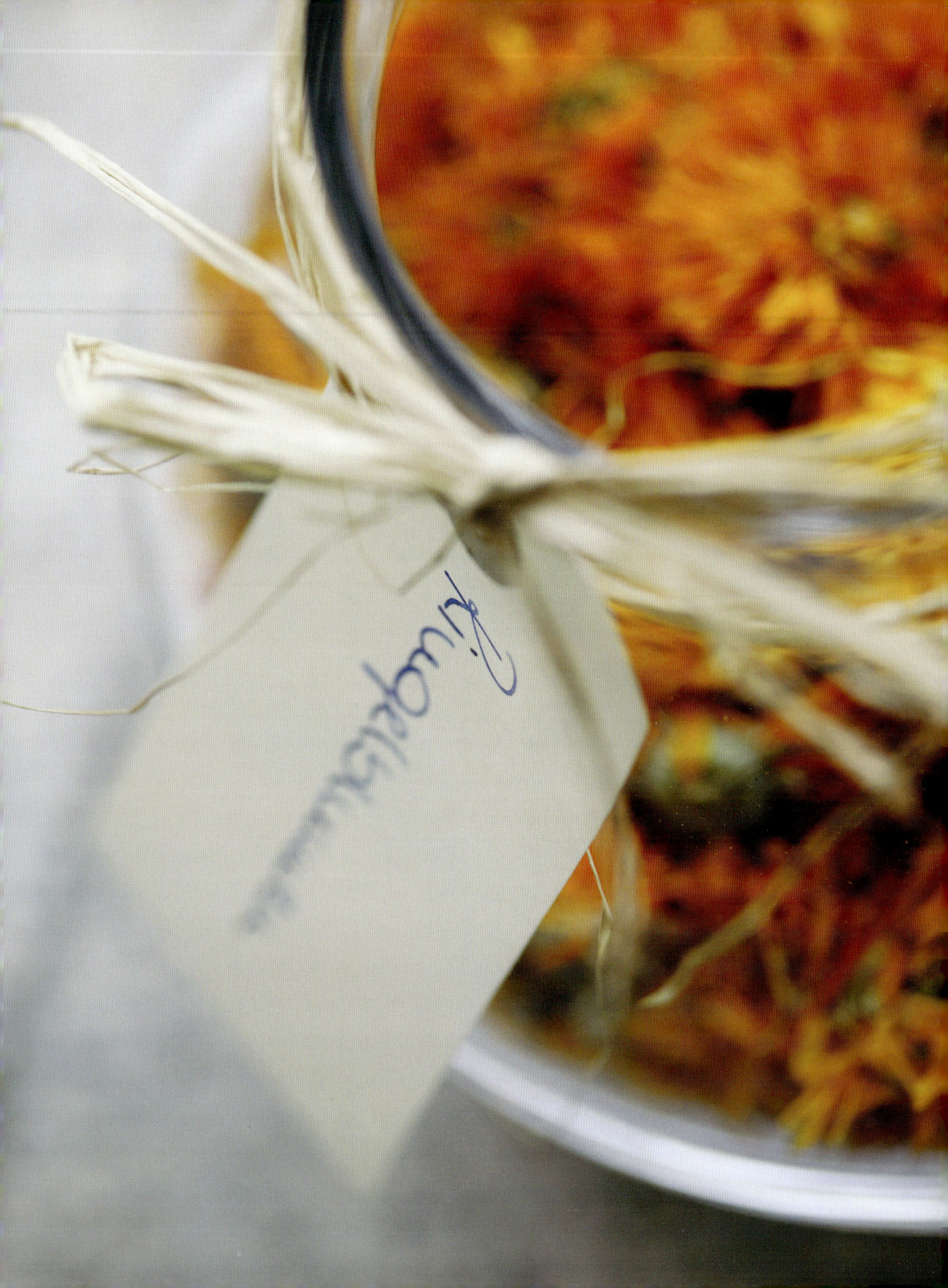

Ringelblumen-Seifebälle

INGREDIENZIEN
200 g Grundseife
2 EL Stärkemehl
5 Tropfen ätherisches Öl
1 EL zerkleinerte Ringelblumenblüten
2-3 Tropfen Wasser

Die reinigende Wirkung von Seife basiert auf einer chemischen Reaktion. Der Grundstoff für die Zubereitung sind Öle und Fette. Gerade selbst hergestellte Seifen haben ihren besonderen Charme. Da es aber nicht jedermanns Sache ist, mit Schutzbrille und Gummihandschuhen in einem gut gelüfteten Raum Chemiker zu spielen, wurde hier auf eine käufliche Grundseife ausgewichen.
Die Grundseife raspeln und gründlich mit dem Stärkemehl vermischen. Das ätherische Öl, Wasser und die Ringelblüten hinzufügen und mit den Händen kneten. Die Masse lässt sich hervorragend formen. Je nach Lust und Laune kann man auch eine Sisalschnur mit einarbeiten und hat so eine dekorative Duschseife, die auch als selbstgemachtes Geschenk eine tolle Wirkung erzielt.
Die heilende Wirkung der Ringelblume, besonders bei Akne, tut hier ihr übriges.

Heilende Ringelblumencreme gegen Akne

INGREDIENZIEN
1 Tasse Ringelblumenblüten
5 EL destilliertes Wasser
40 g Doritin (Cremegrundlage aus der Apotheke)
2 EL Olivenöl

Die heilende und entzündungshemmende Wirkung der Ringelblume ist allgemein bekannt und bringt vor allem bei Akne Linderung. Hier wurde sie zu einer Creme verarbeitet, die pflegt und beim Abheilen der Akne hilft.
Das Wasser aufkochen und die Blüten wie bei einem Tee übergießen, erkalten lassen und filtern. Mit dem Olivenöl mischen und das Doritin hinzufügen. In ein Porzellandöschen füllen. Die Akne damit behandeln.
Den Tee, der im ersten Arbeitsschritt entstanden ist, kann man auch als Kompresse auf die betroffenen Stellen legen, das beruhigt die gestresste Haut.

Klassische Ringelblumensalbe

Die berühmte Ringelblumensalbe ist ein Alleskönner. Egal ob raue, spröde Haut, rissige Hände oder Wunden, die Ringelblumensalbe schafft immer Abhilfe.
Die Fette und Öle in einem Wasserbad schmelzen lassen, das Vitamin-E-Acetat hinzufügen, wenn die Fette etwas abgekühlt sind. Es verhindert, dass das Öl ranzig wird. Die Fettphase nochmals erhitzen und die Ringelblumen hinzufügen. Wenn das Fett aufgeschäumt ist, vom Herd nehmen und erkalten lassen. Einige Tage durchziehen lassen, dann nochmals erwärmen und durch ein Leinentuch filtern. In eine verschließbare Cremedose füllen.

Ingredienzien
2 Tassen Ringelblumenblüten
¼ l Olivenöl
50 g Bienenwachs
50 g Sheabutter
5 Tropfen Vitamin-E-Acetat

Einfache Ringelblumensalbe

Die einfache Ringelblumensalbe ist schnell hergestellt und sehr hilfreich bei kleinen Wunden und trockener, entzündeter Haut, denn sie wirkt antiseptisch und dadurch entzündungshemmend.
Die Ringelblumen mit dem kalten Wasser aufsetzen und einkochen lassen, bis nur noch eine ganz geringe Menge an Feuchtigkeit vorhanden ist. Vorsicht, die Blumen nicht anbrennen lassen. Das Lanolin hinzugeben, abkühlen lassen und durch ein Leinentuch pressen. In ein gut verschließbares Cremedöschen füllen.

Ingredienzien
1 Tasse frische Ringelblumen
2 Tassen kaltes Wasser
250 g Lanolin

Ringelblütentinktur als Mundspülung

Die entzündungshemmende Wirkung der Ringelblume in Zusammenspiel mit den anderen Kräutern macht auch hier Furore. Die Kräuter in ein Schraubglas schichten und mit dem Wodka übergießen. An einem sonnigen, warmen Platz vier Wochen ziehen lassen. Anschließend filtern und in eine dunkle Flasche füllen. Hält sich so gelagert einige Wochen.
Bei eitrigen Entzündungen bietet sich eine reine Ringelblumentinktur an. Dazu die entsprechende Menge Ringelblumen verwenden, ansonsten verarbeiten wie oben beschrieben.

Ingredienzien
5 EL Ringelblüten
2 EL Kamillenblüten
2 EL Schafgarbe
2 EL Thymian
5 EL Beinwellwurzel
2 Tassen Wodka

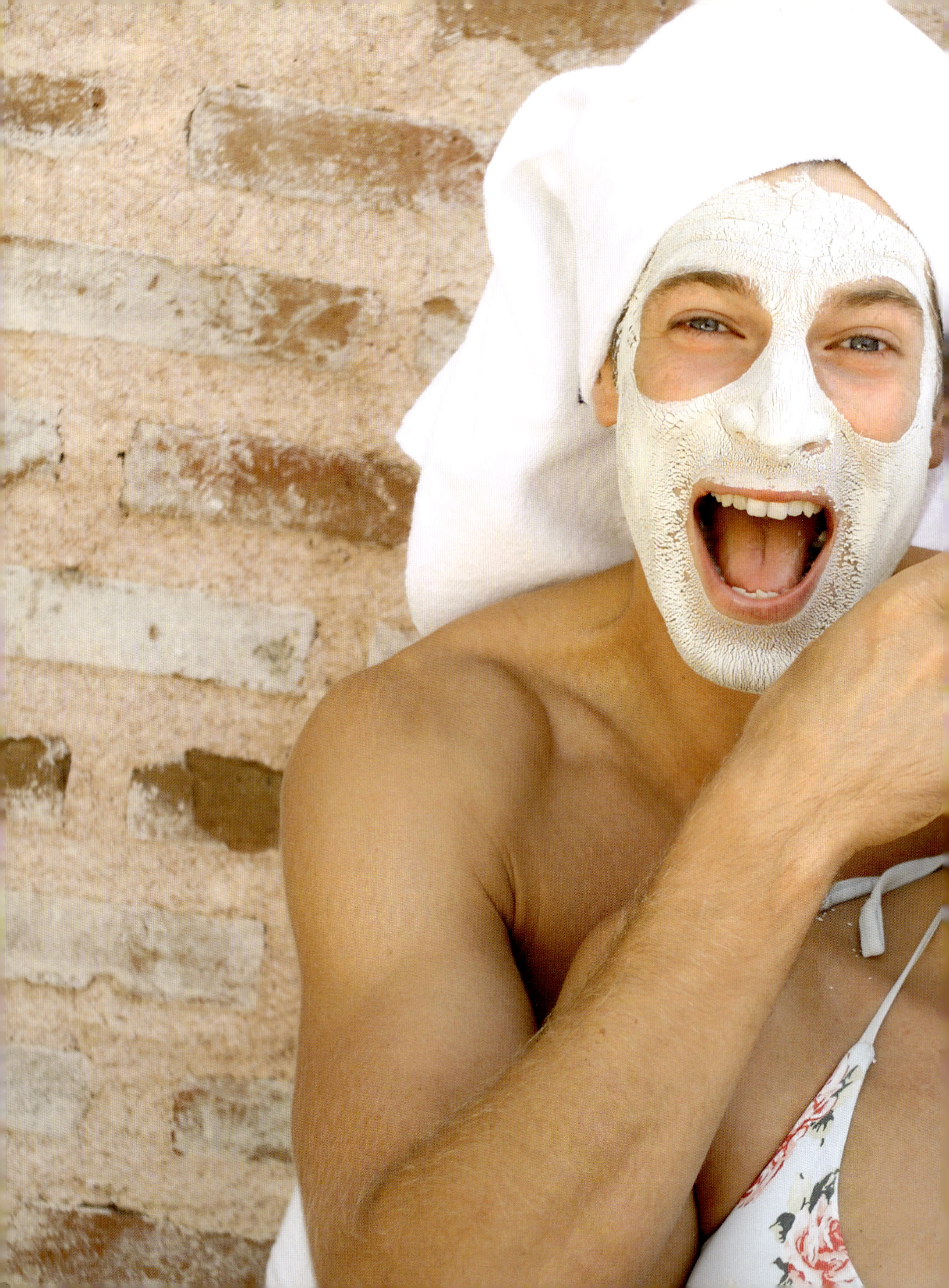

Gesundheit aus der Bauernküche

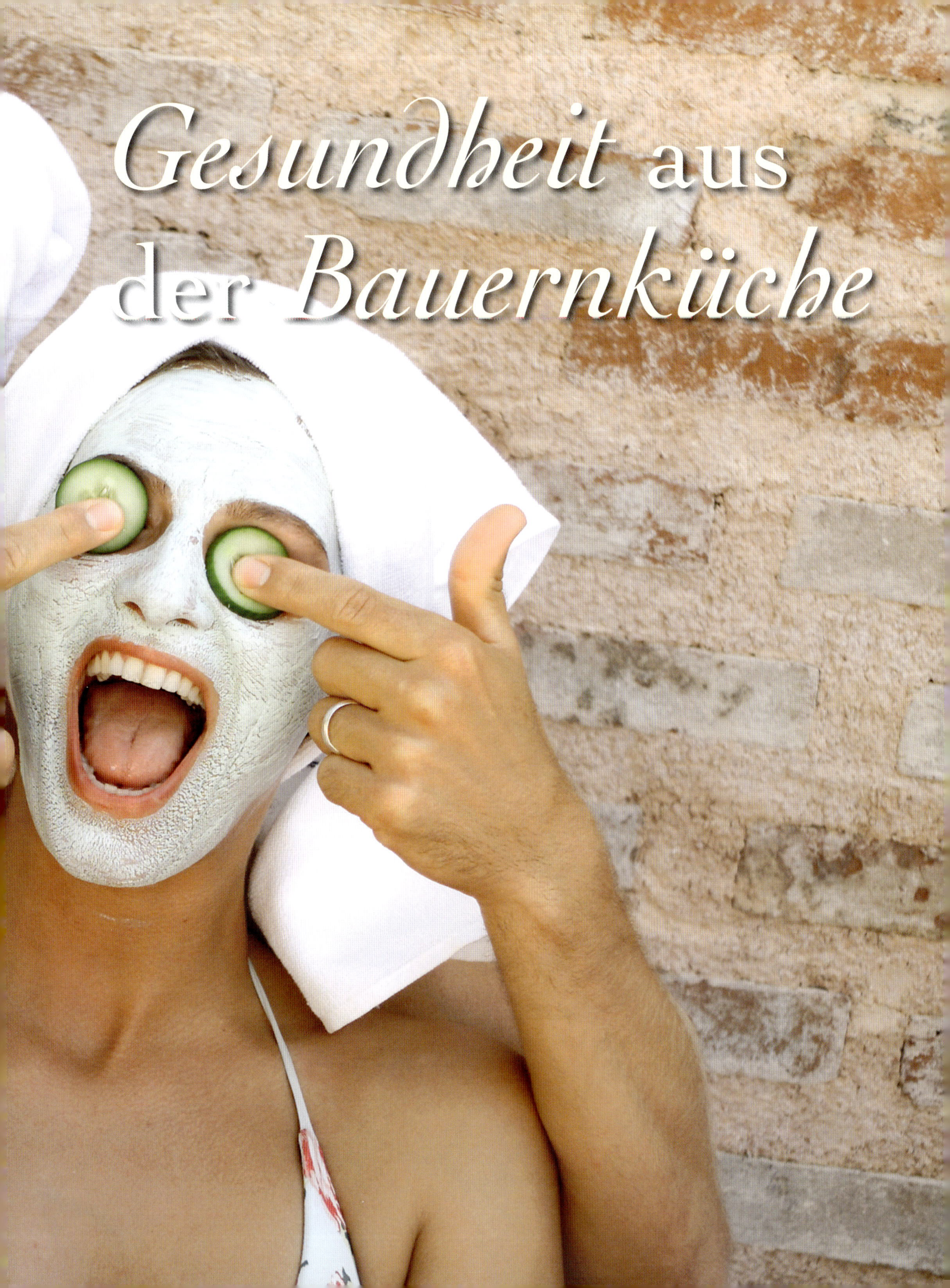

Das weiß ein jeder, wers auch sei, gesund und stärkend ist das Ei.
Wilhelm Busch

Ei, Hefe, Getreide, Essig, Öl

Die Liste der Schönheitsmittel, die von Generation zu Generation weitervererbt wurden, ist lang: Quark soll die Haut zart und frisch machen, Butter oder Buttermilch rissige Hände pflegen, Eigelb das Haar stärken, eine Bierspülung mehr Festigkeit geben und der Obstessig sorgt für Glanz. Die Bauernküche beherbergt eine ganze Menge an Zutaten, die nicht nur schön machen, sondern auch gesund halten. Aber auch ungewöhnliche Zutaten aus der bäuerlichen Speisekammer machen sich hier stark. Wer hätte denn in der Hefe oder dem Mehl Inhaltsstoffe vermutet, die schön machen, backt man doch normalerweise einen Kuchen daraus.

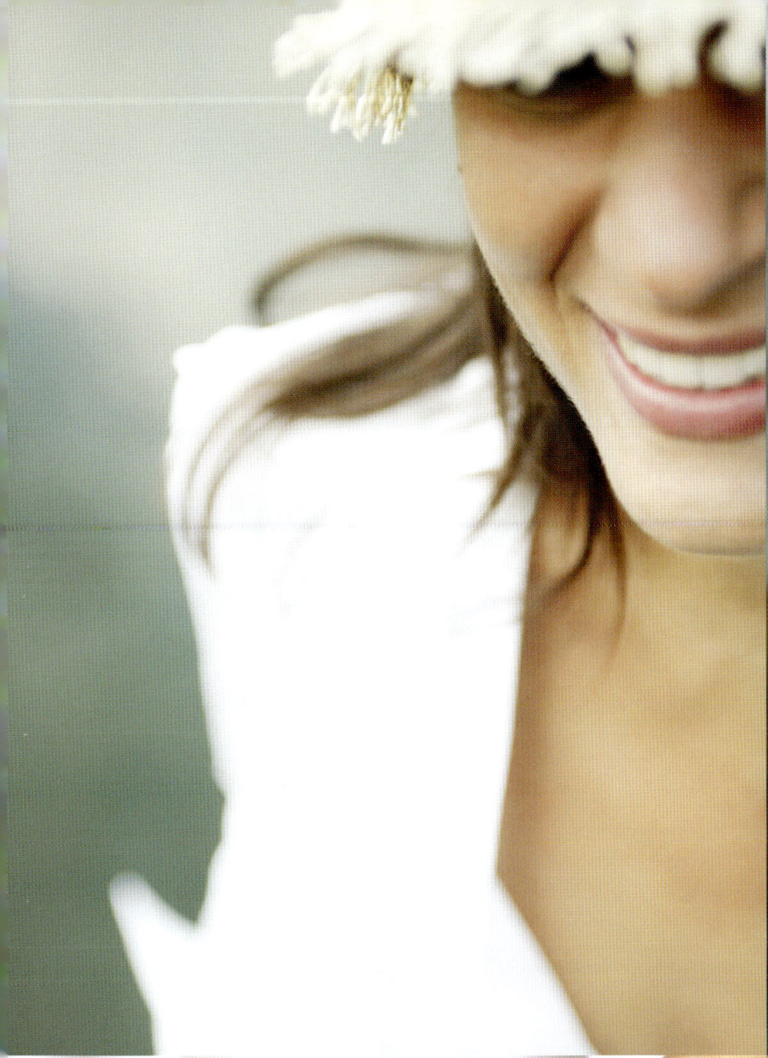
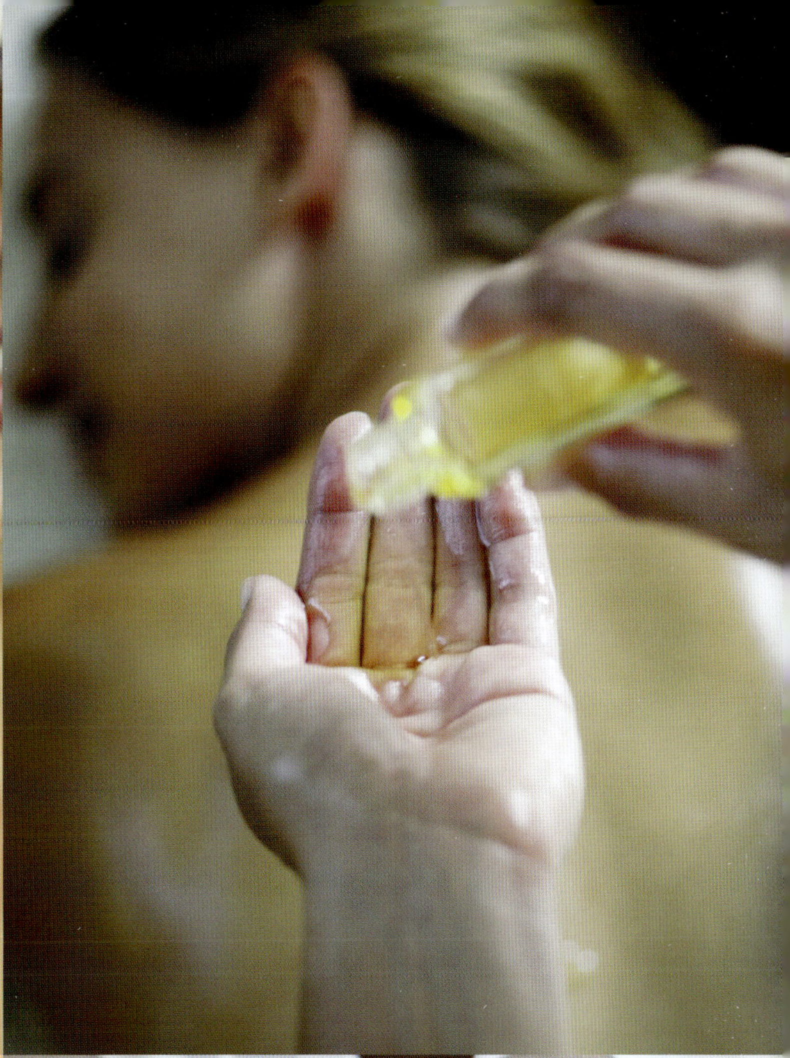
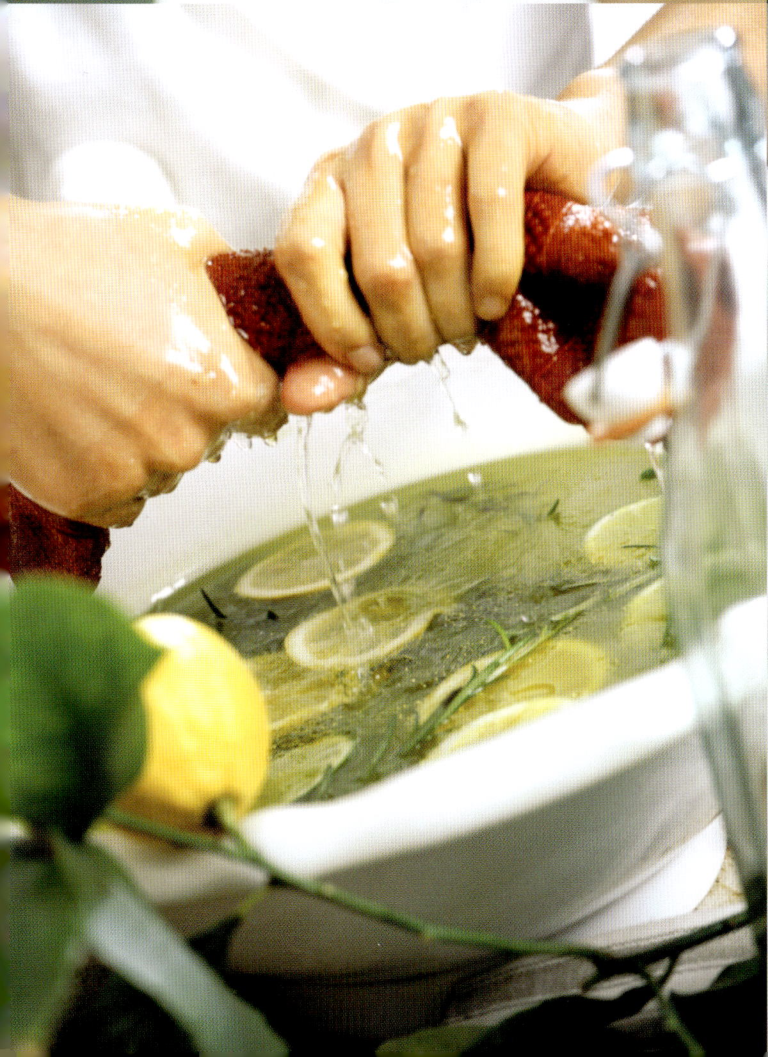
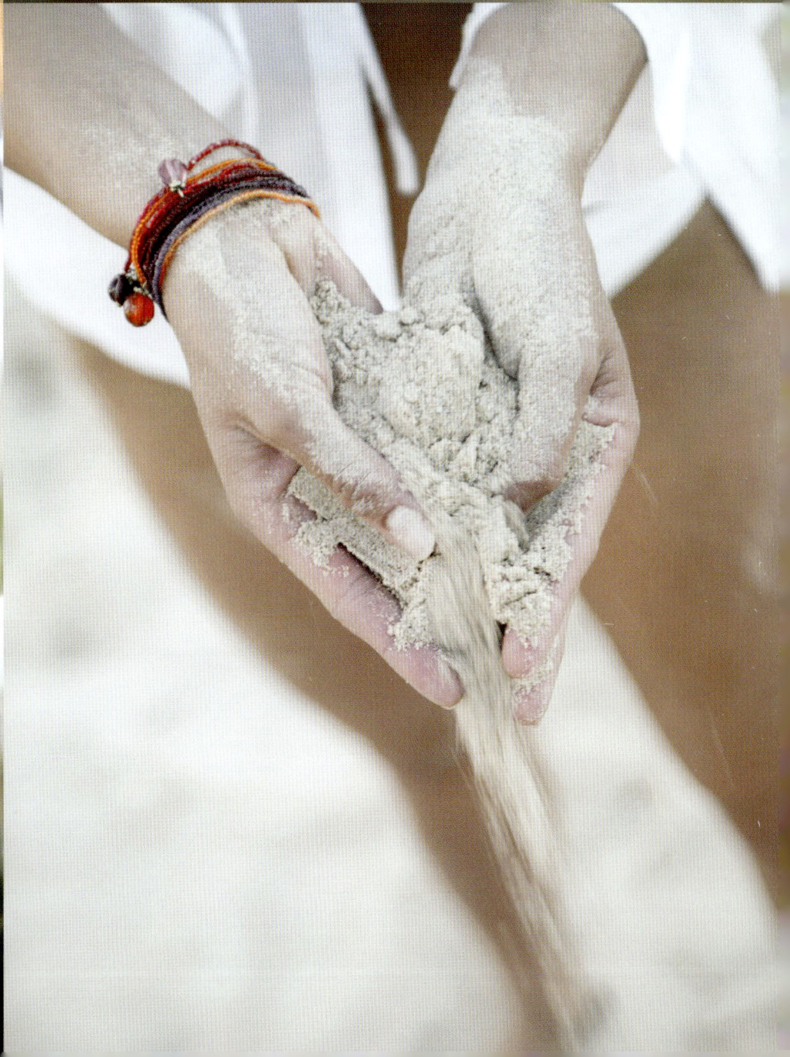

Ei

Inhaltsstoffe
Vitamine A, D, E, K, B_1, B_2, B_6, B_{12}
Mineralstoffe Kalium, Magnesium, Kalzium, Eisen und Jod
Proteine und Folsäure

Ein Ei ist die geballte Kraft. Besonders das Eigelb ist reich an Fett und Cholesterin, daher ist ein Verzehr in Mengen nicht zu empfehlen, aber in Maßen genossen sind sie mit ihren Mineralstoffen und Vitaminen hervorragende Vitalstofflieferanten. Zwei Substanzen sind der Garant für die Schönheit. Zum einem Zystein, der Eiweißbaustein, der die Versorgung von Haut und Haaren mit Schwefel sicherstellt. Das Element wirkt wie ein Abwehrschirm gegen schädigende UV-Strahlen!
Das ebenfalls enthaltene Biotin ist ein Vitamin, das sich vor allem um die Speicherfähigkeit von Feuchtigkeit in der Haut kümmert und somit eine wichtige Rolle bei der Schönheit spielt.

Klassisches Eigelb-Shampoo

Ingredienzien
2 frische Eigelbe
⅛ l Cognac
Apfelessig

Reinigt das Haar auf natürliche Art und ruft garantiert keine Allergien hervor, denn dieses Shampoo enthält keine Konservierungsstoffe.
Eigelbe und Cognac mit einem Holzlöffel zusammenrühren. Die Hälfte des Shampoos auf die angefeuchteten Haare verteilen, einmassieren und mit warmem Wasser abspülen. Mit der anderen Hälfte des Shampoos nochmals durchwaschen. Anschließend gut ausspülen, in die letzte Spülung einen Schuss Apfelessig geben. So bekommt das Haar einen wunderbaren Glanz, übrigens auch, wenn Sie ihr Haar mit einem herkömmlichen Shampoo waschen.

Eigelb-Packung für die Haare

Ingredienzien
2 Eigelbe
½ Tasse Bier
1 Spritzer Zitronensaft

Gerade wenn das Haar durch Sonne oder Kälte angegriffen ist und die Haarspitzen strohig werden, kann diese Eigelb-Packung eine schnelle Hilfe sein.
Eigelbe mit dem Bier und dem Zitronensaft verrühren und im frisch gewaschenen, noch feuchten Haar verteilen. Ein warmes Handtuch um den Kopf wickeln und etwa 30 Minuten einwirken lassen, dann gut ausspülen. Das Haar bedankt sich für die Extrapflege mit seidigem Glanz.

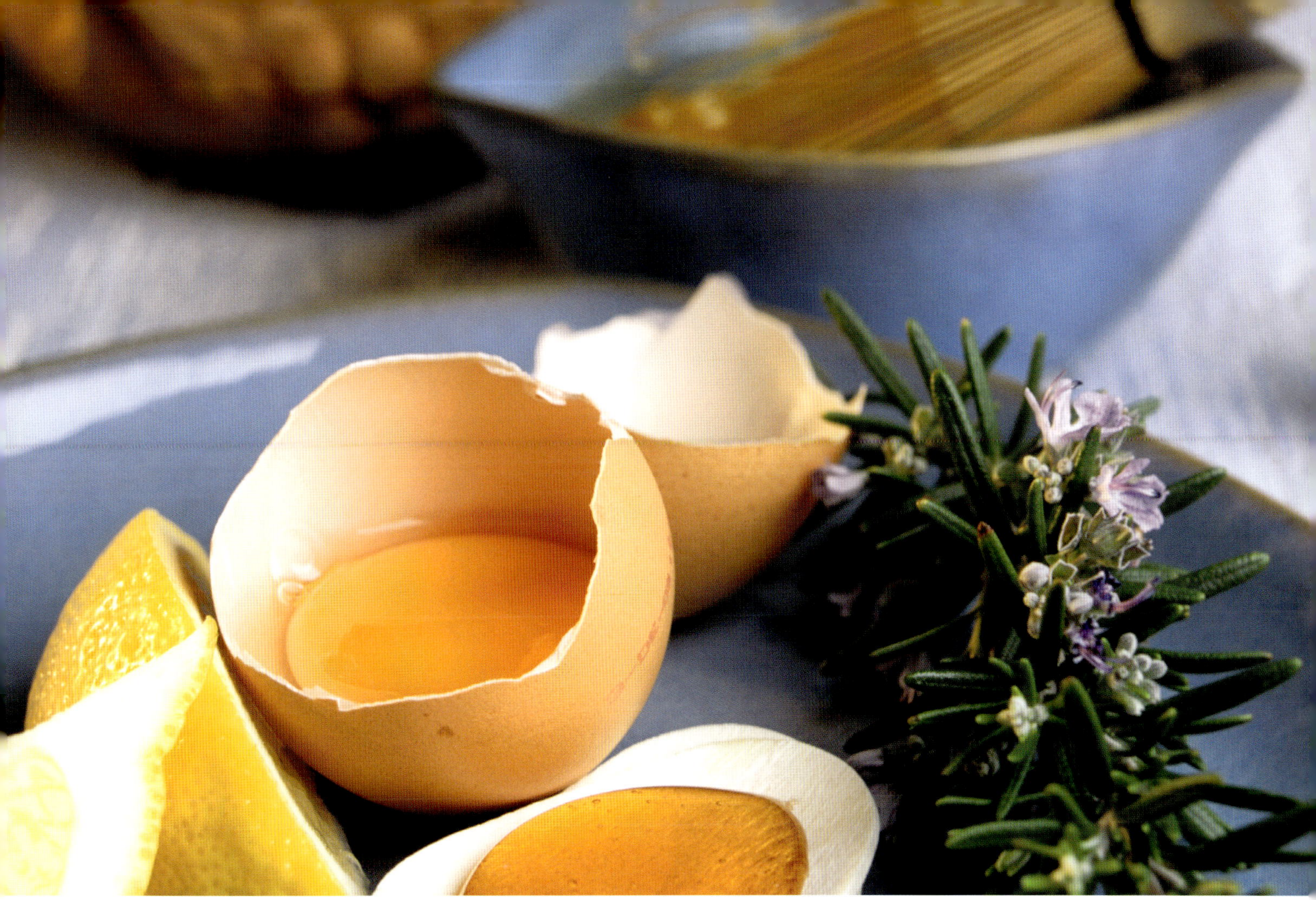

Eischaum-Gesichtsmaske

Während sich der Körper in einem wohligen Bad entspannt, bekommt die Haut eine Extraportion Pflege, um anschließend wieder strahlend frisch auszusehen.
Das Eiweiß steif schlagen und die Sahne anschließend unterrühren. Die Maske auf dem Gesicht verteilen und in entspannter Lage 20 Minuten einwirken lassen. Anschließend mit warmem Wasser abwaschen und kalt nachspülen, damit sich die Poren wieder schließen und das Hautbild fein und ebenmäßig erscheint.

INGREDIENZIEN
1 Eiweiß
1 EL ungeschlagene Sahne

Schnelle Reinigungslotion mit Ei

Eine sanfte Reinigungslotion für besonders empfindliche Haut, die ein bisschen liebevolle Pflege braucht.
Die Gurke raspeln, das Wasser auffangen und mit dem verquirlten Ei vermischen. Mit einem Wattebausch auf Gesicht und Hals auftragen, kurz einwirken lassen und mit lauwarmem Wasser gründlich abspülen.

INGREDIENZIEN
1 Eigelb
⅛ Gurke

Kraftdrink mit Ei

ZUTATEN
1 frisches Eigelb
1 EL Traubenzucker
1 TL Weizenkeime
2 EL Sanddornfruchtmark (aus dem Reformhaus)
1 Tasse roter Traubensaft

Ein wahres Power-Paket bringt dieser Drink ins Glas. An Mineralstoffen ist alles vorhanden, von Kalium über Kalzium bis Magnesium und Eisen. Auch die Vitamine A, C, D, E, Folsäure und Carotin sind enthalten sowie Eiweiß, essenzielle Fettsäuren, Kohlehydrate und Ballaststoffe.
Eigelb zusammen mit dem Traubenzucker und den Weizenkeimen verrühren, Sanddornmark und Traubensaft hinzufügen. Mit 185 kcal fast eine Zwischenmahlzeit, aber gesünder als jeder Müsliriegel.

Vitalisierender Fitnesssalat mit Ei

ZUTATEN
1 hartgekochtes Ei, Salatblätter
1 gelbe Paprika, 2 Tomaten
1 kleine Stange Bleichsellerie
1 kleine Fenchelknolle
100 g fettarmer Joghurt
3 EL Zitronensaft
Salz und Pfeffer
Schnittlauch oder Petersilie

Was will der Körper mehr? Hier sind Vitamine in geballter Ladung drin, der Joghurt und das Ei sorgen für Eiweiß und machen satt. Der ideale Salat, wenn man dem Körper eine kleine Vitaminbombe zukommen lassen will.
Das klein geschnittene Gemüse auf den Salatblättern anrichten und das Ei geviertelt dekorativ verteilen. Den Joghurt mit dem Zitronensaft, den Gewürzen und den kleingehackten Kräutern verrühren. Dressing über dem Salat verteilen und dann: Guten Appetit!

Orangendrink mit Ei

ZUTATEN
1 Ei
1 Tasse frischer Orangensaft
1 Tasse Mineralwasser
1 TL Zucker

Der ideale Auftakt nach einer durchzechten Nacht. Der Drink hilft garantiert wieder auf die Beine und macht einen klaren Kopf.
Das Ei mit dem Zucker schaumig rühren, den Orangensaft langsam unterrühren, ins Glas füllen und mit dem Mineralwasser auffüllen.

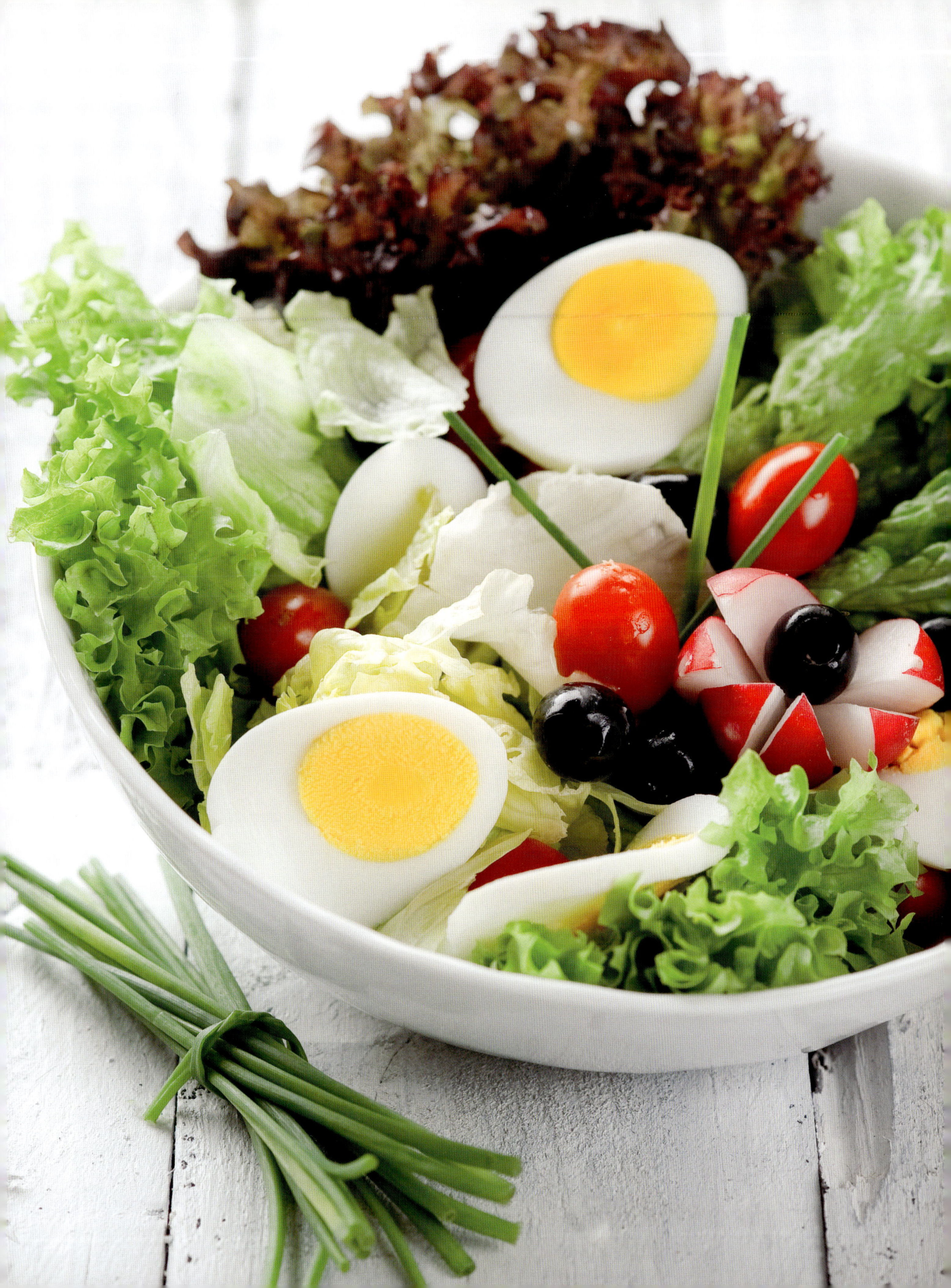

Hefe

Inhaltsstoffe
Vitamin B_1, B_2, B_6 und Niacin
Folsäure, Pantothensäure und Biotin
Mineralstoffe wie Kalium, Natrium und Kalzium in einem idealen Verhältnis
Magnesium, Eisen, Zink
hochwertiges Eiweiß

Hefe, da denkt man an Hefezopf, Dampfnudeln und vielleicht noch an Weißbier, aber sicher nicht an ein Beautyprodukt. Die Hefe kann aber viel mehr. Äußerlich angewendet als Maske reinigt sie die Haut porentief und beruhigt angegriffene Haut.
Auch die inneren Werte der Hefe beeindrucken, denn Hefe enthält jede Menge Nährstoffpower, besonders der Gehalt an B-Vitaminen ist legendär. Vertreten sind vor allem die Vitamine B_1, B_2, B_6 und Niacin. Dieser Mix sorgt für einen reibungslosen Stoffwechsel und unterstützt Muskeln und Nerven – Balsam für alle, die gestresst und angespannt sind.
Mit den Folsäuren, Pantothensäure und Biotin liefert Hefe zudem wahre Beauty-Vitamine, die wichtig sind für gesunde Haut, Haare und Nägel. Aber auch der Gehalt an Mineralstoffen und Spurenelementen kann sich sehen lassen. Hefe enthält Kalium und Natrium in einem idealen Verhältnis, Kalzium für starke Knochen und Zähne, Magnesium für geschmeidige Muskeln, Eisen für die Blutbildung und Zink für gute Abwehrkräfte. Durch reichlich hochwertiges Eiweiß ist Hefe zudem eine gute Eiweißergänzung für alle, die mehr brauchen: Vegetarier, Kinder im Wachstum, Schwangere oder Stillende und Sportler.

Reinigende Hefe-Honig-Maske

Ingredienzien
3 EL Hefe
2 EL warme Milch
1 TL Honig

Gerade fettige und unreine Haut freut sich über diese reinigende Maske mit Hefe, die ein wahrer Porenputzer ist, und Honig, der beruhigend und desinfizierend wirkt.
Die Zutaten vermischen und mit einem Pinsel auf das Gesicht auftragen. Entspannt 30 Minuten einwirken lassen, anschließend mit warmem Wasser gründlich abspülen. Problemhaut kann so ein- bis zweimal die Woche gereinigt werden.
Die Maske kann auch ohne Honig hergestellt werden, der Effekt ist fast derselbe, nur die beruhigende Wirkung des Honigs fällt weg. Nach Belieben kann man die Wirkung noch erhöhen, wenn man die angetrocknete Maske abrubbelt und dann erst den Rest mit warmem Wasser abwäscht.
Die schnellste Variante ist, aus einem Päckchen Trockenhefe mit 2 EL Zitronensaft eine Gesichtsmaske zu rühren und nach 10-minütiger Einwirkzeit ist die Haut frisch und weich.

Erfrischende Hefe-Weizenkeimöl-Maske

Die Haut ist strapaziert? Zu viel Kälte im Winter, zu viel Wind im Sommer? Zu viel überheizte Räume? Diese pflegende Maske enthält viel Vitamin E, das Schönheitsvitamin für alle Fälle.
Das Eigelb aufschlagen, das Öl tröpfchenweise unterrühren, die Hefe dazugeben und zusammen mit den Weizenkeimen vermengen. Die Maske mit einem Pinsel auftragen und im Gesicht trocknen lassen. Wieder leicht anfeuchten und abrubbeln. Mit warmem Wasser abwaschen.

INGREDIENZIEN
1 TL frische Hefe
2 EL Weizenkeimöl
1 Eigelb
1 TL Weizenkeime

Repair-Packung mit Bier

Auch der beliebte Gerstensaft, das Bier, enthält Hefe, die hier für schönes, glänzendes Haar sorgt. Keine Angst vor dem strengen Biergeruch, der verfliegt schnell und gründlich.
Die Zutaten miteinander verrühren und im frisch gewaschenen Haar verteilen. Ein angewärmtes Handtuch um den Kopf wickeln und 30 Minuten einwirken lassen. Gut ausspülen und selbst angegriffenes Haar mit gesplissten Haarspitzen sieht wieder glänzend und gesund aus.

INGREDIENZIEN
2 Eigelbe
½ Tasse Bier
1 Spritzer Zitronensaft

Beautylieferant Bierhefe

Der Beautylieferant Bierhefe ist ein Abfallprodukt der Bierherstellung. Die Hefe, die bei der Gärung entsteht, wird ausgefiltert, ist aber ein Schatz an Vitaminen und Mineralstoffen, Aminosäuren und Spurenelementen. Darum wird sie gerne zu Flocken oder Tabletten verarbeitet und in dieser Form verkauft. Diese Schönheitsnahrung ist besonders hilfreich bei Hautunreinheiten, denn oft ist Akne auf einen Mangel an Vitaminen der B-Gruppe zurückzuführen. Diese sind in der Bierhefe reichlich enthalten und nicht nur das. Diese geniale Resteverwertung macht auch schöne Haare und Fingernägel und zaubert ein wunderbar klares und reines Hautbild. Allerdings ist der Geschmack etwas gewöhnungsbedürftig. Wer sich nicht daran gewöhnen kann, findet in einem Weizenbier eine Ausweichmöglichkeit.

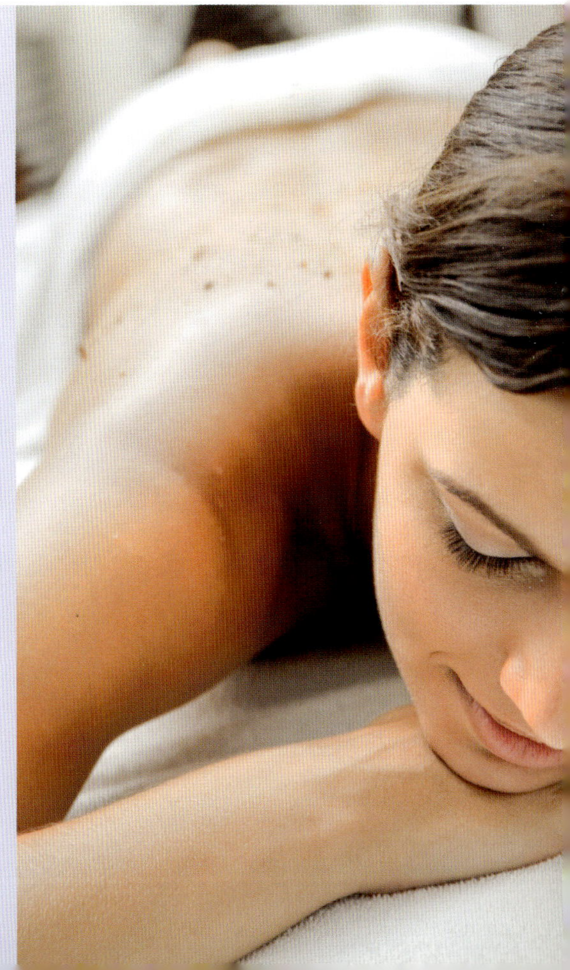

Olivenöl

Inhaltsstoffe
Vitamin E
Pantothen- und Folsäure
Mineralstoffe wie Natrium,
Kalzium und Phosphor,
Eisen, Zink und Kupfer
Aminosäuren

Der Ölbaum ist seit rund 7000 Jahren bekannt. Damit ist er unbestritten eine der ältesten und gleichzeitig interessantesten Kulturpflanzen. Die kulturelle Entwicklung der Menschen steht in engem Zusammenhang mit ihm. Er gilt als jener Baum, der die Gottesnähe und Gottes Weisheit in sich birgt, weshalb man ihn im Süden oft in der Nähe von Kirchen pflanzte. Noch heute wird er vielerorts als Lebensbaum verehrt und die Berber, Griechen und Römer pflanzten Olivenbäume zu Ehren der Verstorbenen. Ein Olivenbaum (*Olea europea*) kann bis zu 2000 Jahre alt werden.

Und seit Jahrhunderten steht Olivenöl auch auf der Hitliste der Schönmacher. Es wirkt beruhigend, lindernd und es stärkt die natürliche Abwehr. Das schwere Öl schützt die Haut vor Sonnenschäden, denn es hat sehr wirksame Radikalfänger (Antioxydanzien), kann allerdings einen Sonnenbrand nicht verhindern. Einige Tropfen in die Haarspitzen massiert glätten die gesplissten Haarenden und machen das Haar kräftig und glänzend.

Raue Haut an Händen und Füßen verwandelt sich mit Olivenöl in Babyhaut und raue Lippen werden wieder weich und zart. Olivenöl als Badezusatz oder als Massageöl ist ein wahrer Genuss und eine Ölziehkur stärkt das Immunsystem und verbessert das Hautbild.

Aber auch innerlich angewendet ist Olivenöl ein Alleskönner. Es fungiert als Cholesterinsenker und beugt somit Herzerkankungen vor. Eine weitere positive Wirkung auf die Zellmembranen hat das im Öl enthaltene Vitamin E, weshalb es auch in der Hautpflege als Antioxidanz eingesetzt wird. Die Polyphenole, Scharf- und Bitterstoffe, schützen Leber und Galle ganz hervorragend.

Der Olivenbaum scheint ewiges Leben zu haben, denn er erneuert sich immer wieder aus sich selbst. Sägt man den alten, knorrigen Stamm ab, kann man aus einem kleinen, jungen Trieb wieder einen Baum ziehen – aber es ist immer noch derselbe Baum, der aus den gleichen Wurzeln sprießt.

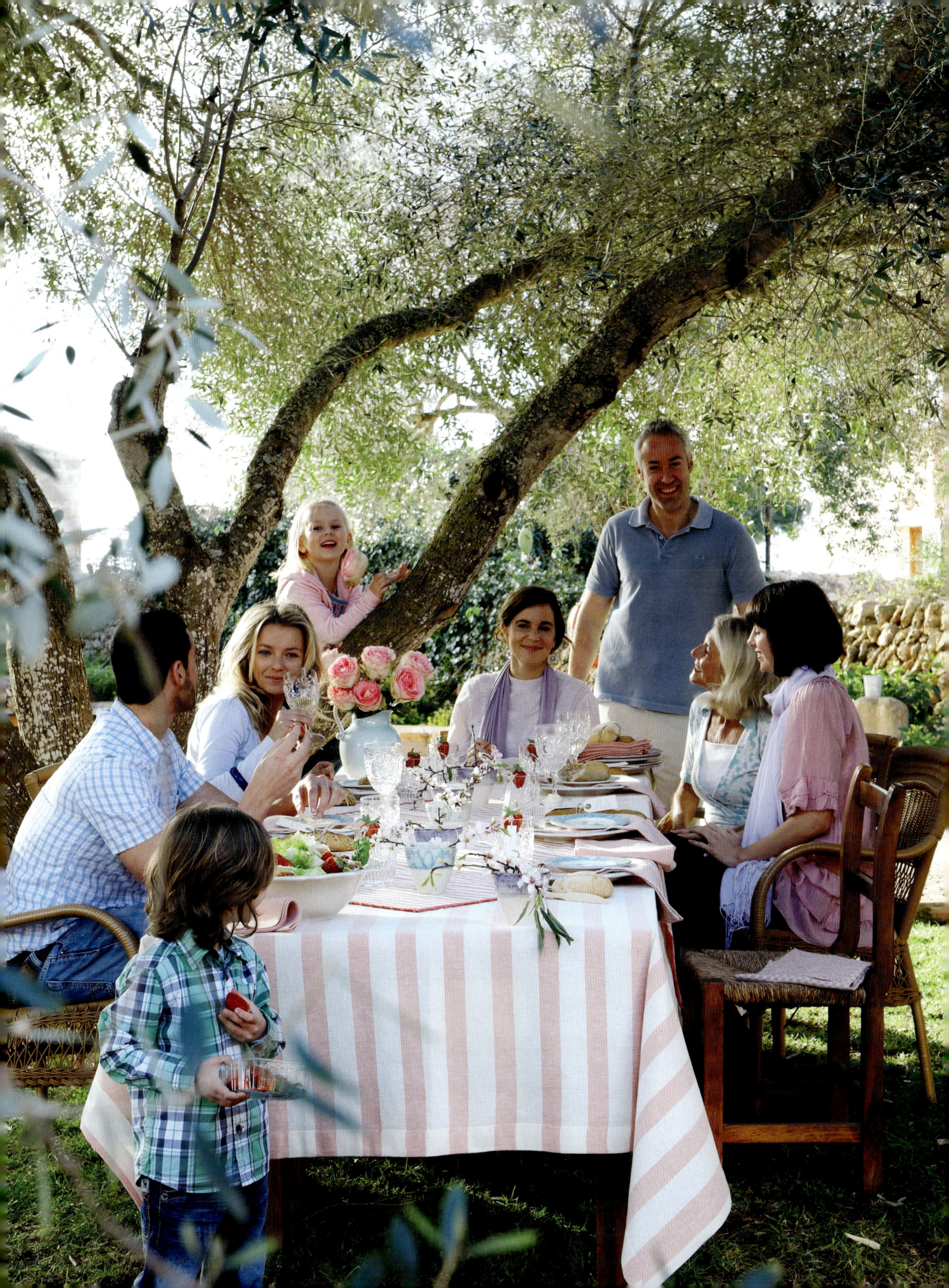

Kräftigende Haarpackung mit Olivenöl

INGREDIENZIEN
½ Tasse Olivenöl
½ TL Weihrauchöl
½ TL Kamillenöl

Schlaffes, glanzloses Haar, ohne jede Elastizität? Hier hilft die kräftigende Haarpackung mit Olivenöl.
Die Zutaten in ein verschließbares Fläschchen füllen und wie einen Cocktail shaken. Einen Tag an einem dunklen, kühlen Ort ziehen lassen. Vor Gebrauch nochmal aufschütteln, Haare anfeuchten und das Öl sanft einmassieren. Eine Plastikhaube aufsetzen, denn so wirkt die Haarpackung noch intensiver, ein Handtuch zum Turban wickeln und die nächste halbe Stunde entspannen. Anschließend das Haar wie gewohnt zweimal shampoonieren. Das Haar bekommt durch diese Intensivkur seine Spannkraft zurück.
Eine schnelle Haarkur kann auch aus 2 EL Flüssighonig und 2 TL Olivenöl bestehen. Die Mischung erwärmen, ins Haar massieren, mit einem warmen, feuchten Handtuch einwickeln und 20 Minuten einwirken lassen. Die Wirkung ist ähnlich wie die der kräftigenden Haarkur.

Pflegendes Lippenbalsam

INGREDIENZIEN
3 EL Olivenöl
1 EL Avocadoöl
2 EL frische Butter
30 g Lanolin
1 TL Rote-Bete-Saft

Ein sanftes Rosa und eine sanfte Pflege bietet dieses Lippenbalsam mit Olivenöl und Roter Bete.
Im Wasserbad die Öle und das Lanolin zusammenschmelzen, bis zum Erkalten rühren und anschließend den Rote-Bete-Saft dazugeben. In einem verschließbaren Porzellantöpfchen ist dieses Lippenbalsam einige Zeit haltbar.

Pflegende Handmaske

INGREDIENZIEN
1 EL Olivenöl
1 EL Honig
einige Tropfen Geranienöl

Den Garten umgegraben oder einfach nur zu viel mit der Hand gespült und schon zeigen sich die ersten rauen Stellen und Rötungen. Da sollte schnell Abhilfe geschaffen werden. Eine Intensivkur für die Hände muss her und das geht nicht ohne Olivenöl.
Die Mischung in die Hände massieren und anschließend Baumwollsocken überziehen. Die Öle etwa 30 Minuten einziehen lassen, dann ohne Seife abspülen und trocknen und schöne, glatte Hände sind das Ergebnis.

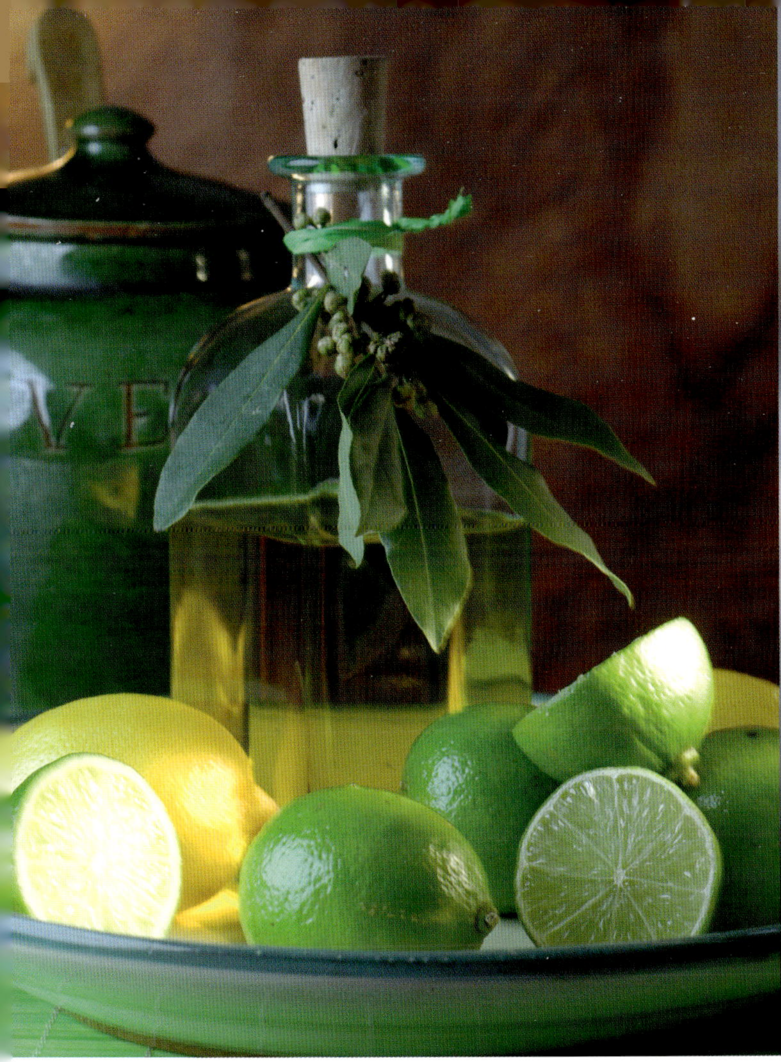

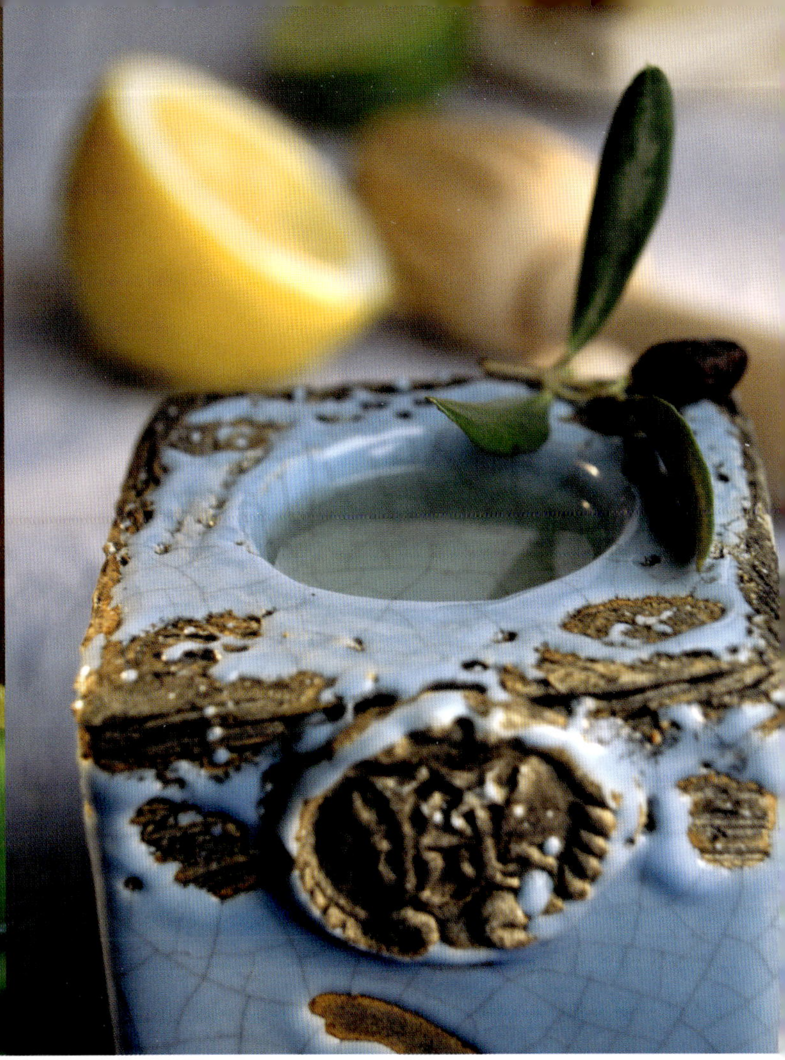

Erkältungsbadewürfel mit Olivenöl

Wer kennt das nicht, die ersten Anzeichen einer Erkältung zeigen sich. Noch hat man die Chance lindernd einzugreifen. Ein Erkältungsbad mit ätherischen Ölen ist der Helfer in der Not.
Die Kakaobutter zusammen mit dem Öl im Wasserbad erwärmen, die ätherischen Öle unterrühren und die Masse in Eiswürfelbehälter füllen. Je ein Zweiglein Rosmarin in jeden Würfel stecken und die Badewürfel an einem kühlen Ort erkalten lassen. Eilige stellen sie kurz ins Eisfach.
Für jede Wannenfüllung wird ein Würfelchen benötigt. Schön verpackt auch ein ideales Geschenk.

INGREDIENZIEN

¼ Tasse Olivenöl
150 g Kakaobutter
je 2 Tropfen ätherische Öle von Eukalyptus, Lavendel, Thymian, Latschenkiefer, Myrte
einige Zweige Rosmarin
Eiswürfelbehälter

Schmerzlösendes Olivenöl

INGREDIENZIEN
4 EL Olivenöl
4 Lorbeerblätter

Das hilft beim Musekelkater genauso wie bei verspannten Muskeln oder Zerrungen. Den Lorbeer mit dem Öl in einer Pfanne auf kleiner Flamme erhitzen, abkühlen lassen und filtern. Dieses Öl hilft gegen jede Art von Muskelschmerzen.

Stärkende Ölziehkur

ZUTATEN
2 EL Olivenöl

Das Olivenöl wird bei der Ölziehkur nicht verspeist, sondern morgens vor dem Zähneputzen für etwa 2 Minuten durch die Zähne gezogen und hin- und herbewegt. Ölziehen entgiftet, verbessert das Hautbild und stärkt das Immunsystem.

Verwöhnende Ölmassage

INGREDIENZIEN
¼ Tasse Olivenöl
3 Tropfen Lavendel-, Orangen-, Rosen- oder Bergamotteöl

Olivenöl findet in der Naturheilkunde Verwendung als Massage- und Hautpflegeöl. Es gibt nichts Besseres, um zu entspannen und die Seele baumeln zu lassen als eine Ölmassage. Die Haut wird gut durchblutet und mit pflegenden Substanzen versorgt. Der Zusatz mit ätherischen Ölen, wie Lavendel, Orange, Rose oder Bergamotte, unterstützt die Wirkung noch.
Sanft mit dem Öl einreiben und dann massieren. Auch wenn keine Kenntnisse vorhanden sind, wie man eine gute Massage macht, ist das einreiben und streicheln schon Entspannung genug.
In den Mittelmeerländern, den Herkunftsländern des Öls, wird ein Sonnenbrand mit Olivenöl und einigen Tropfen Zitronensaft gelindert.

Olivenblätter-Tee gegen Stress

ZUTATEN
1 Tasse Olivenblätter
1 l Wasser

Eine einwöchige Kur mit diesem Tee und der Stress hat keine Chance mehr. Aber auch Frauen in der Menopause kann mit diesem Tee geholfen werden, wenn sie nervös und unleidlich sind. Die Olivenblätter über Nacht in kaltem Wasser ziehen lassen, am nächsten Morgen erwärmen und filtern. Den Tee über den Tag verteilt trinken, eine ganze Woche lang, dann eine Woche pausieren und wieder eine Woche kuren.

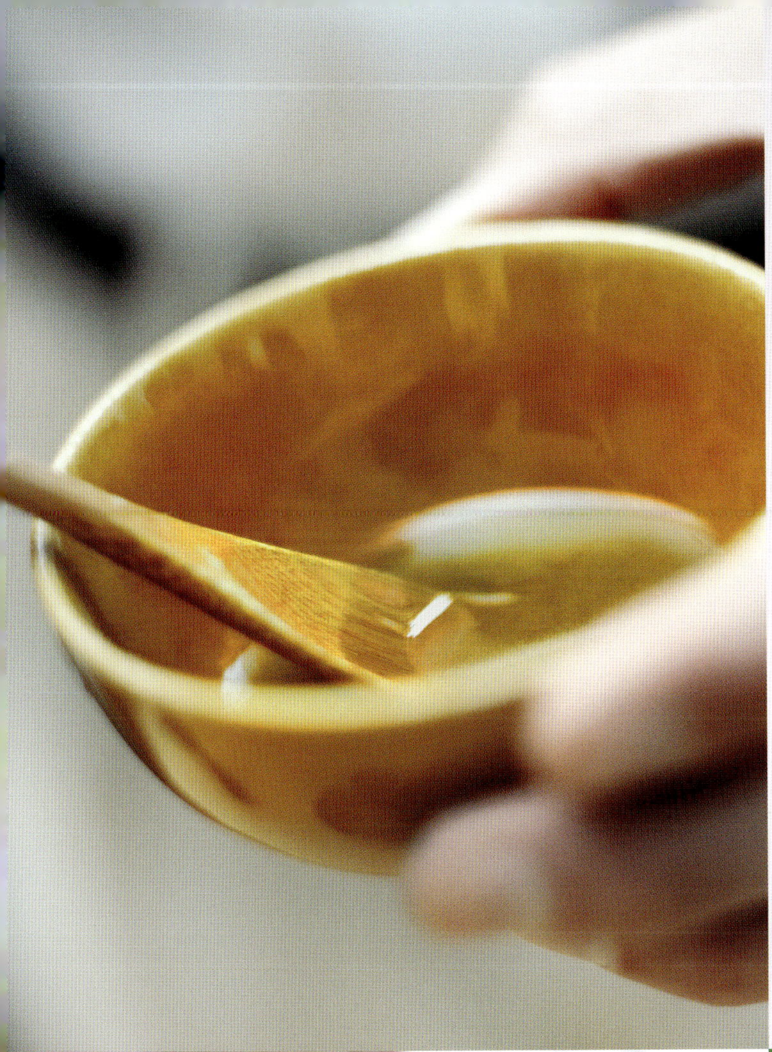
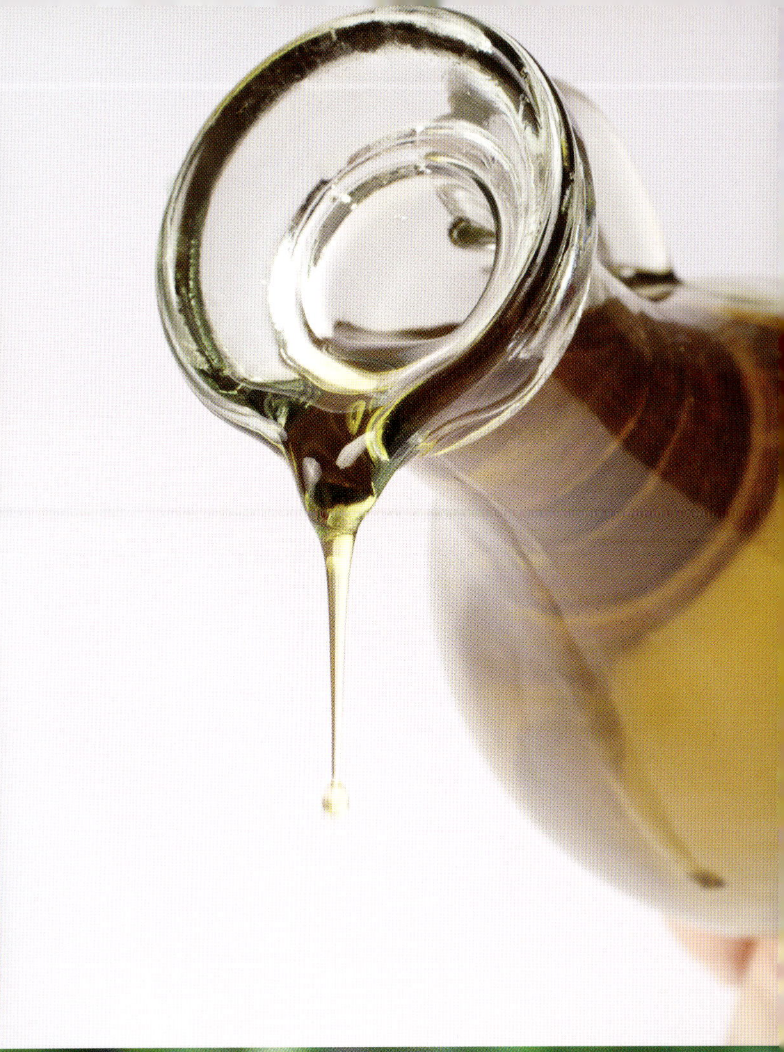
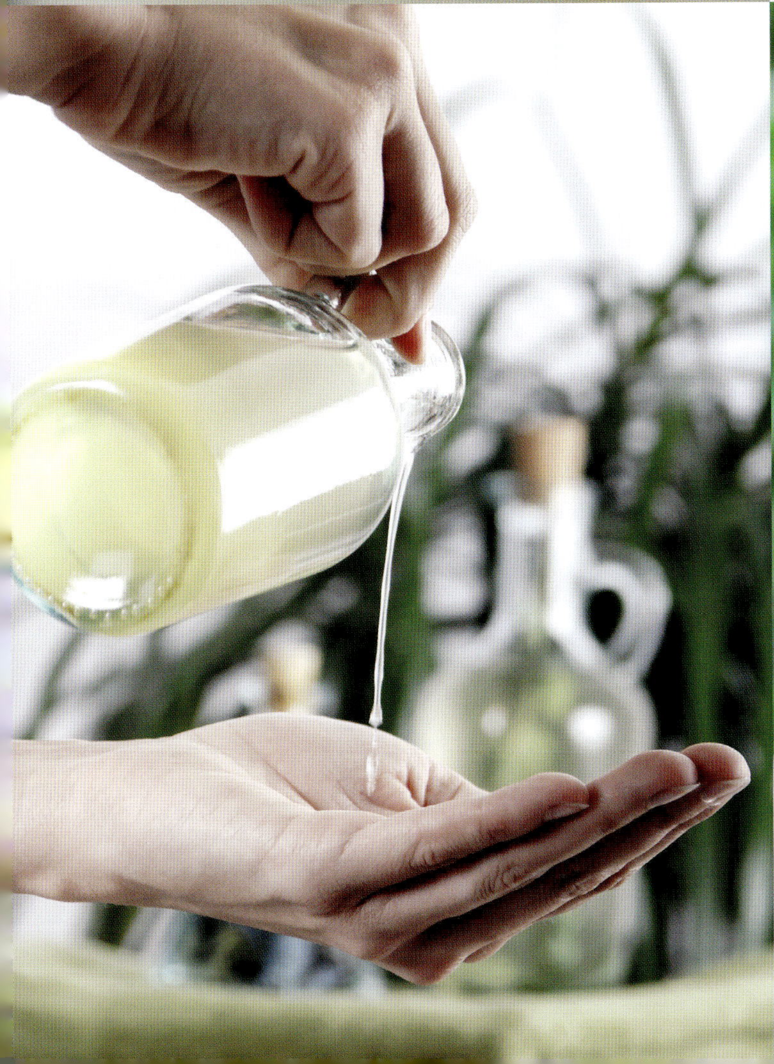
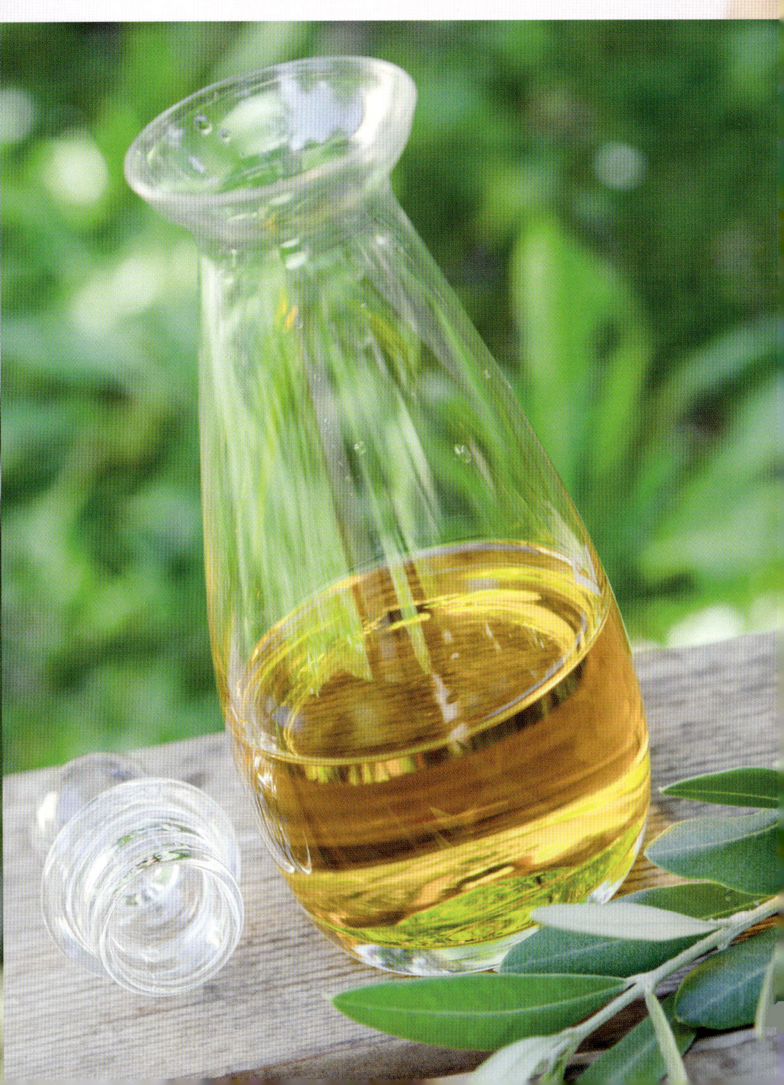

Essig

Inhaltsstoffe
Mineralstoffe wie Phosphor, Kalium, Natrium, Eisen, Magnesium
Vitamin B_1, B_2, B_6, Beta-Carotin
lösliche Ballaststoffe

Essig macht schön, das wussten schon die Königinnen der Antike, denn sein PH-Wert entspricht dem unserer Haut und stellt die natürliche Balance wieder her, indem der Säureschutzmantel wieder ins Lot gebracht wird. Essig niemals unverdünnt für die Schönheitspflege nutzen. Das Verhältnis 1 zu 8 vermischt mit Wasser ist ideal.
Maria Stuart, die Königin von Schottland, machte sich das zunutze und nahm regelmäßig Essigbäder.
Da das saure Zeug die Poren schließt, ist es auch ein perfekter Schutz, wenn richtig schmutzige Arbeit ansteht. Die Hände mit Essig einreiben, dann lässt sich der Schmutz anschließend leichter entfernen.
Auch als Haarwasser gegen Schuppen macht der Essig eine gute Figur. Eine Mischung halb Wasser, halb Weinessig täglich aufgetragen auf die Kopfhaut regt die Durchblutung an und lässt Schuppen auf nimmer Wiedersehen verschwinden.
Der Apfelessig als Haarspülung nach dem Waschen bringt Glanz ins Haar!
Aber auch innerlich angewendet macht gerade der Apfelessig seine Sache gut, das wusste schon die Naturheilkundlerin Hildegard von Bingen. Der menschliche Körper profitiert von der optimalen Zusammensetzung der Inhaltsstoffe und dem harmonischen Zusammenspiel der Mineralstoffe, Spurenelemente, Enzyme und Aminosäuren. Er ist hilfreich beim Abnehmen, sollte jedoch nicht bei Entzündungen des Magen-Darm-Traktes eingenommen werden, bringt die Verdauung auf Trab, leitet überschüssiges Fett aus dem Körper und stärkt das Immunsystem.

Badezusatz mit Essig und Rosenduft

Ingredienzien
¼ l Apfelessig oder Weinessig
1 Tasse frische Rosenblätter
großes, verschließbares Gefäß ohne Metalldeckel

Die Rosenblätter über Nacht leicht anwelken lassen, dann geben sie mehr Duftstoffe ab. Den Essig kurz aufkochen, die Blätter in einen verschließbaren Behälter füllen, den Essig aufgießen, das Glas verschließen und zwei Wochen ziehen lassen.
Dann filtern und in saubere Flaschen füllen. Das Essigbad ist längere Zeit haltbar. Etwa ¼ l ins Badewasser schütten und dann eintauchen ins duftende Schöheitsbad.

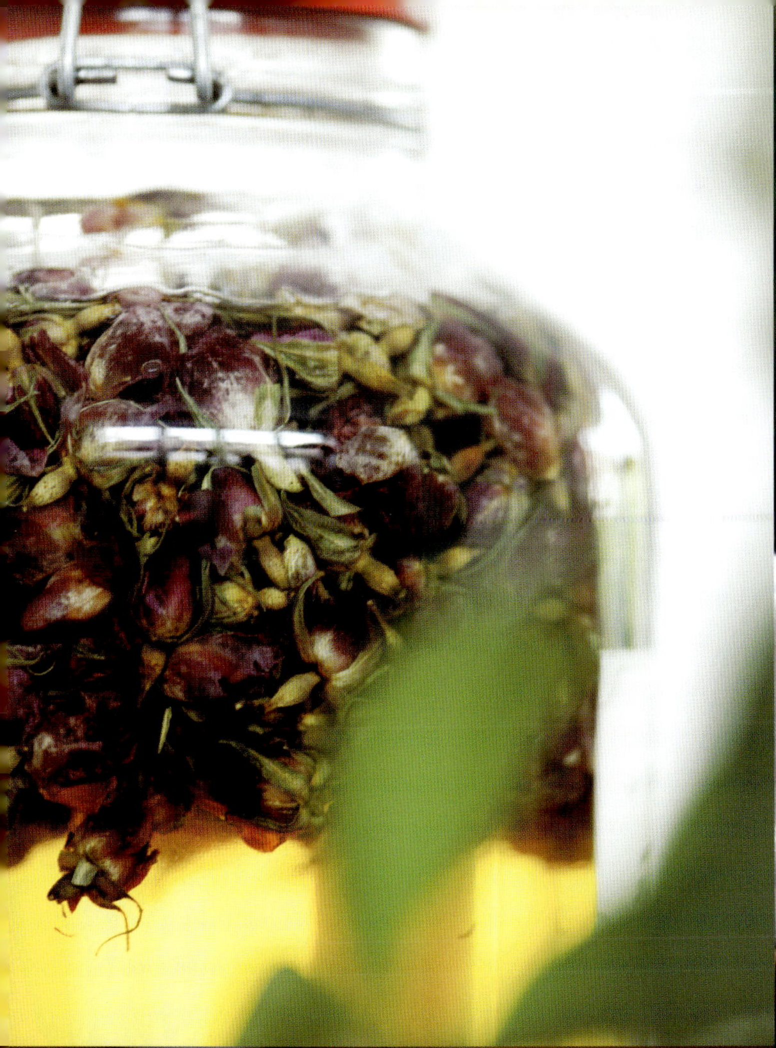
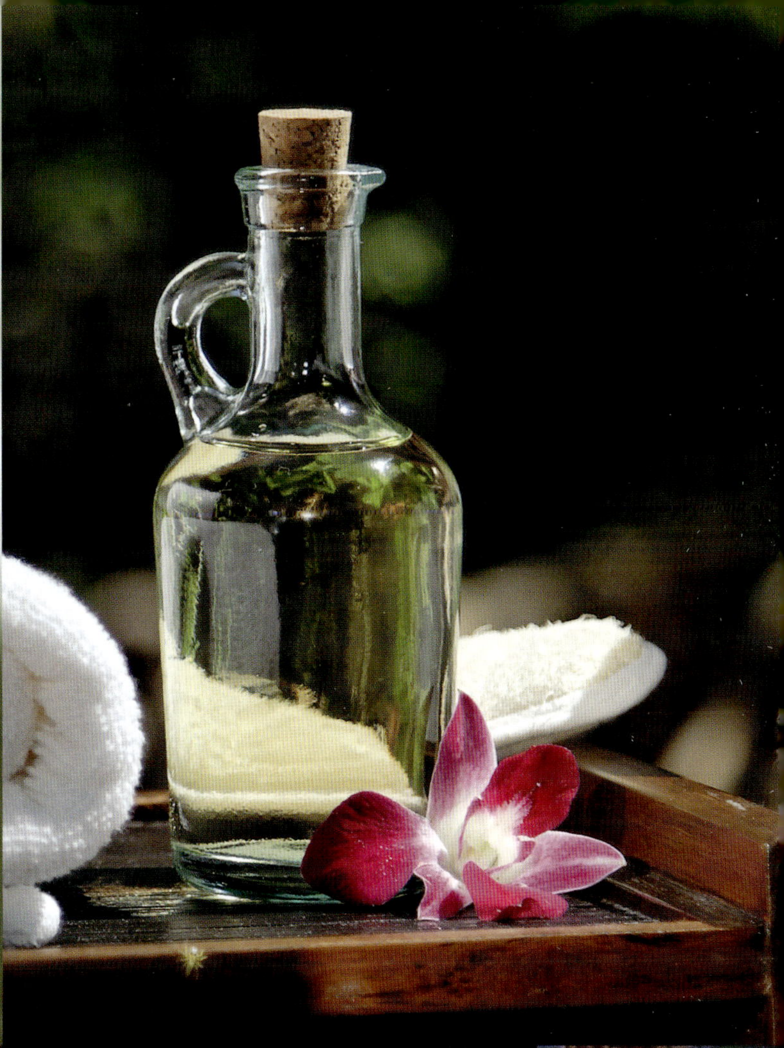
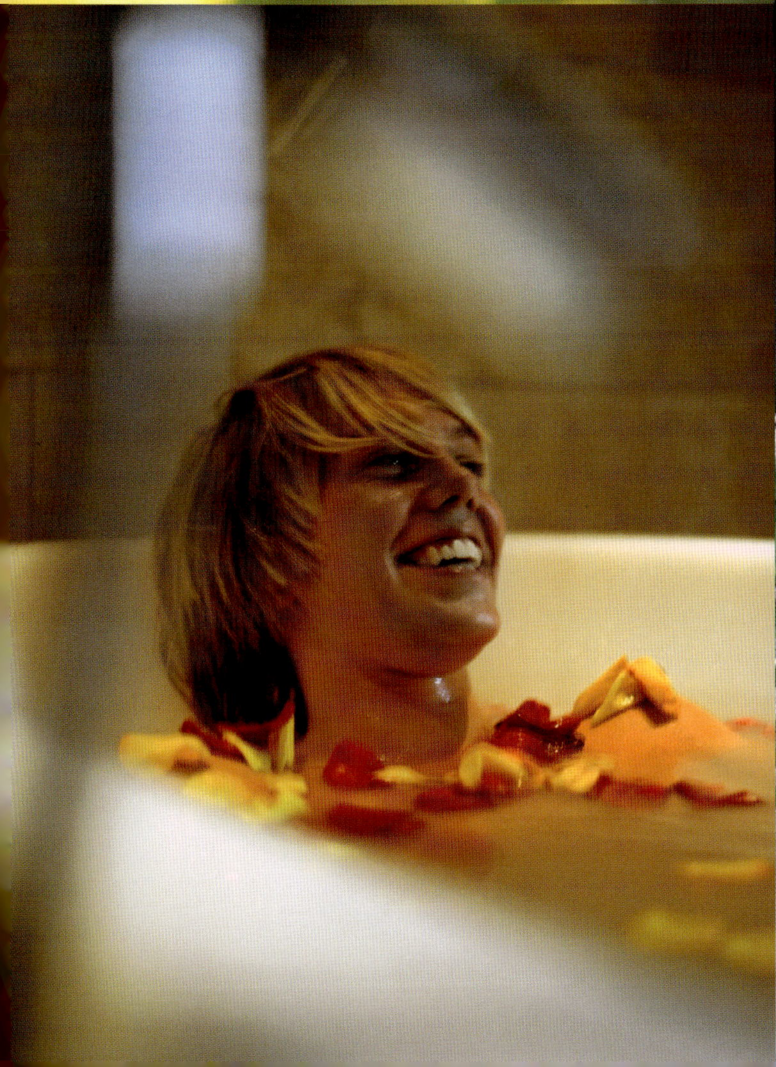
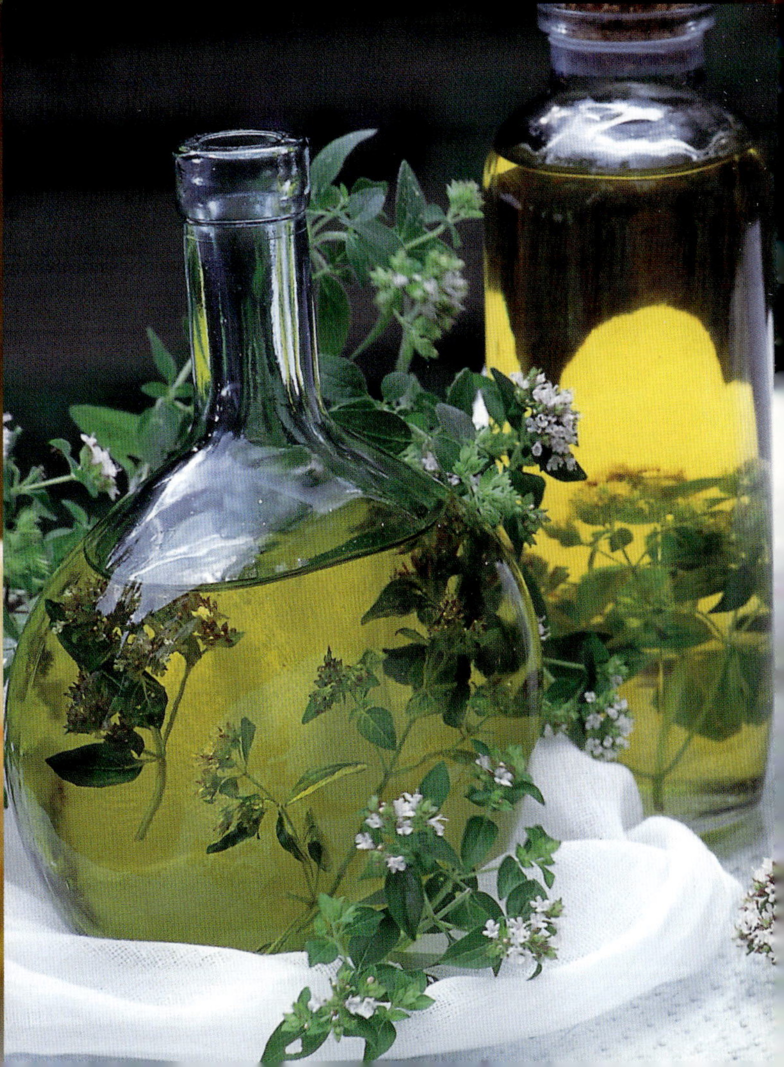

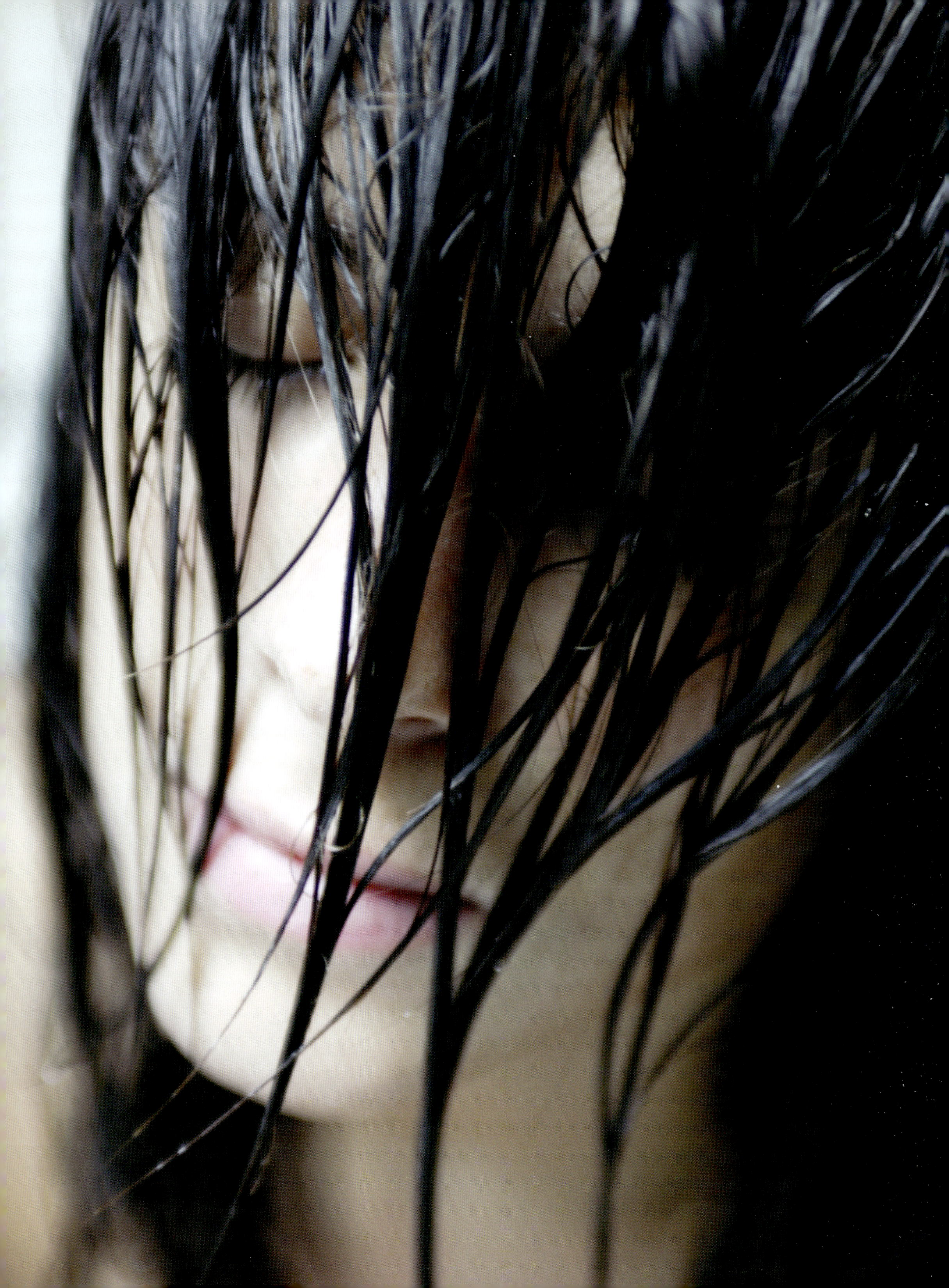

Apfelessig gegen Hornhaut an Händen und Füßen

Verhornte Stellen, Schwielen und Hühneraugen werden durch eine Behandlung mit Apfelessig wieder weich und ansehlich.
Hände oder Füße in warmem Seifenwasser baden und die verhornten Stellen aufweichen. Ein Stück Verbandsmull mit reinem Apfelessig tränken und auf die entsprechenden Stellen legen. Socken überziehen oder verbinden und über Nacht einziehen lassen. Wiederholen, bis die Hornhaut sich verabschiedet hat.
Übrigens sollen Essigfußbäder auch ein einfaches und erfolgreiches Mittel gegen Fußpilz sein.

INGREDIENZIEN
Apfelessig
Verbandsmull
Baumwollsocken oder Verbandsmaterial

Duftessig für blondes und braunes Haar

Das Haar wird schimmern und wunderbar duften, wenn sie diese Haarspülung mit dem Duftessig regelmäßig benutzen. Angereichert mit Kamillenblüten ist das Wässerchen ideal für Blonde, mit Rotweinessig und Salbeiblättern für Dunkelhaarige.
Die Blüten und Kräuter auf einem Tablett trocknen lassen, dann in ein Glasgefäß schichten, mit dem Essig übergießen und 14 Tage, wenn möglich an der Sonne, ziehen lassen. Mindestens zweimal filtern und in hübsche Fläschchen füllen.
Pro Spülung ein Glas Duftessig mit 1 l Wasser mischen, spülen und nicht auswaschen.

INGREDIENZIEN
FÜR BLONDES HAAR
1 l Weinessig
1 Tasse Kamillenblüten
1 Tasse duftende Rosenblüten
¼ Tasse Majoran

FÜR BRAUNES HAAR
1 l Rotweinessig
1 Tasse Salbeiblätter
1 Tasse duftende Rosenblüten
¼ Tasse Lavendelblüten

Sanfter Essighaarfestiger

INGREDIENZIEN
2 EL Apfelessig
1 EL Honig
¼ l destilliertes Wasser

Die natürlichste Methode aus fliegenden Haaren eine Frisur zu machen. Der Essighaarfestiger bringt auch widerspenstiges Haar zur Raison und zaubert einen sanften Glanz ins Haar. Wer noch einen aufhellenden Effekt haben möchte, nimmt statt des Wassers einen Kamillenblütensud.
Das Wasser erwärmen, aber nicht kochen, zuerst den Honig, dann den Apfelessig unterrühren. Den Haarfestiger im handtuchtrockenen Haar verteilen und wie gewohnt frisieren.

Apfelessig-Fitnessdrink

INGREDIENZIEN
1 Tasse Wasser
2 TL Apfelessig
1 TL Honig

Schon 2 TL naturreiner Apfelessig mit etwas Honig bringt den Darm auf Trab. Der Fitnessdrink sollte allerdings nicht über einen längeren Zeitraum und nicht bei entzündlichen Magen-Darm-Problemen eingenommen werden.
Das Wasser leicht erwärmen, den Apfelessig hinzufügen und den Honig auflösen. Vor dem Essen trinken.
Nicht nur das Trinken von Essig, sondern auch die Aufnahme des Essigdunstes soll die Atemwege vor Infektionen schützen. So hat man herausgefunden, dass Personen, die in Essigfabriken täglich von diesem Dunst umgeben sind, fast nie an Atemwegserkrankungen leiden. Inzwischen nutzen auch Kurkliniken diese Erkenntnis und bieten, wie in Bad Neuenahr, eigens entwickelte Inhalationskammern an, in denen mit einem Spezialessig gekurt werden kann. Die Erfolge bei Atemwegs- und Bronchialerkrankungen sind bemerkenswert.

Kneipp'sche Essigsocken

INGREDIENZIEN
1 Tasse Essig
½ l Wasser
2 Paar Baumwollsocken

Das wirklich einfachste Hausmittelchen gegen Fieber sind diese Essigsocken. Schon der Pfarrer Kneipp empfahl die Behandlung mit Essig gegen Fieber.
Essig und Wasser vermischen, die Zutaten sollten Zimmertemperatur haben. Die Baumwollsocken hineintauchen, auswringen und bis über die Waden hinweg anziehen. Das zweite Paar Socken überziehen und sich ruhig hinlegen. Wiederholen, bis sich das Fieber gesenkt hat.

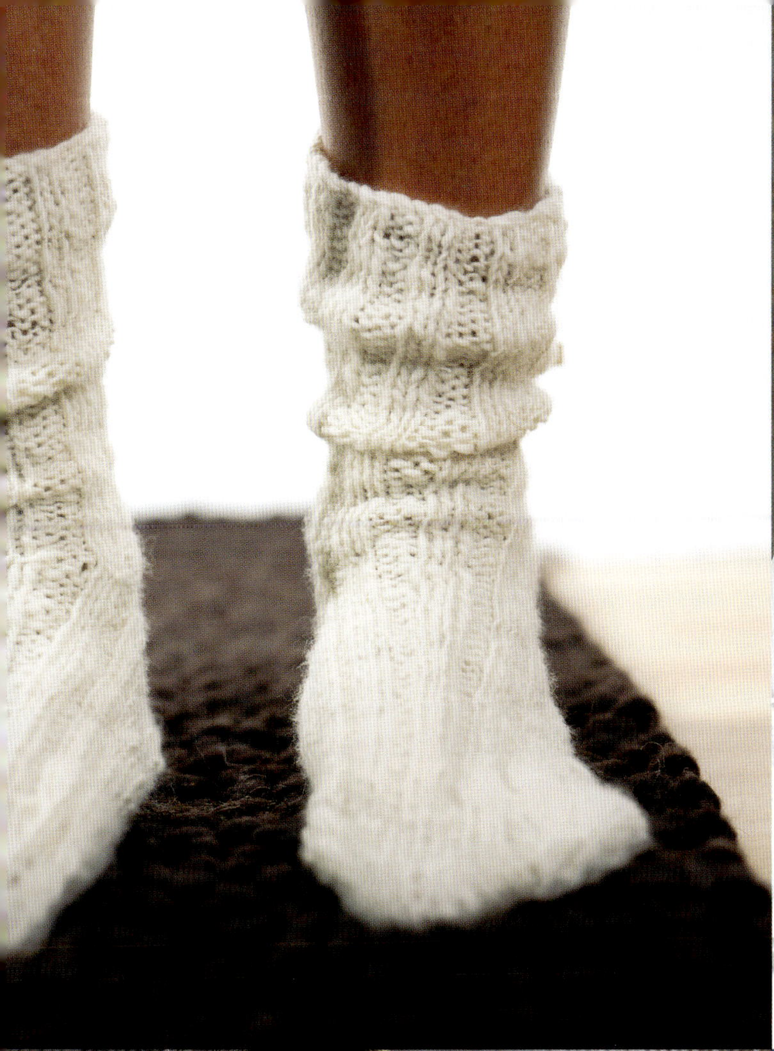
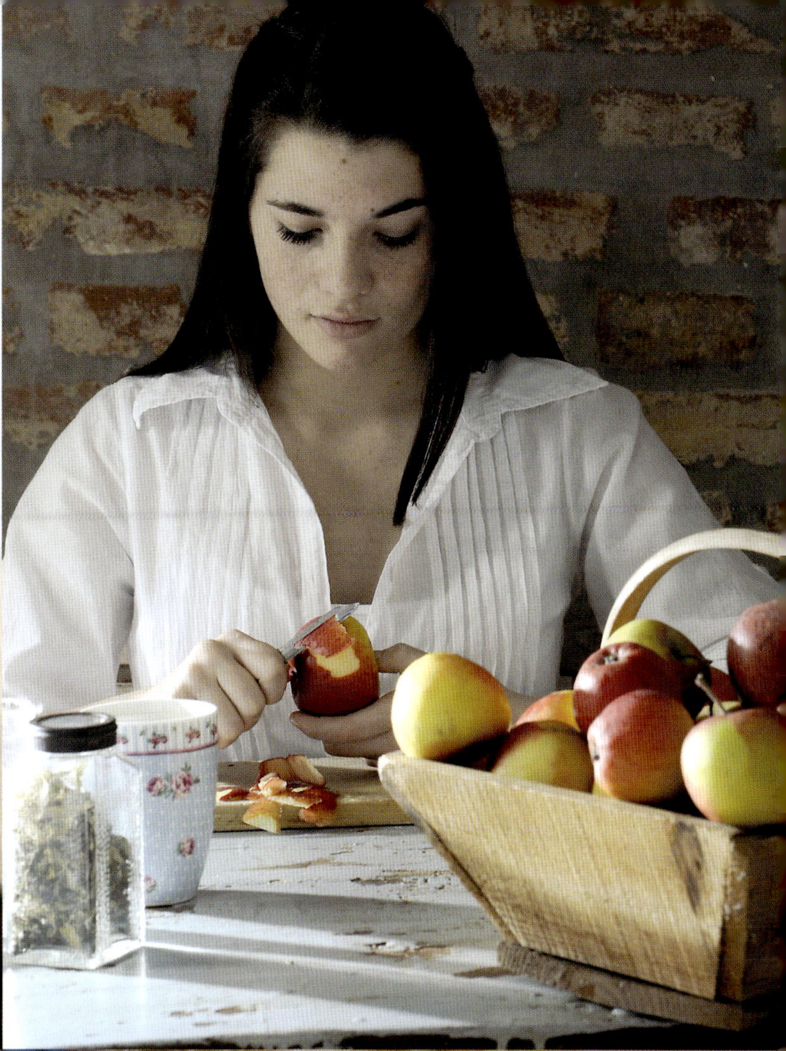
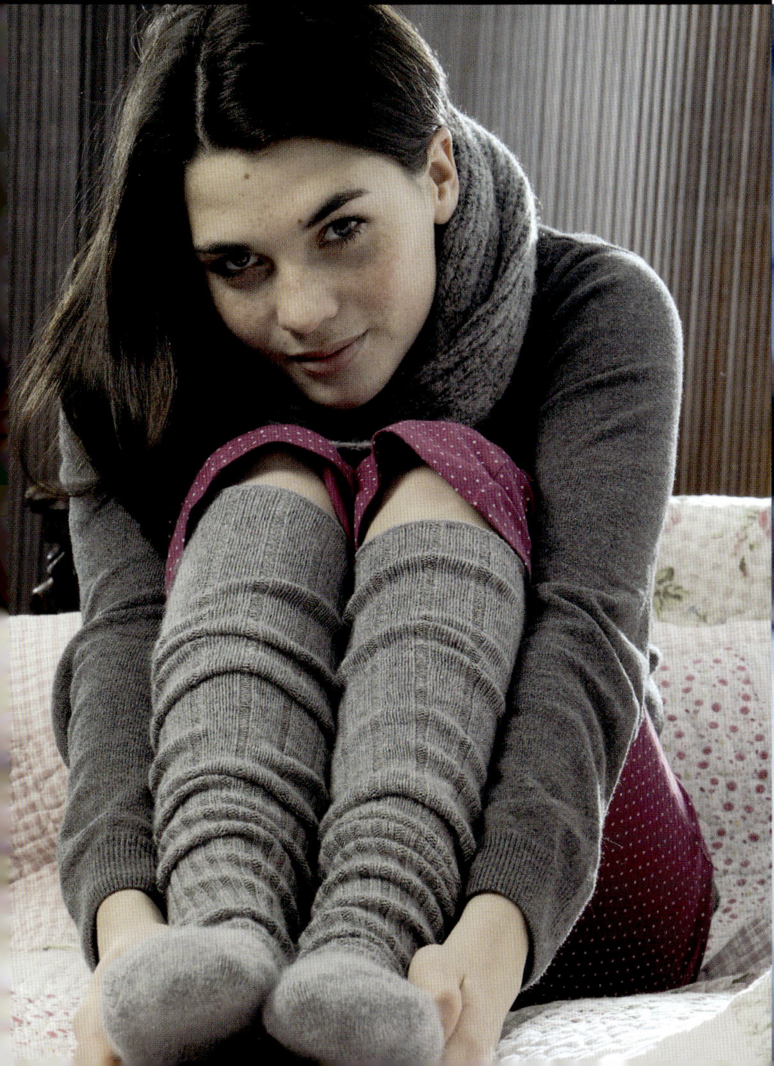
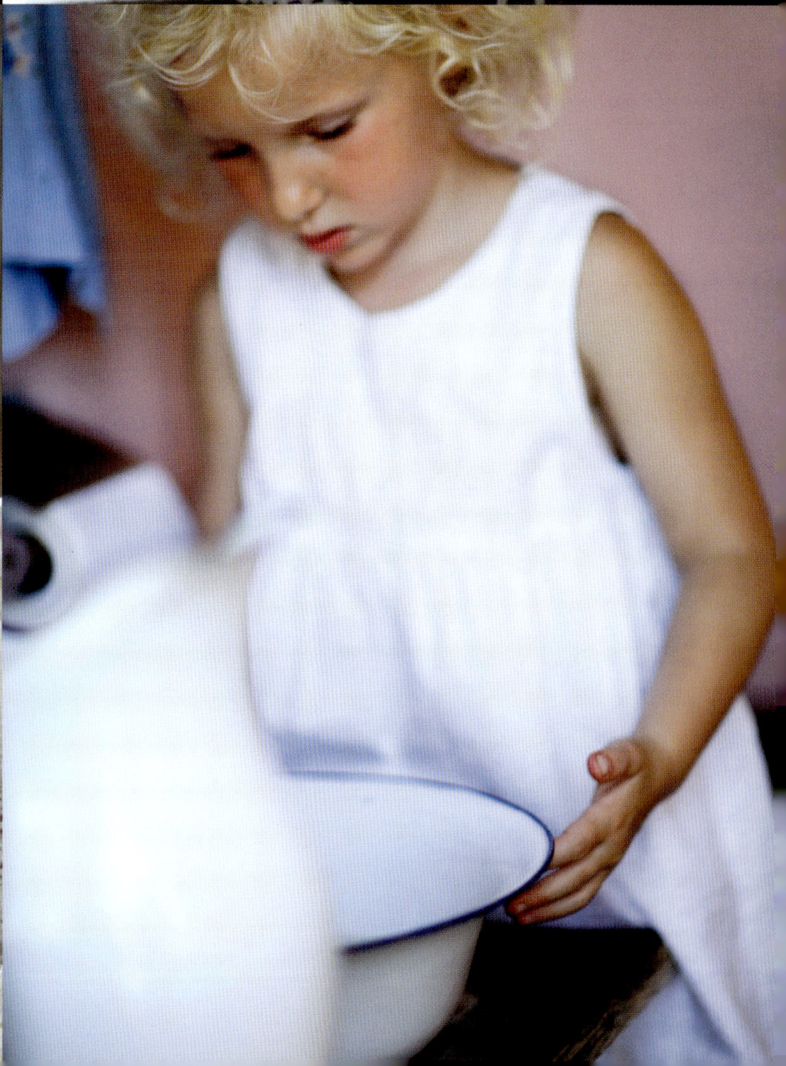

Mehl

INHALTSSTOFFE
Vitamine der B-Gruppe
Proteine
Kohlehydrate
Ballaststoffe
Mineralstoffe wie Kalzium, Kalium, Phosphor, Eisen, Natrium

Der Begriff Mehl bezeichnet das durch Mahlen von Getreidekörnern entstandene Pulver. Es wird hauptsächlich aus den Getreidesorten Weizen, Roggen, Dinkel, Hafer, Gerste, Hirse, Mais und Reis gewonnen, aber auch Senfkörner lassen sich zu Mehl mahlen.

Meist wird das helle Weizenmehl verwendet, aber gerade Dinkelmehl weist im Vergleich zum herkömmlichen Weizen in Bezug auf Vitamin B_1 einen deutlich höheren Gehalt auf. Das gilt auch für den Eiweißgehalt, die Aminosäuren, Mineralstoffe und Spurenelemente.

Gerade das Dinkelkorn mit seinem 5-fachen Spelz ist vor schädigenden Umwelteinflüssen gut geschützt. Daher sind die Umweltbelastungen im Mehl auch deutlich geringer.

Die ungesättigten Fettsäuren sind zusammen mit den B-Vitaminen wichtig für die Nervenzellen, sie liefern den Körperzellen Energie und kurbeln den Stoffwechsel von Fett und Eiweiß an. So kann man die positive Wirkung auf Nerven und Gemüt erklären.

Auch äußerlich angewendet hat das Mehl einiges zu bieten. Als Peeling sorgt es für eine klaren Teint, macht eine weiche Haut als Mehlbad und strafft als Honig-Mehl-Maske.

Straffende Mehl-Honig-Maske

INGREDIENZIEN
3 EL Weizenmehl
1 Eiweiß
3 EL Honig

Reinigt, strafft und beruhigt die Haut und ist der Retter bei irritierter, empfindlicher Haut.

Das Eiweiß steif schlagen, den Honig unterrühren und das Mehl hinzugeben. Mit einem Pinsel aufs Gesicht auftragen und in entspannter Lage 30 Minuten einwirken lassen. Mit warmem Wasser abwaschen und sich über die straffe, rosige Haut freuen.

Die einfachere Variante besteht aus 2 EL Weizenmehl und 2 EL Joghurt und ist ein wahrer Tiefenreiniger bei fettiger oder Mischhaut.

Mit 1 TL Honig und etwas warmer Milch wird die Mehlmaske zu einem Zaubermittel gegen fettige Haut, die leicht zu Rötungen neigt, denn der Honig wirkt beruhigend.

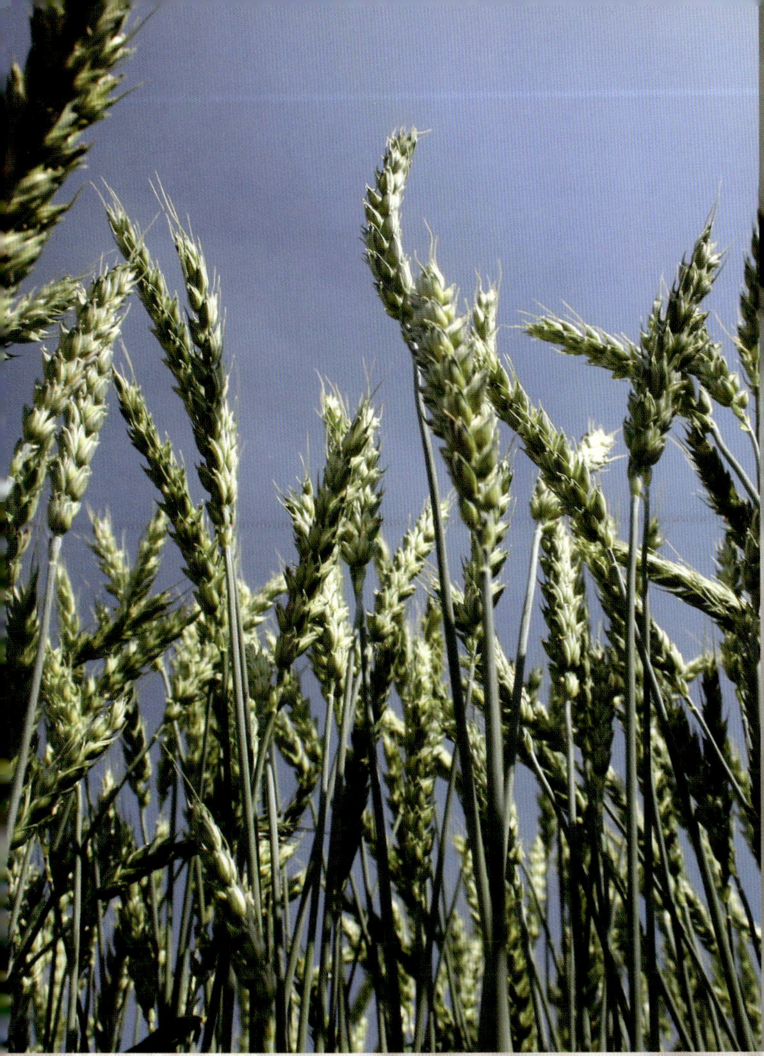
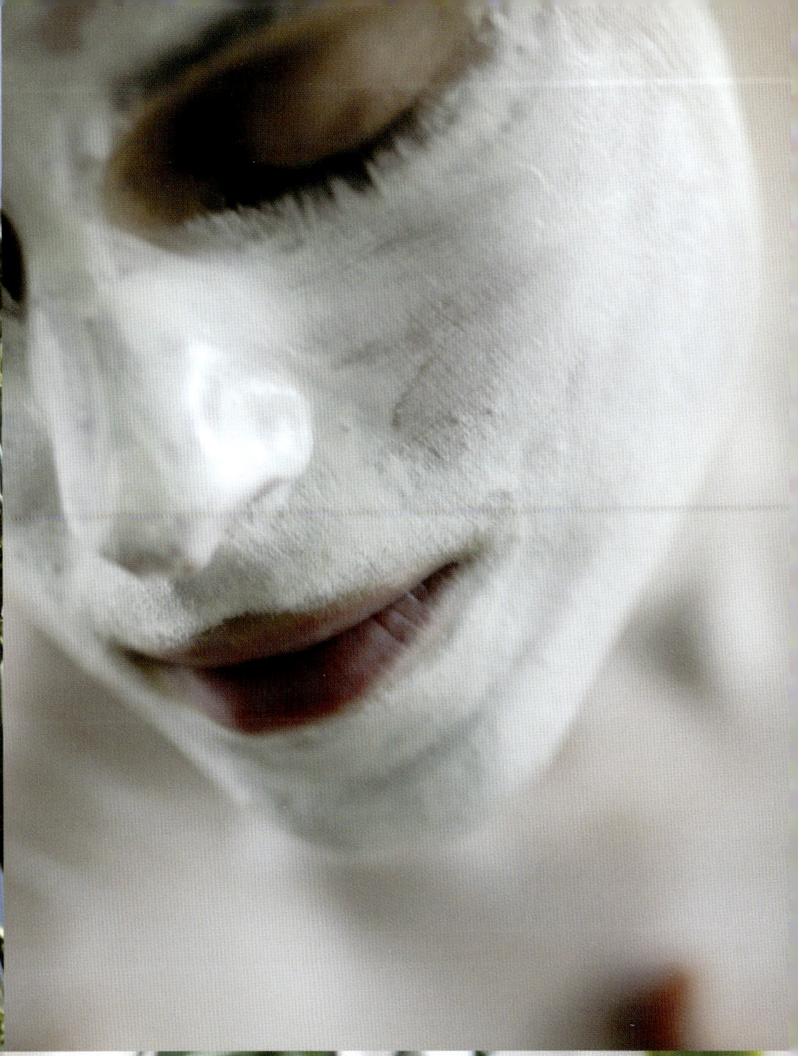
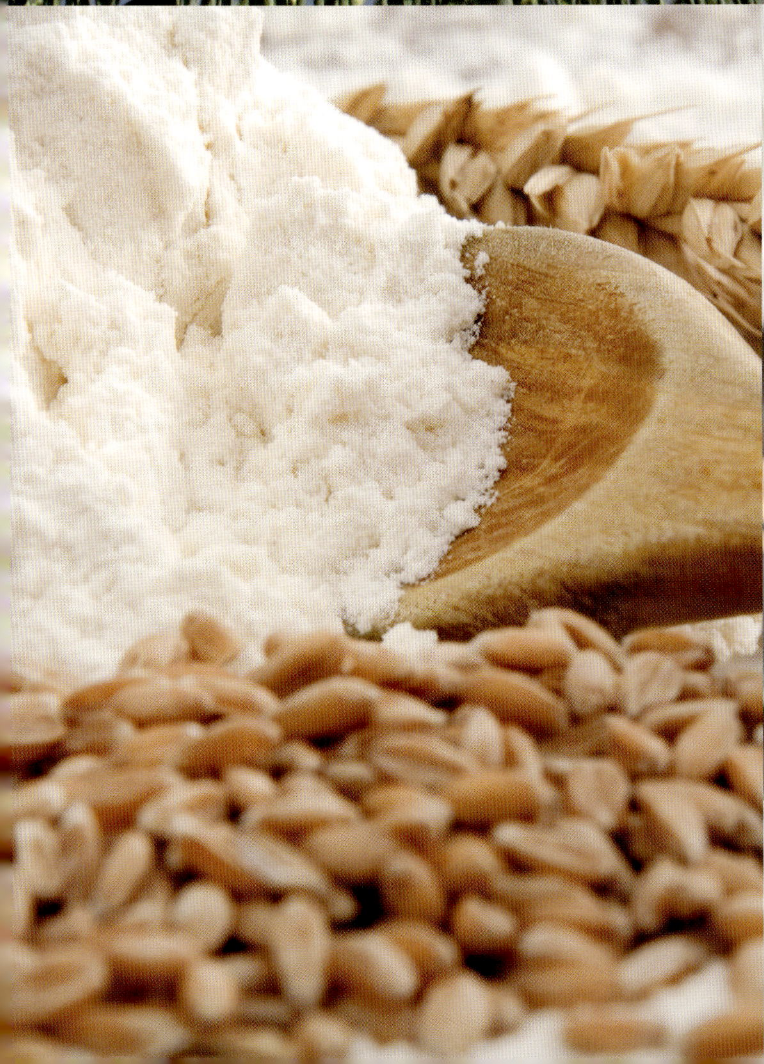
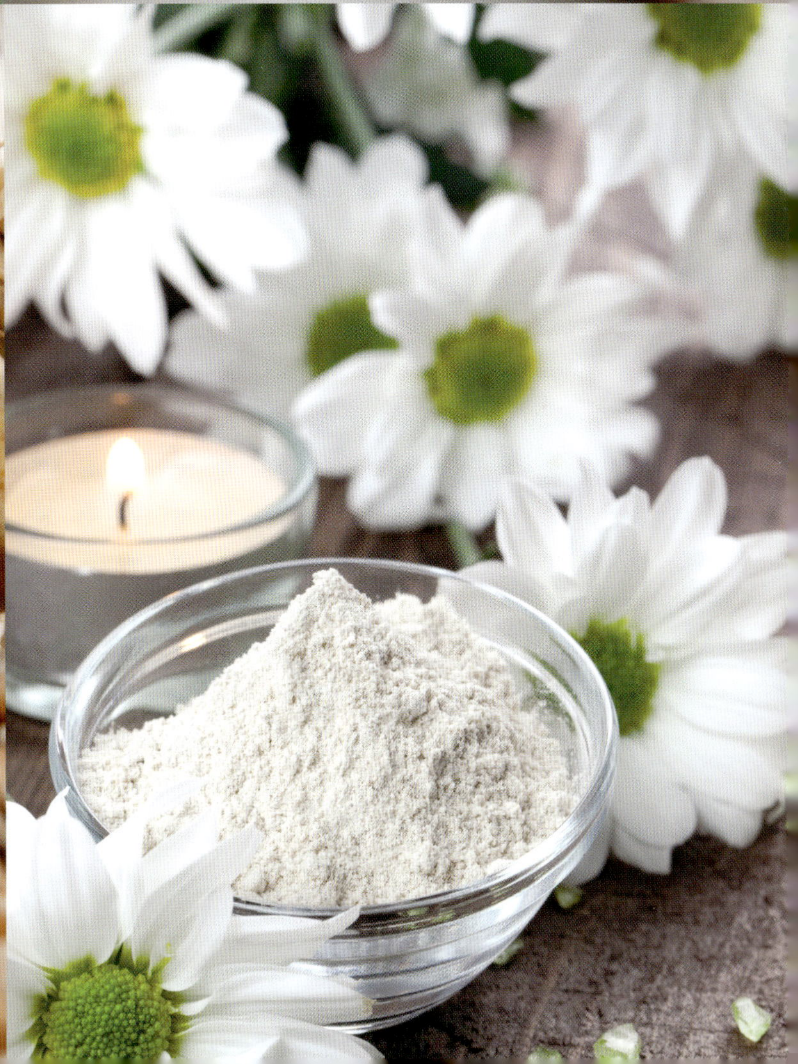

Mehlbad für eine glatte Haut

INGREDIENZIEN
300 g Weizen-, Hafer- oder Maismehl

Der Winter ist nicht die beste Jahreszeit für die Haut. Sie wird sehr schnell schuppig, spannt oder fühlt sich trocken an und sieht fahl und faltig aus. Mehl ist eigentlich in jedem Haushalt zu finden und somit ist schnelle Hilfe angesagt. Ein Badevergnügen der besonderen Art.

Das Mehl in ein Leinensäckchen oder in den Fußteil eines Nylonstrumpfes geben, zubinden und in den Wasserstrahl legen. Das Säckchen mehrfach auspressen und dann steht dem pflegenden Bad nichts im Wege. Die Haut wird wunderbar glatt und weich.

Durchblutungsförderndes Mehl-Peeling

INGREDIENZIEN
2 TL Mehl
2 TL Haferflocken
2 TL geriebene Mandeln
etwas Milch

Den Schönheitstag mit einer warmen Kompresse beginnen, indem man ein Gästhandtuch für 10 Minuten aufs Gesicht legt und die Haut somit auf die kommende Pflege vorbereitet. Die Haferflocken und Mandeln in diesem intensiven Mehl-Peeling befreien dann die Haut von der verdickten Hornschicht, das Mehl macht sie weich und glatt und die Milch pflegt.

Haferflocken und Mandeln fein reiben, mit dem Mehl mischen und mit warmer Milch zu einem homogenen Brei rühren.

Die Paste auf das gereinigte Gesicht auftragen und 30 Minuten entspannt antrocknen lassen. Mit den Fingern abrubbeln und mit warmem Wasser abwaschen, kalt nachspülen, dann schließen sich die Poren und man bekommt eine feinporige, glatte, saubere Haut.

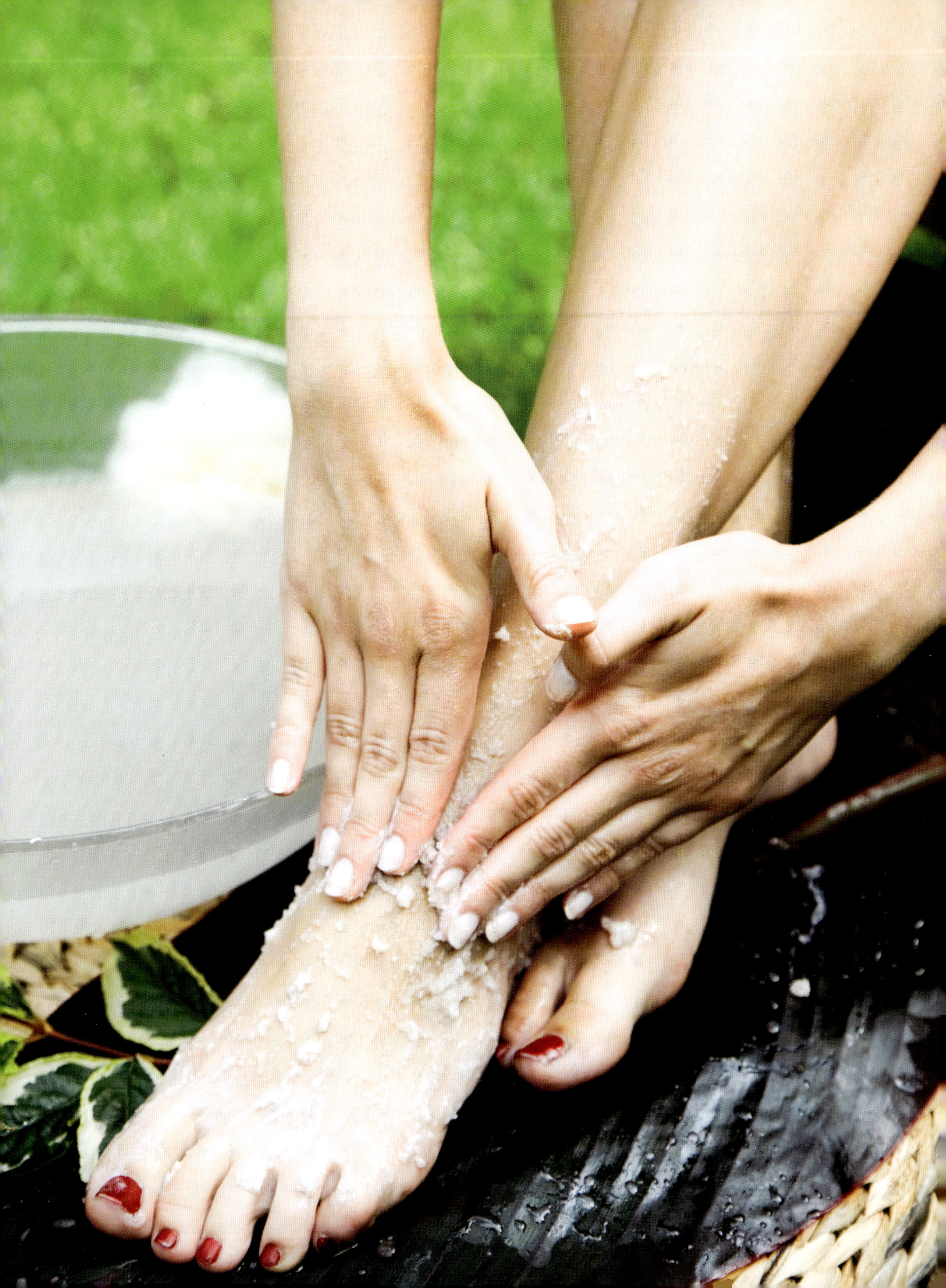

Milch

INHALTSSTOFFE
Vitamin E, A
Aminosäuren
Proteine
Kalzium

Frauen wollten schon immer schön sein, auch zu Zeiten, als es noch keine Parfümerien gab, in denen man Luxuskosmetika kaufen konnte. Aber Frau wäre nicht Frau, wenn sie nicht gewusst hätte, wie sie Schönmacher selber herstellen kann. Das Geheimnis heißt Milchprodukte.

Milch und Milchprodukte sind echte Allrounder. Entrahmte Milch, Buttermilch oder saure Sahne entfetten unreine Haut. Milch oder Sahne mit hohem Fettanteil beruhigen trockene Haut, denn das Milchfett wirkt rückfettend und sorgt für Abhilfe bei erweiterten Äderchen. Als Ganzkörperbad sorgt Milch für eine samtige Haut, denn die milde Milchsäure wirkt wie ein sanftes Peeling, aber auch das Haar bekommt mit einer Milchspülung einen strahlenden Glanz. Überanstrengte Augen freuen sich über eine kühle Milchmaske und schauen dann wieder frisch in die Welt.

Als Nahrungsmittel sind Milchprodukte wie Buttermilch, Dickmilch, Kefir und Joghurt wichtige Mineralstofflieferanten. Sie enthalten viel Kalzium in bester Form, denn gerade das Kalzium aus Milchprodukten wird schnell und zuverlässig vom Körper verwertet. Die enthaltenen Eiweiße, deren Bausteine die Aminosäuren sind, sollten der Nahrung täglich zugefügt werden. Milch und Milchprodukte enthalten 10 Aminosäuren, deshalb ist Milcheiweiß besonders hochwertig.

Milchpflege für die Haut

INGREDIENZIEN
¼ Tasse Milch
1 Eigelb
1 TL Weizenkeime
1 Tröpfchen Parfüm oder Duftöl nach Belieben

Gerade im Winter, wenn die Haut rau und schuppig ist und leicht spannt, ist diese Körperlotion ein Retter.

Alle Zutaten verrühren, das Eigelb stellt die Verbindung zwischen Milch und Öl her. Die Lotion nun sanft einmassieren. Es ist ratsam, die gesamte Lotion sofort zu verbrauchen, denn die Haltbarkeit ist sehr begrenzt.

Duftendes Milchbad

INGREDIENZIEN
1 Tasse Milchpulver
1 TL getrockneter Lavendel
1 TL getrockneter Rosmarin
einige getrocknete Orangenschalen

Dieses Bad mit wunderbaren Kräutern ist schon ein besonderer Genuss und verwöhnt die Haut und die Sinne.

Alle Zutaten vermischen, mit etwas heißem Wasser aufgießen, kurz durchziehen lassen, gefiltert ins Badewasser gießen und dann abtauchen!

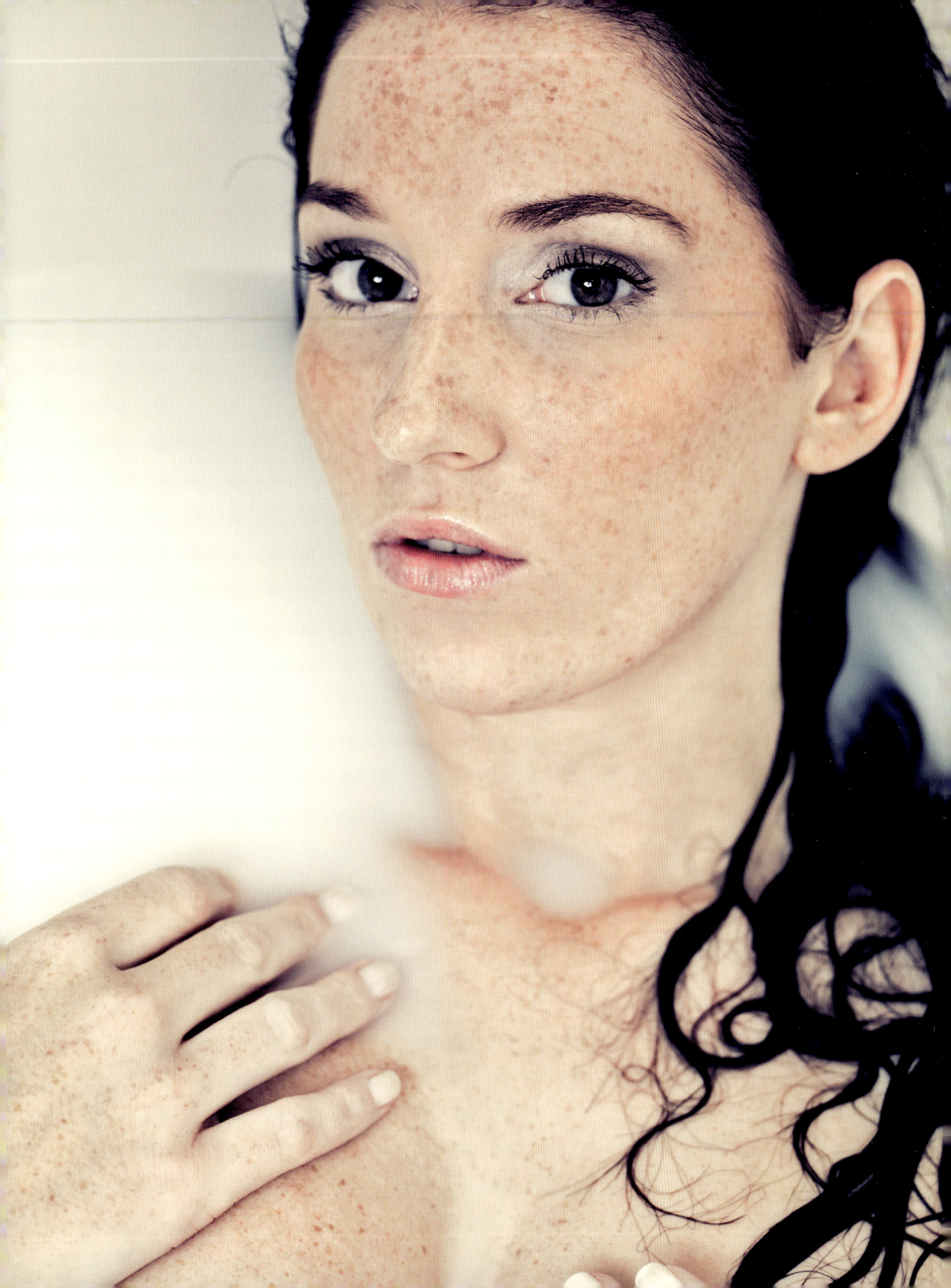

Eisige Milchkompressen

INGREDIENZIEN
6 EL Milch
2 bis 3 Eiswürfel
Wattepads

Die Milch mit den Eiswürfeln zusammen in eine Schüssel geben, warten, bis die Eiswürfel ein bisschen angeschmolzen sind. Flüssigkeit mit den Wattepads aufnehmen, entspannt hinlegen und die Kompressen bis zu 10 Minuten auf die Augen legen. Der Frischekick ist unübersehbar.

Da sich auch die Haut am ganzen Körper über ein Milchbad freut sollte man sich ab und an ein Vollbad mit 3 l frischer Vollmilch gönnen. Dabei auf Seife verzichten und nur genießen. Die Haut fühlt sich anschließend samtig weich an.

Kleopatras Milchbad

INGREDIENZIEN
1,5 l frische Vollmilch
1 Glas Honig

Die ägyptische Königin wusste genau, wie sie Männer betören konnte, denn sie hat den beiden größten Staatsmännern ihrer Zeit den Kopf verdreht und das obwohl sie nicht, wie im Film dargestellt, wirklich so hübsch war. Vielleicht hat es an der aufregend samtigen Haut gelegen, die sie durch ihr berühmtes Milchbad bekam. Badete sie in Stutenmilch oder Eselsmilch? Wir beschränken uns hier auf frische Kuhmilch, denn der Effekt ist derselbe.

Zutaten einfach ins 36 °C warme Badewasser geben und dann für 15 bis 20 Minuten eintauchen. Ein wirklich königliches Bad.

Sahniges Bad bevorzugt von George Sand

INGREDIENZIEN
¼ l Sahne
200 g Meersalz
1 Glas Honig

Die sehr emanzipierte Schriftstellerin des 19. Jahrhunderts war seinerzeit berühmt für ihre wunderbar geschmeidige Haut, was sie auf dieses Sahnebad mit Meersalz zurückführte.

Die Zutaten ins 36 °C warme Badewasser geben, auflösen und dann kann man sich für 15 bis 20 Minuten fühlen wie jemand, in den sich sogar ein Chopin verlieben konnte.

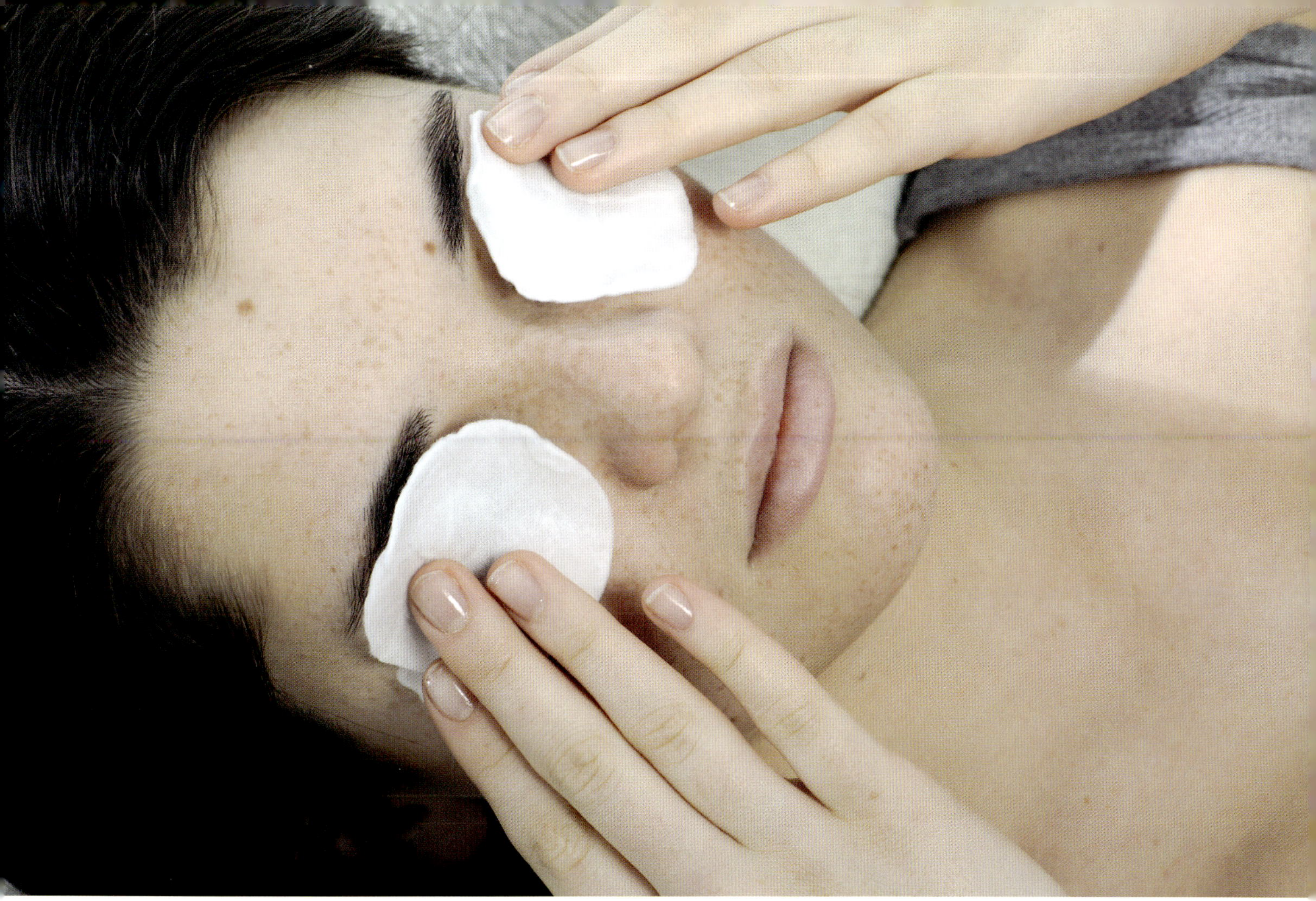

Milch-Massage-Bad

So kann man unreiner Haut den Garaus machen. Ein Milchbad mit Weizenkleie und einem ganz besonderen Peeling.
Ein Leinensäckchen mit den Zutaten füllen, das Säckchen ins Wasser legen und dann den ganzen Körper damit massieren. Die abgestorbenen Hautschüppchen werden so abgetragen und eine frische, neue Haut zeigt sich. Die Milch sorgt für eine angenehme Cremigkeit und der Wohlfühleffekt ist garantiert.
Milchpulver ist auch eine ausgezeichnete Gesichtsmaske, denn die Milchsäure löst den Schmutz von der Haut und die Proteine der Milch hinterlassen ein seidenweiches Hautgefühl.

INGREDIENZIEN
2 Tassen Milchpulver
1 Tasse Weizenkleie

Quark-Honig-Maske für reine Haut

INGREDIENZIEN
2 EL Quark
2 TL Honig
1 TL Zitronensaft oder Sahne bei trockener Haut

Ein Klassiker unter den Naturkosmetika ist diese Maske, die der unreinen Haut zu Leibe rückt. Mit Sahne statt Zitronensaft wird daraus eine Maske für besonders trockene Haut.
Die Zutaten miteinander verrühren und mit dem Pinsel aufs Gesicht auftragen. Sind die Wangenpartien eher trocken und die Gesichtsmitte eher fett, so kann man einen Teil der Quark-Maske mit Zitronensaft versetzen und den anderen mit Sahne. 30 Minuten entspannt auf der Couch, nach Belieben mit einem warmen, feuchten Handtuch als Kompresse, und schon sieht die Haut erfrischt und rosig aus. Mit warmem Wasser abnehmen und wie gewohnt eincremen.

Wohltuendes Buttermilch-Ölbad

INGREDIENZIEN
Mandelöl
3 l Buttermilch
1 Glas Honig

In diesem Bad kann man nur schwelgen und sich unendlich wohl fühlen. Das Mandelöl in den noch trockenen Körper einmassieren, dabei den trockenen, rauen Stellen besondere Beachtung schenken. Die Buttermilch ins 36 °C warme Badewasser geben und den Honig darin auflösen. Nun in das Luxusbad steigen. Der Ölfilm verschwindet nach einiger Zeit, die Milchssäure stabilisiert den Säureschutzmantel der Haut. Beim Baden keine Seife verwenden, denn das zerstört den rückfettenden Effekt. Nach 20 Minuten Entspannung den Körper sanft mit dem Handtuch abtupfen.

Buttermilch-Reinigungsmaske für reife Haut

INGREDIENZIEN
½ Tasse Buttermilch
35 g Mandelkleie
1 Messerspitze Agar-Agar
getrocknete Schale einer ungespritzten Zitrone

Diese anregende Maske ist besonders für reife Haut geeignet, denn durch die intensive Reinigung werden die abgestorbenen Hautzellen abgelöst, die Durchblutung angeregt und die Haut sieht wieder frisch und jung aus.
Mandelkleie, Agar-Agar und Zitronenschale mischen und mit der Buttermilch zu einer Maske verrühren. Die Maske mit dem Pinsel aufs Gesicht auftragen und mit kreisenden Bewegungen einmassieren. 10 Minuten einwirken lassen und mit warmem Wasser abnehmen.

Pflegende Mandelmilch

Die Mandelmilch gehört wohl zu den ältesten Kosmetika und nährt, pflegt und glättet die Haut. Schon unsere Großmütter verwendeten sie, um Falten vorzubeugen, denn sie ist eine ausgezeichnete Nährcreme.
Die süßen Mandeln unter ständigem Rühren mit dem Glyzerin vermischen. Rosenwasser leicht erwärmen und mit dem Milchpulver vermengen. Das Mandel-Glyzerin-Gemisch in die noch warme Rosenwasser-Milchpulver-Mischung geben und bis zum Erkalten rühren. Nach Belieben filtern und in braune Apothekerfläschchen füllen. Gekühlt hält sich die Milch einige Wochen frisch.

INGREDIENZIEN
10 g Milchpulver
50 g geriebene, süße Mandeln
35 g Glyzerin
⅛ l Rosenwasser

Molke-Reinigungsmilch

Die Molke hat einen sicheren Platz in der Naturkosmetik, denn sie hat eine desinfizierende, hautreinigende Wirkung. Das vitaminreiche Reisöl baut zusammen mit der Molke den natürlichen Hautschutz wieder auf.
Molke und Hafermehl ohne Klumpen zusammenrühren, Reisöl hinzufügen und die Mandelkleie unterheben. Die Milch mit den Fingern auftragen, einmassieren und mit einem feuchten, warmen Gästehandtuch abnehmen. Kann auch gerne als Dekolletépflege benutzt werden. Gekühlt hält das Produkt zwei bis drei Tage.

INGREDIENZIEN
¼ l Molke
60 g Hafermehl
20 ml Reisöl
20 g Mandelkleie

Reinigende Maske mit Crème fraîche

Die sahnige Crème fraîche kühlt die Haut auf angenehme Weise, zusammen mit dem Hafermehl wirkt die Maske reinigend und glättend.
Alle Zutaten vermischen und großzügig auf Gesicht und Hals auftragen. In entspannter Lage 15 Minuten einwirken lassen. Mit einem feuchten, warmen Gästetuch abnehmen und kalt nachspülen.

INGREDIENZIEN
¼ Tasse Crème fraîche
2 EL Hafermehl

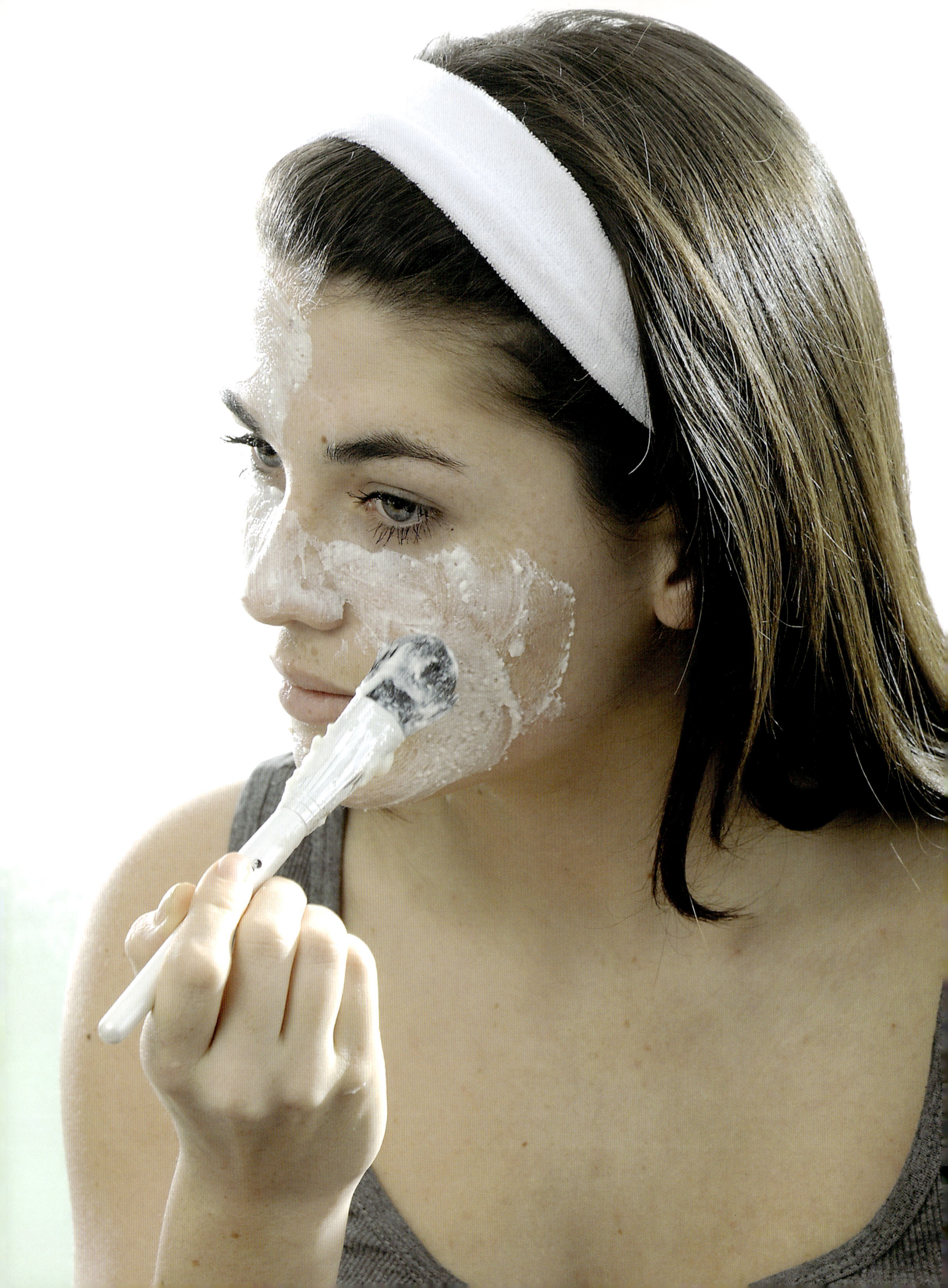

Schnelle Maske gegen Mitesser

INGREDIENZIEN
1 Tüte Gelatinepulver
entsprechende Menge Milch

Den Kampf gegen die hässlichen Mitesser gewinnt hier die Milch im Zusammenspiel mit der Gelatine.
Das Gelatinepulver nach der Gebrauchsanweisung mit der Milch auflösen, kurz anziehen lassen und vor dem Festwerden mit einem Wattebausch auf die entsprechenden Gesichtspartien auftragen. Trocknen lassen und abziehen. Die Mitesser finden sich nun an der Gelatine, nicht mehr im Gesicht.

Quarkmaske gegen müde Haut

INGREDIENZIEN
4 EL Quark
1 Eigelb
1 EL Honig
1 TL Zitronensaft
Milch

Eine Wohltat ist diese frische Maske, die die graue und schlaffe Winterhaut wieder glatt und geschmeidig macht.
Die Zutaten, bis auf die Milch, zu einer cremigen Masse zusammenrühren und mit einem Pinsel auf die Haut auftragen. Sich in eine bequeme Ruheposition begeben und die Maske 20 bis 30 Minuten einwirken lassen. Einen Wattebausch in Milch tränken und die Maske damit abnehmen. Gesicht, Hals und Dekolleté mit kaltem Wasser nachspülen und anschließend eine Nährcreme auftragen. Tut der gestressten Winterhaut sehr gut.
Statt Eigelb und Zitronensaft einfach einige Tropfen süßes Mandelöl nehmen und schon hat man eine nährstoffreiche Maske für besonders trockene Haut.
Die Schweden schwören auf die Mischung 2 EL Quark, 1 EL Schlagsahne und 1 EL Bienenhonig. Wird von jeder Haut gut vertragen und glättet und reinigt den Teint.

Fruchtiges Mango-Lassi

ZUTATEN
1 kleine Mango
1 TL frischer Limettensaft
1 TL Honig
150 g fettarmer Joghurt
1 TL Weizenkeime
Kardamom

Die wohl köstlichste Art, etwas für die Schönheit zu tun. Das Eiweiß in Kombination mit Vitamin C und Beta-Carotin sorgt mit Leichtigkeit für einen schönen Teint. Die Vitamine E und B kümmern sich um den Stoffwechsel.
Die Mango schälen und würfeln, mit dem Limettensaft und dem Honig pürieren, den Joghurt unterrühren, mit Kardamom würzen und mit den Weizenkeimen bestreuen.

Herzhafter Karotten-Nuss-Drink

ZUTATEN
1 Tasse Milch
½ Tasse Karottensaft
¼ Tasse Tomatensaft
1 TL Erdnüsse
1 Spritzer Tabasco
Salz und Pfeffer

Die Karotten warten hier mit viel Beta-Carotin auf, die Milch sorgt für das Fett, damit dieses auch aufgenommen werden kann, und alles zusammen mit den Nüssen sorgt für eine streichelzarte Haut und strahlende Augen.
Die Säfte mit der Milch verrühren, mit dem Tabasco und Salz und Pfeffer nach Belieben würzen. Zum Schluss noch die Erdnüsse hacken und unterrühren und das Getränk in schöne Gläser füllen.

Darmwohl-Drink

ZUTATEN
1 Tasse probiotischer Joghurt
½ Tasse Karottensaft
1 TL Honig
1 Prise gemahlener Ingwer
1 Apfel

Verdauungsprobleme ade, denn dieser Drink mit dem probiotischen Joghurt und dem immunisierenden Ingwer beruhigt den Darm und sorgt für eine gesunde Darmflora.
Joghurt, Saft und Honig zusammen mit dem Ingwer kräftig durchmixen, den kleingeschnittenen Apfel hinzufügen und pürieren. Den Drink in zwei Gläser füllen und mit einem dicken Strohhalm trinken.

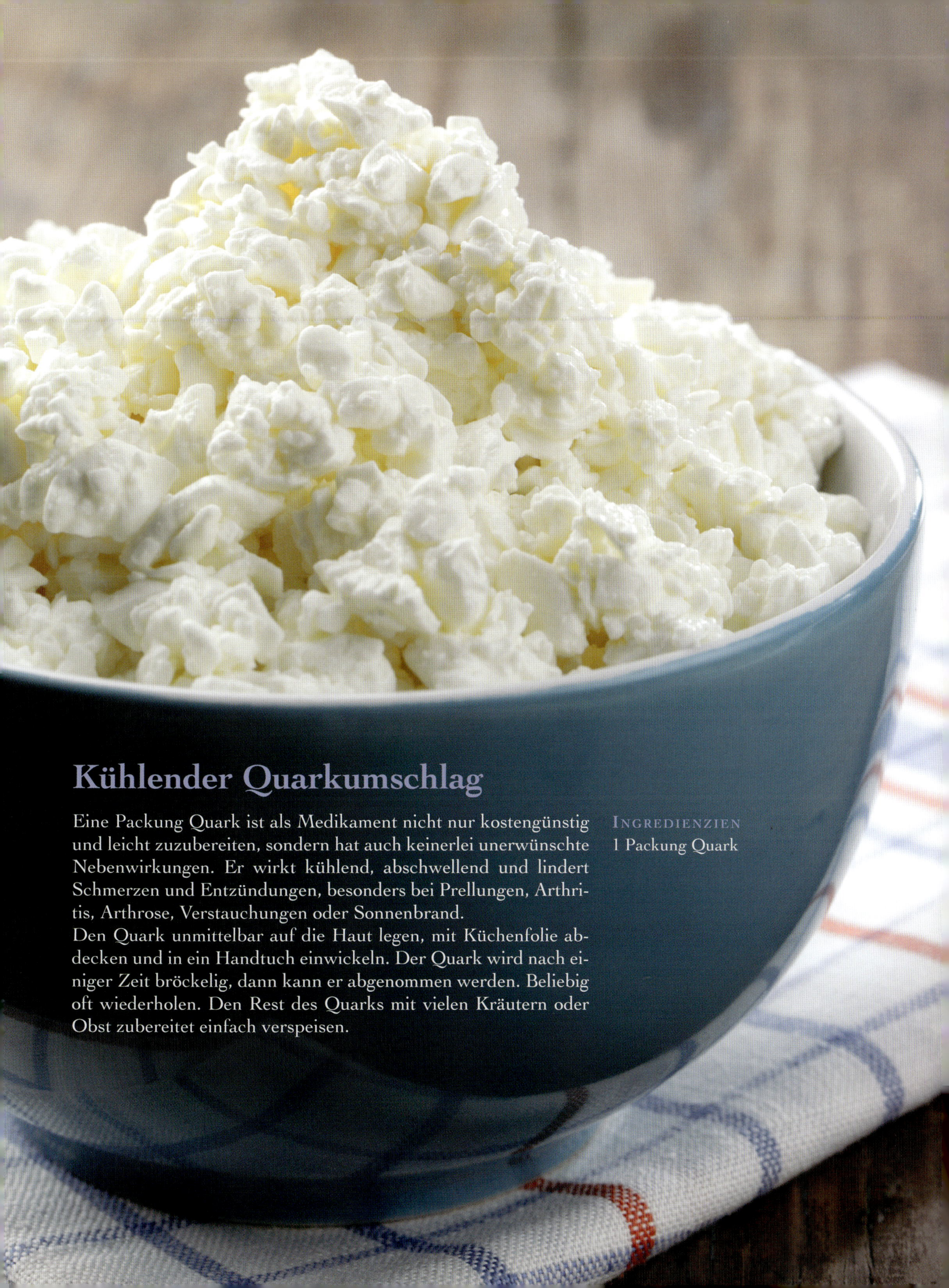

Kühlender Quarkumschlag

Eine Packung Quark ist als Medikament nicht nur kostengünstig und leicht zuzubereiten, sondern hat auch keinerlei unerwünschte Nebenwirkungen. Er wirkt kühlend, abschwellend und lindert Schmerzen und Entzündungen, besonders bei Prellungen, Arthritis, Arthrose, Verstauchungen oder Sonnenbrand.
Den Quark unmittelbar auf die Haut legen, mit Küchenfolie abdecken und in ein Handtuch einwickeln. Der Quark wird nach einiger Zeit bröckelig, dann kann er abgenommen werden. Beliebig oft wiederholen. Den Rest des Quarks mit vielen Kräutern oder Obst zubereitet einfach verspeisen.

INGREDIENZIEN
1 Packung Quark

Haferflocken

INHALTSSTOFFE
Vitamin B_1, B_2, B_6, B_9, E
Mineralstoffe wie Eisen, Zink, Magnesium, Phosphor, Kalzium

Der außergewöhnlich hohe Gehalt an Vitaminen, Nähr- und Mineralstoffen macht den Hafer zum wichtigen Bestandteil einer gesunden Ernährung und das weit über seine herkömmliche Verwendung als Baby- oder Krankenkost hinaus.
Die im Hafer enthaltenen Vitamine schützen den Körper vor äußeren Einflüssen und Belastungen und beeinflussen Stoffwechselabläufe. Hafer ist reich an B-Vitaminen. Vitamin B_1 unterstützt das Nervensystem und fördert die Konzentration, Vitamin B_2 macht schöne Haut und Nägel, Vitamin B_6 braucht der Körper für die Bildung des roten Blutfarbstoffs Hämoglobin und hilft bei der Produktion des Glückshormons Serotonin und Vitamin B_9, die Folsäure, ist notwendig für die Bildung der roten Blutkörperchen.
Das berühmte Vitamin E gehört zu den Radikalfängern und schützt den Organismus vor den schädigenden Oxidationsstoffen, stärkt das Immunsystem und wirkt entzündungshemmend.
Mit Haferflocken kann man nicht nur ein wunderbares Frühstück zaubern, Plätzchen backen oder Suppen kochen, sondern auch Kosmetika selber herstellen. Sie enthalten wertvolle Eiweiße und Fettstoffe, zudem Lecithin, Kohlehydrate, Vitamine und Mineralstoffe und nähren somit auch die Haut und wirken aufbauend.

Haferflocken-Buttermilch-Maske

INGREDIENZIEN
1 EL feine Haferflocken
½ Tasse Buttermilch
etwas Buttermilch zum Abwaschen

Die Grundrezeptur besteht nur aus Haferflocken und Buttermilch, kann dann aber noch mit Rosenwasser verfeinert werden. Gerade beanspruchte Haut an Hals und Dekolleté dankt es, wenn sie mit einer nährenden Maske verwöhnt wird.
Haferflocken mit der Buttermilch anrühren, kurz ausquellen lassen und dann mit dem Pinsel auf Gesicht und Hals auftragen. Einen bequemen Platz aufsuchen und 30 Minuten entspannen. Mit der Buttermilch abwaschen, mit lauwarmem Wasser nachreinigen und anschließend eincremen.
Für die raffiniertere Variante werden die Haferflocken mit einer halben Tasse Milch aufgekocht, dann 2 EL Rosenwasser unter die leicht abgekühlte Masse gezogen und die noch warme Maske auf Gesicht und Hals verteilt. Nach 30 Minuten kann die Maske mit lauwarmem Wasser abgenommen werden und ein frischer, glatter Teint kommt zum Vorschein.

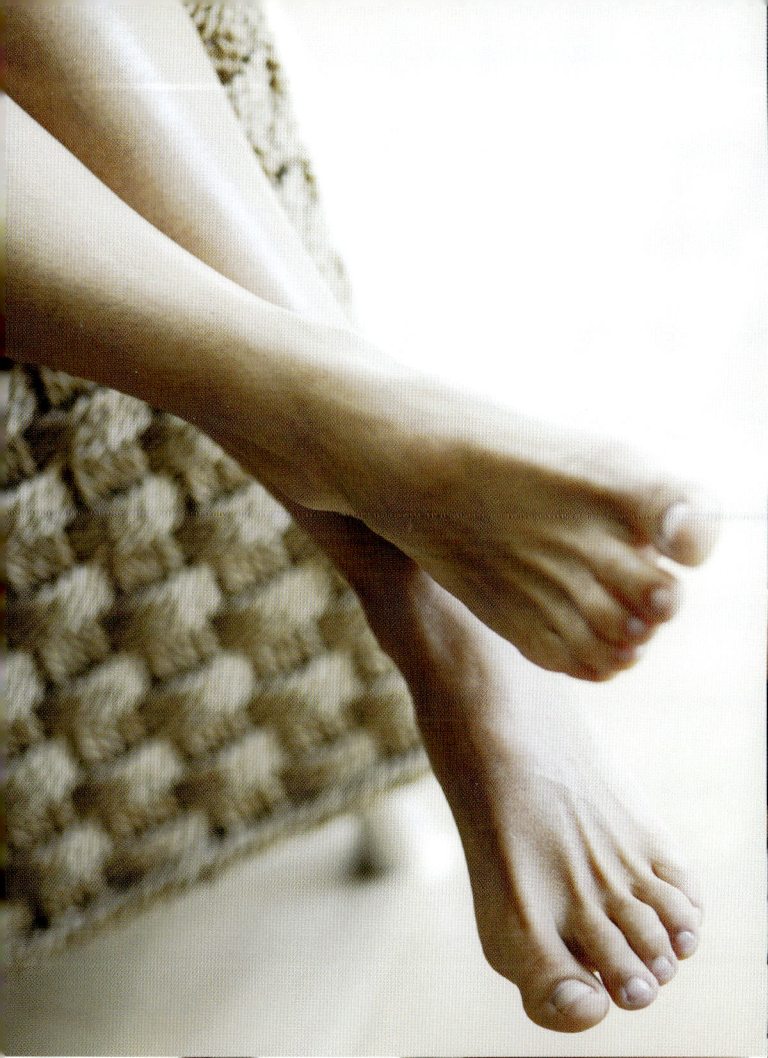
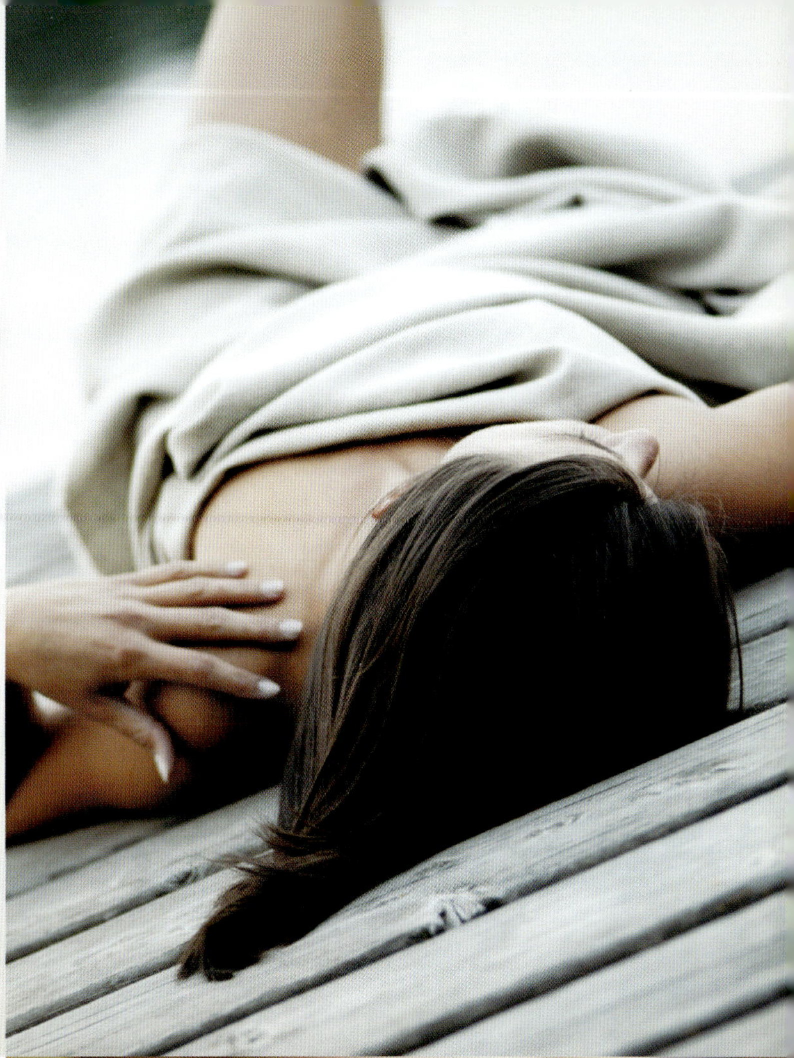
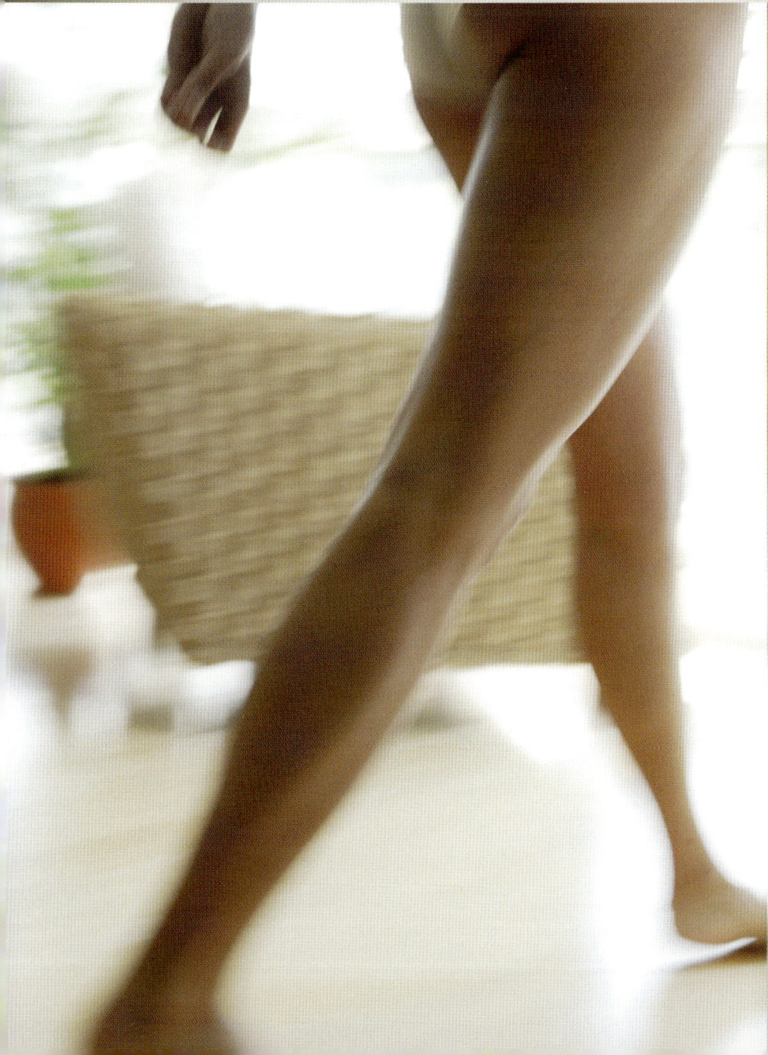
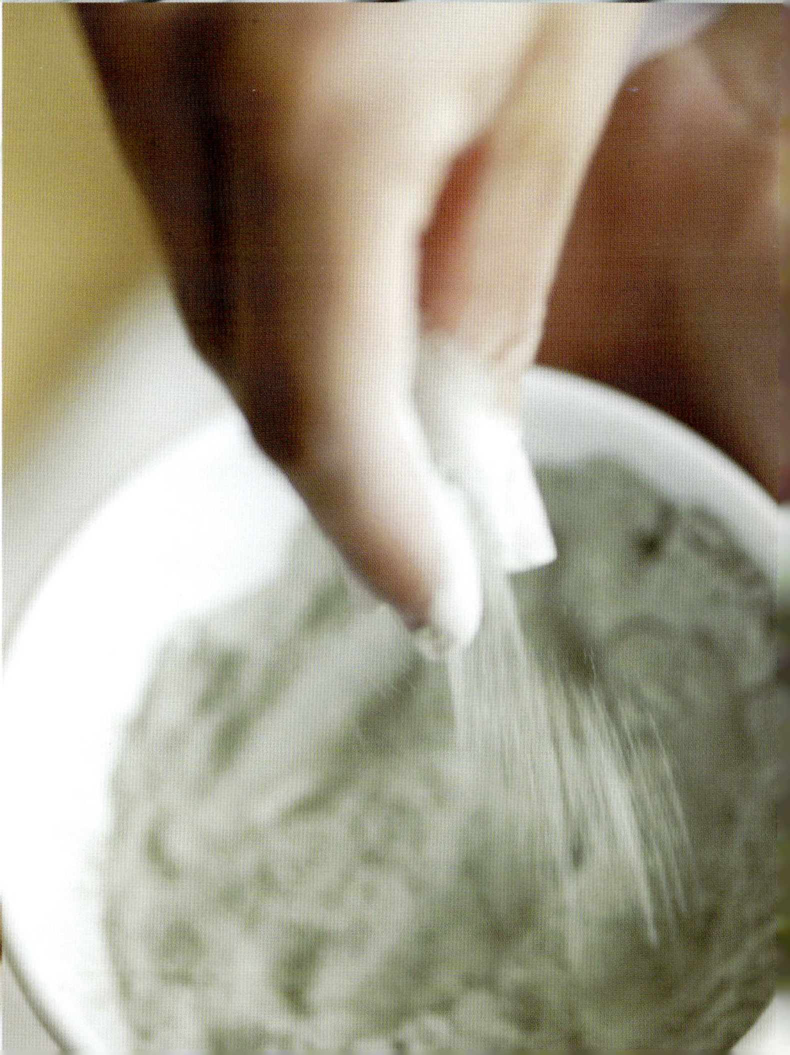

Reinigende Haferflocken-Lotion

INGREDIENZIEN
2 Tassen Haferflocken
1 l destilliertes Wasser

Es gibt kaum eine einfachere Lotion, die sanfter reinigt als diese Lotion aus eingeweichten Haferflocken. Die Haferflocken in ein verschließbares, sauberes Glas füllen und mit dem destillierten Wasser übergießen. 2 Tage einweichen lassen, dann filtern und die Lotion in eine saubere, verschließbare Flasche füllen. Morgens und abends Gesicht und Hals damit reinigen.

Gründliches Haferflocken-Peeling

INGREDIENZIEN
2 EL Haferflocken
1 EL getrocknete, gemahlene Orangenschalen
3 EL warmes Wasser

Ein gründliches Peeling, ohne Konservierungsstoffe, günstig und schnell in der Herstellung. Was will man mehr? Die Haut ist anschließend so rosig und feinporig wie noch nie und wenn man will, kann man dem ganzen Körper damit etwas Gutes tun! Die Zutaten mit dem warmen Wasser vermischen und das angefeuchtete Gesicht sanft abreiben. Mit warmem Wasser abspülen und sich über den frischen, rosigen Teint freuen.
Mit etwas Zitronensaft und 1 TL Olivenöl vermischt wird aus der gleichen Maske die perfekte Handmaske gegen raue Hände.

Haferflocken-Peeling gegen Orangenhaut

INGREDIENZIEN
1 EL Haferflocken
1 EL brauner Zucker
2 EL Olivenöl

Das in den Haferflocken enthaltene Silizium stärkt das Bindegewebe von innen wie von außen und wirkt so gegen Orangenhaut. Die Zutaten vermischen, die Paste mit kreisenden Bewegungen in die Haut an Oberschenkel und Po einmassieren und gründlich abspülen.

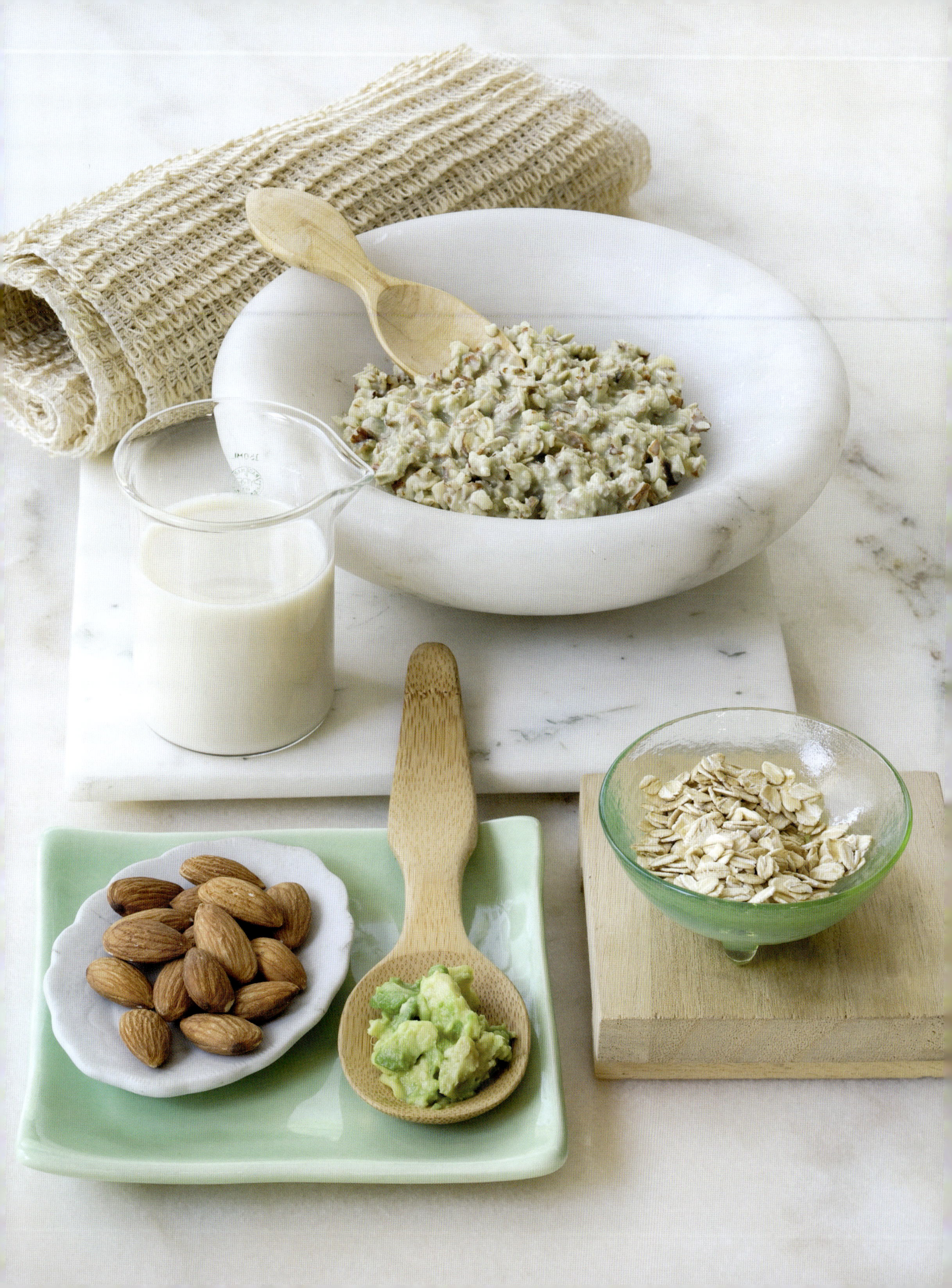

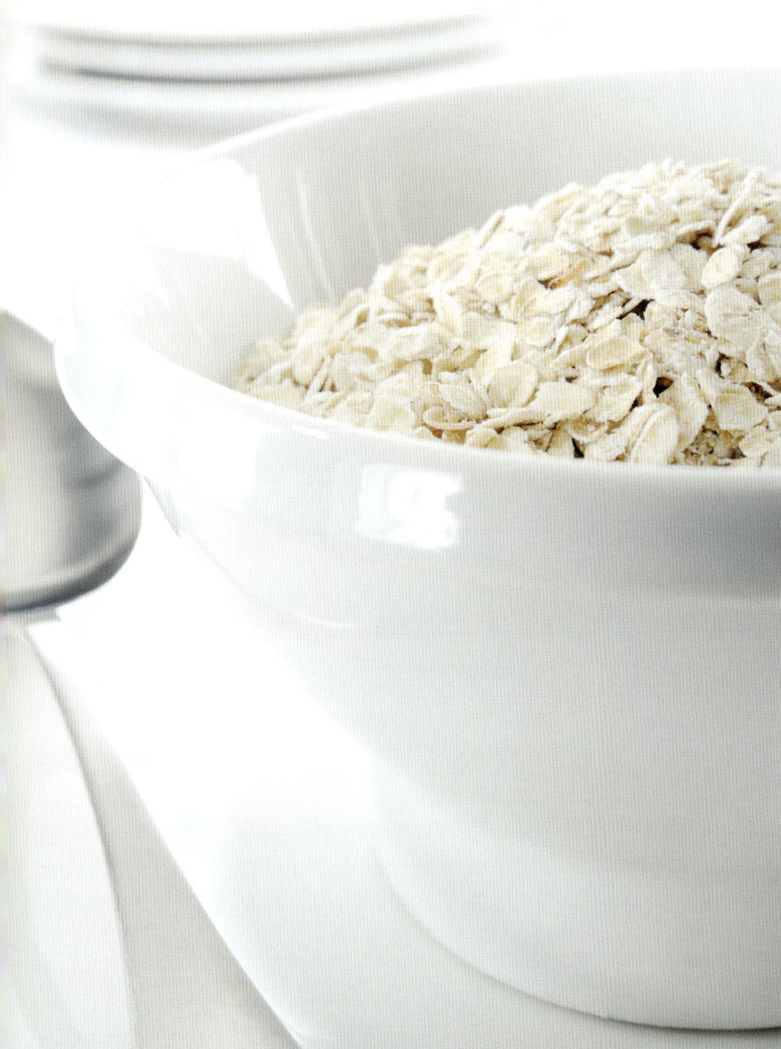
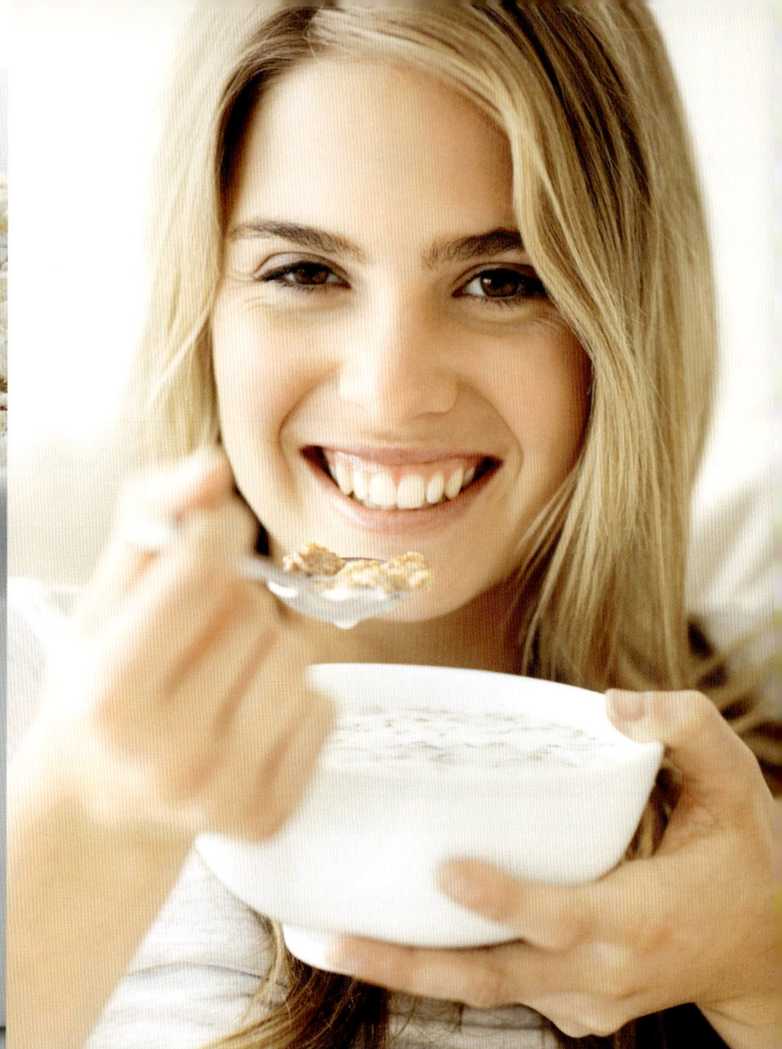
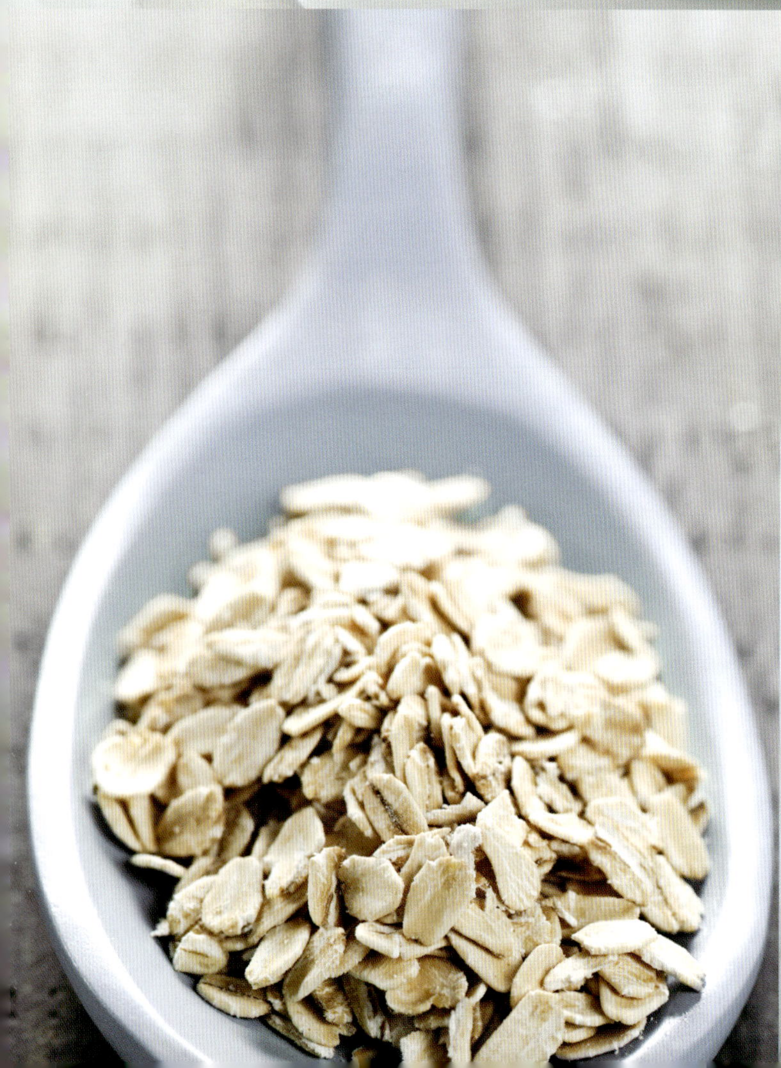
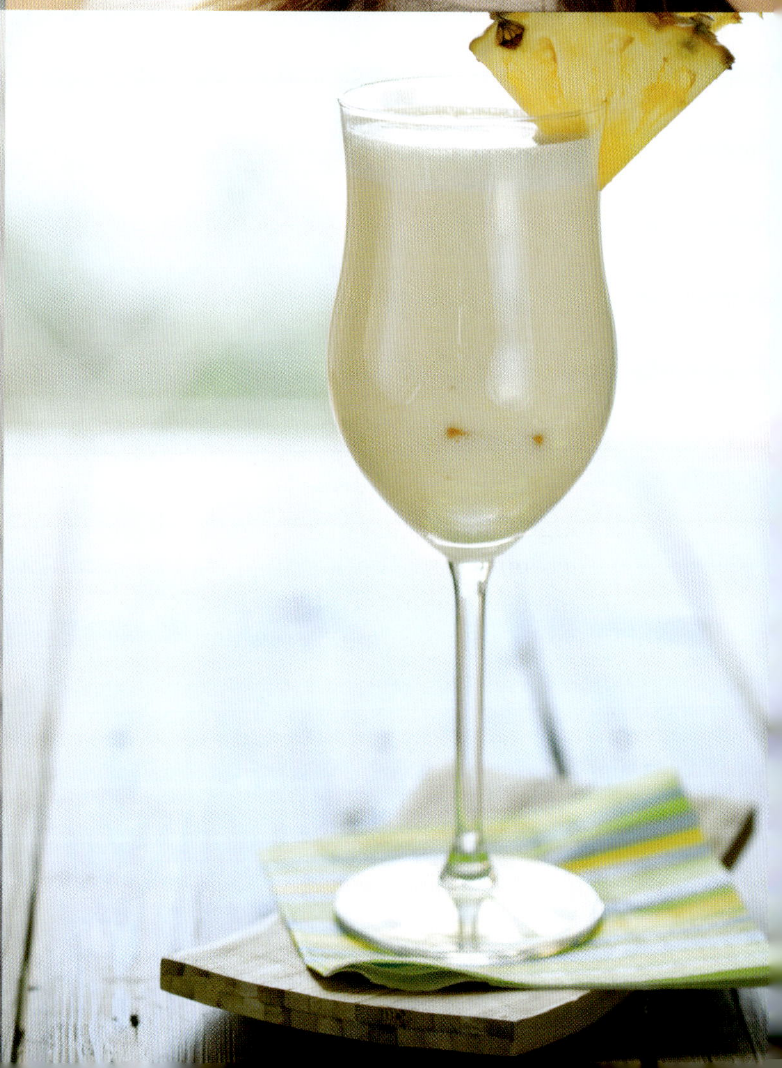

Kraftstrotzender Apfel-Haferflocken-Drink

Ein schneller Drink, der mit 135 kcal schon eine kleine Mahlzeit ist. Die Haferflocken machen richtig satt und geben Kraft für den ganzen Tag.
Die Haferflocken mit dem Apfelsaft und dem Saft der Limette verquirlen und ausquellen lassen. Mit etwas Eis in zwei Gläser füllen und genießen.

ZUTATEN
2 Tassen naturtrüber Apfelsaft
3 EL Instant-Haferflocken
Saft einer Limette

Genesungstrunk mit Haferflocken

Nach einer längeren Krankheit ist man oft schlapp und energielos. Dieses Getränk unterstützt die Genesung, denn es enthält eine Vielzahl an Mineralstoffen, wie Kalium, Kalzium, Phophor, Magnesium und Eisen sowie die Vitamine B_1, B_6, E, C und Carotin. Zudem noch eine gute Portion Eiweiß, essenzielle Fettsäuren, Kohlehydrate und Ballaststoffe. Es hat mit rund 200 kcal pro Glas aber auch einiges zu bieten.
Die Säfte in den Mixer geben und zusammen mit der Banane pürieren. Den Honig und die Haferflocken hinzufügen. Einige Zeit ausquellen lassen und dann genießen.

ZUTATEN
¼ l Orangensaft
¼ l Karottensaft
Saft einer Zitrone
1 Banane
1 EL Honig
5 EL Instant-Haferflocken

Gesundes Sanddorn-Orangen-Müsli

Das ideale Müsli, wenn der Herbst ins Land zieht, die ersten Blätter von den Bäumen fallen und auch die erste Erkältung droht. Sanddornsaft und Orangen warten mit viel Vitamin C auf, die Haferflocken liefern ihren gesunden Beitrag mit Vitaminen, Ballaststoffen und Mineralstoffen und der probiotische Joghurt sorgt für das nötige Gleichgewicht.
Joghurt mit Zitronensaft und Sanddornsaft mischen und die Leinsamen unterrühren. Die Orange filetieren, die Trauben halbieren und alles zusammen mit den Haferflocken in einem Schälchen anrichten. Den Joghurt darübergeben und mit Genuss essen.

ZUTATEN
1 Tasse Haferflocken
1 EL Leinsamen
1 EL Sanddornsaft
1 TL Zitronensaft
½ Orange
50 g Weintrauben
1 Tasse probiotischer Joghurt

Salz

INHALTSSTOFFE
Natrium, Chlor
Kalium, Kalzium, Magnesium

Das Speisesalz ist der am meisten konsumierte Mineralstoff in der menschlichen Ernährung. In gelöster Form liegt Kochsalz in Form von positiv geladenen Natrium- und negativ geladenen Chrodidionen vor, die jedes für sich eine wichtige Rolle im menschlichen Wasserhaushalt, im Nervensystem, in der Verdauung und im Knochenaufbau spielen. Salz ist also wichtig für das Gleichgewicht der Flüssigkeit in den Zellen und des gesamten menschlichen Organismus. Natrium wirkt sich auf die Nerven, die Muskulatur und den Flüssigkeitshaushalt aus und Chlor beeinflusst die Magensäure und den Hormonhaushalt. Das gewöhnliche Kochsalz enthält lediglich Natrium und Chlor, das nicht raffinierte Meersalz hingegen außerdem noch über 40 weitere Spurenelemente.
Salz kann bei der Hautpflege kleine Wunder wirken. Als Heilmittel wird es zum Beispiel zur Linderung von Hautkrankheiten, wie Schuppenflechte oder Neurodermitis, eingesetzt, hilft in einigen Fällen gegen Akne und macht auch sonst eine wunderbar zarte Haut.
In einem Vollbad versorgt Salz die Haut mit wichtigen Mineralien, besonders zu empfehlen sei hier das Salz aus dem Toten Meer.

Pflegendes Fußpeeling mit Salz und Öl

INGREDIENZIEN
8 EL Meersalz
5 EL Olivenöl
2 Tassen Milchpulver

Das Meersalz ist das perfekte Mittel gegen raue Stellen und Hornhaut an den Füßen. Das Olivenöl pflegt dann noch intensiv und macht herrlich weiche Füße.
Das Milchpulver ins heiße Fußbad füllen und die Füße darin 10 Minuten einweichen. Die Milchsäure kümmert sich darum, dass die Füße weich werden. Anschließend das Gemisch aus Salz und Olivenöl einmassieren, dabei die Füße richtig abrubbeln, besonders an den Stellen, an denen sich schon Hornhaut breit gemacht hat. Die Füße nochmal kurz im Fußbad abspülen, abtrocknen und in dicke Socken stecken.
Die einfachere Variante ist ein Fußbad in einer Mischung aus jeweils 2 EL Olivenöl und Salz.

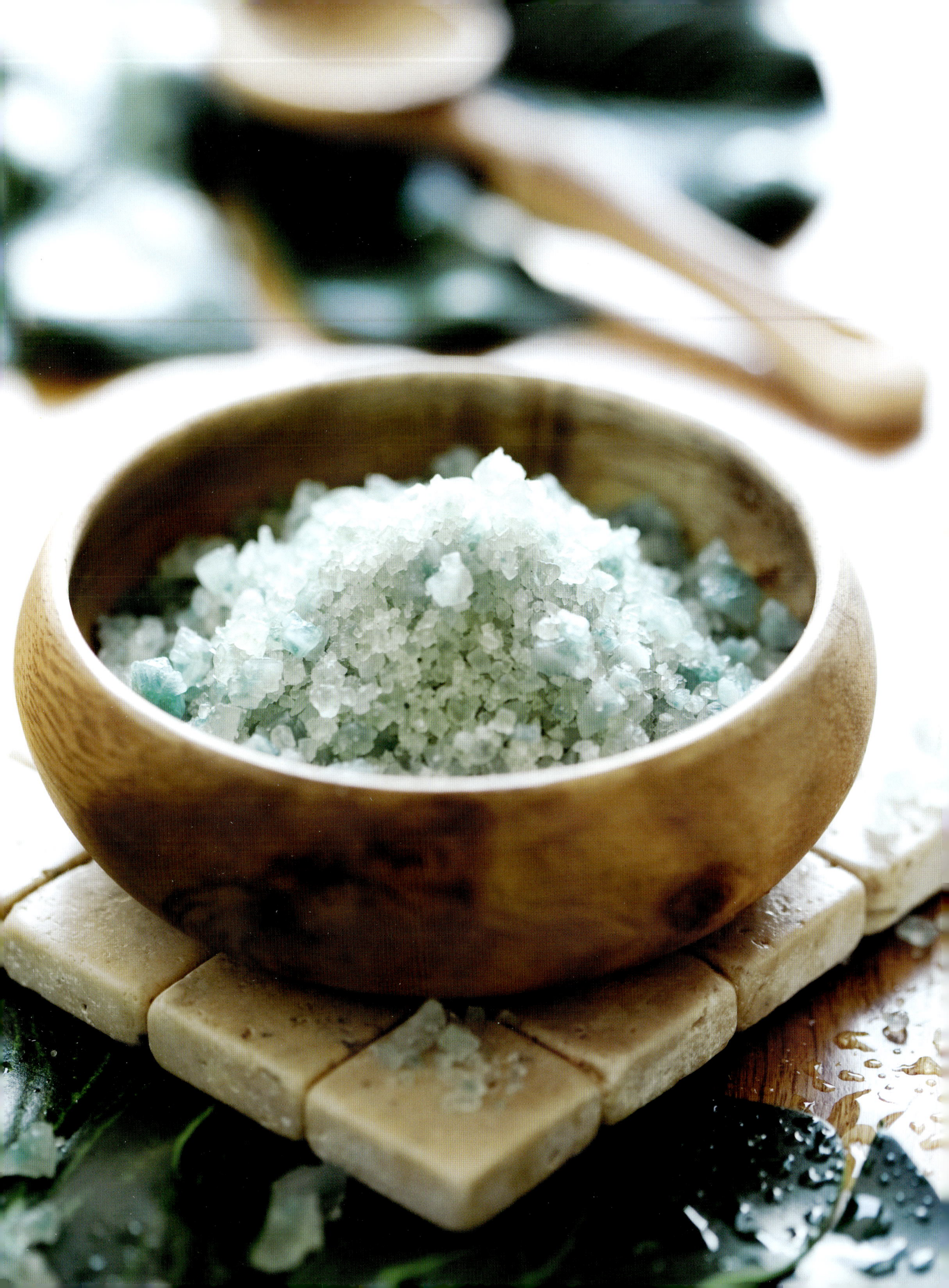

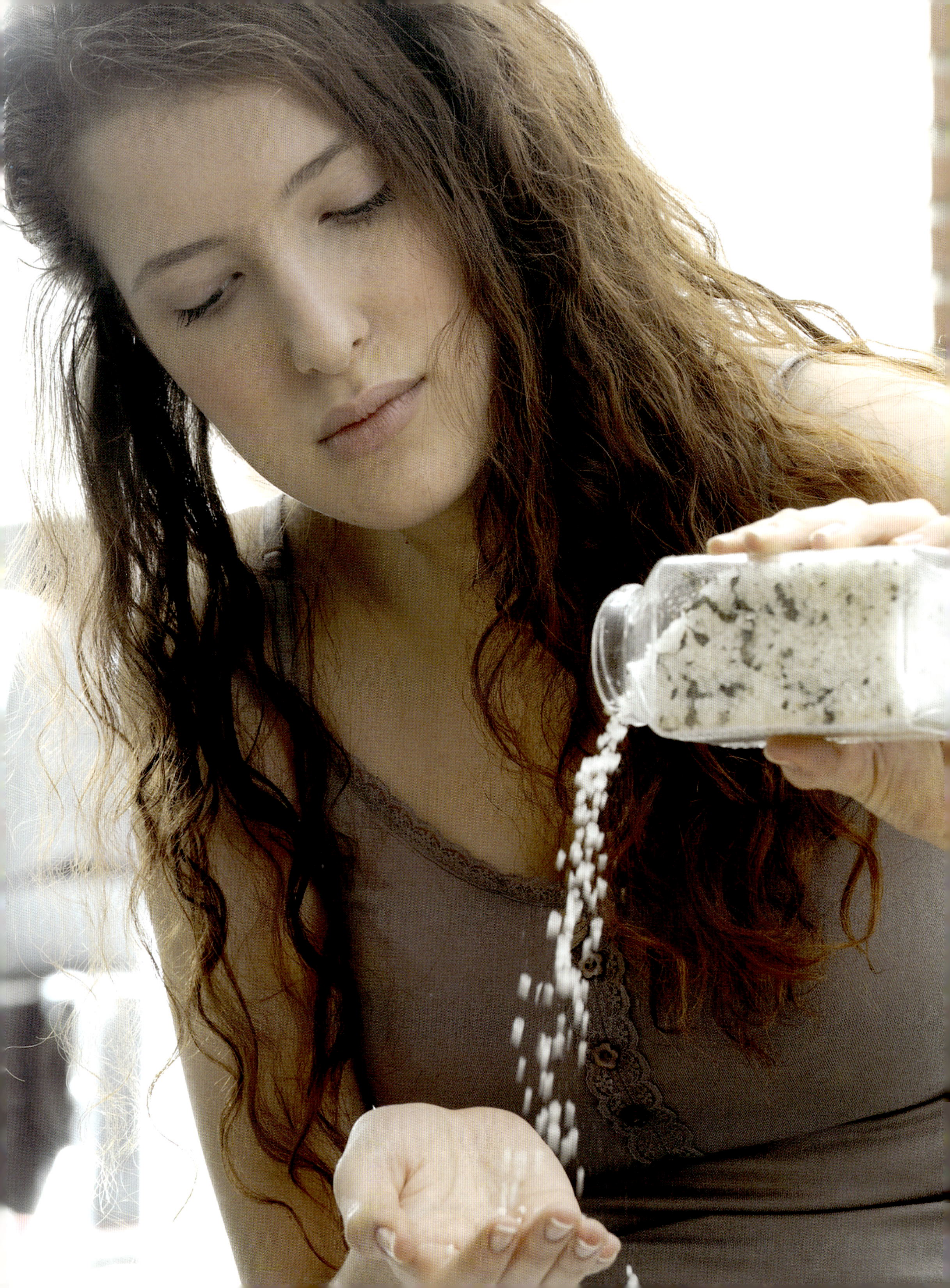

Prickelnde Badekugel

Da macht das Baden noch mehr Spaß, wenn die Badekugel duftende Blasen von sich gibt.
Die trockenen Zutaten in einer Schüssel vermengen, die Kakaobutter im Wasserbad schmelzen und löffelweise dazugeben. Die ätherischen Öle hinzufügen und die zähe Masse in Förmchen füllen. Am nächsten Tag kann der Badespaß beginnen.

INGREDIENZIEN
100 g Meersalz
7 Tüten Backpulver
25 g Speisestärke
50 g Kakaobutter
ätherische Öle nach Belieben

Linderndes Salzdampfbad

Gegen eine verstopfte Nase schafft ein altes Hausmittel Linderung. Das Salz in eine Schüssel geben und mit dem kochenden Wasser übergießen. Mit einem Handtuch über dem Kopf inhaltieren. Vorsicht! Sollte der Dampf als zu heiß und unangenehm empfunden werden, das Wasser etwas abkühlen lassen. Auf Jodsalz sollten Sie auf jeden Fall verzichten, denn das Jod reizt die Augen!

INGREDIENZIEN
3 EL Meersalz, am besten vom Toten Meer
1 l kochendes Wasser

Edles Badesalz

Ein Bad, das alle Sinne verwöhnt. Das Geranienöl verleiht eine süßliche Note, aber auch Lavendelblüten und einige Tropfen Lavendelöl sind eine wunderbare Grundlage und wirken beruhigend.
Die sauberen Gläser mit dem Salz und dem Sodapulver füllen und das Geranien- oder Lavendelöl tröpfchenweise zugeben. Das flüssige Glyzerin hinzufügen und im geschlossenen Glas gut durchschütteln. In ein dekoratives Glas füllen und nach Belieben die Lavendelblüten ins Glas schichten.

INGREDIENZIEN
250 g Bittersalz oder Salz vom Toten Meer
250 g Sodapulver
4 Tropfen Geranienöl oder ein anderes ätherisches Öl
2 EL flüssiges Glyzerin
verschließbare Gläser

Schüssler-Salze

Die Therapie basiert auf der Annahme, dass viele Krankheiten durch Störungen des Mineralhaushaltes der Körperzellen entstehen und durch homöopathische Gaben von Mineralien geheilt werden können. Diese Annahme ist wissenschaftlich allerdings nicht anerkannt und gilt als alternativ-medizinische Therapie. Anders als für die normale Zulassung von Arzneimitteln braucht die Wirksamkeit und Unbedenklichkeit bei der einfachen Registrierung homöopathischer Arzneimittel nicht nachgewiesen zu werden, es dürfen aber auch keine Anwendungsgebiete angegeben werden. Die im Zusammenhang mit der Verabreichung von Schüssler-Salzen durchgeführte Antlitzdiagnose ist wissenschaftlich nicht haltbar.

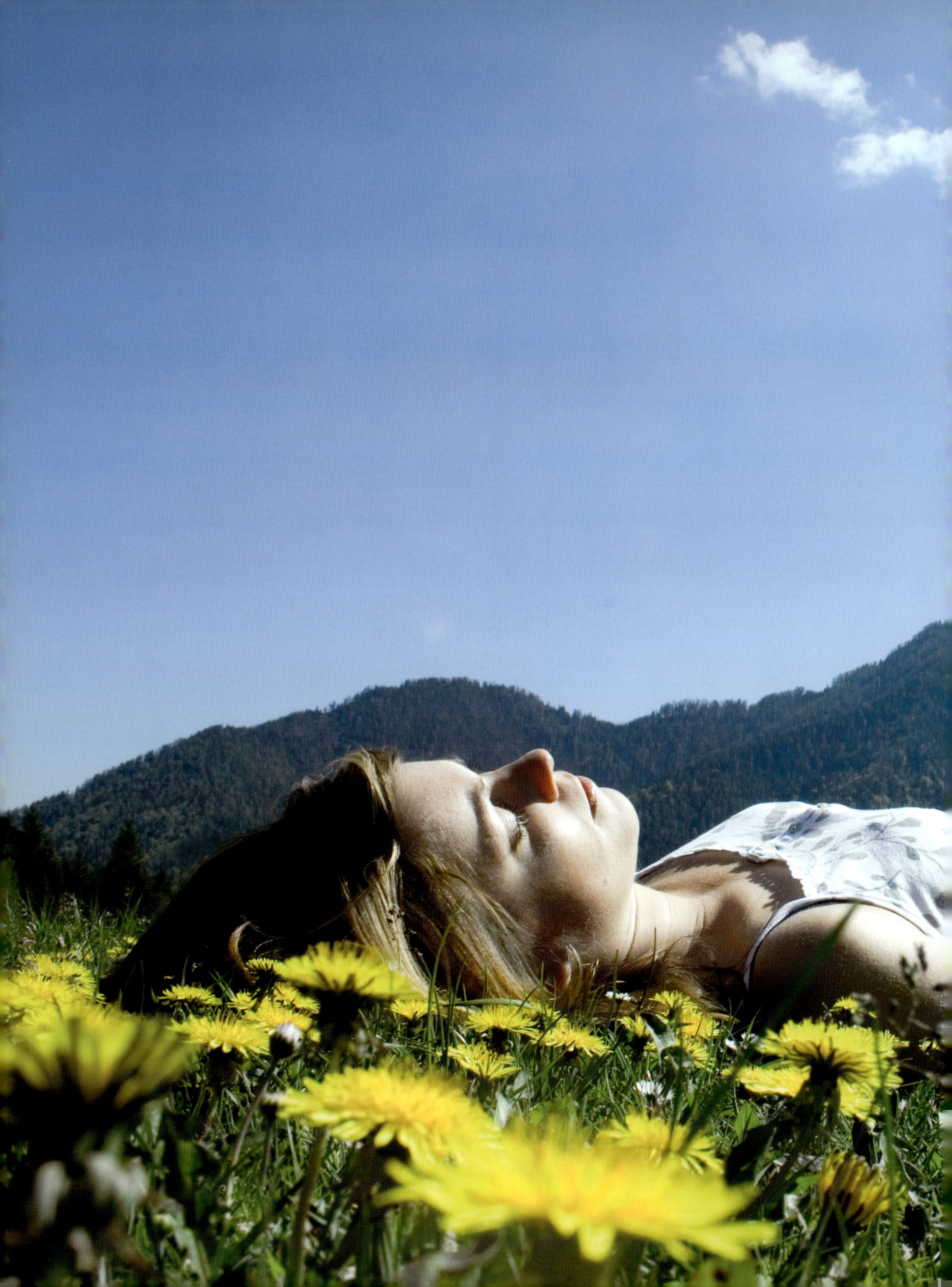

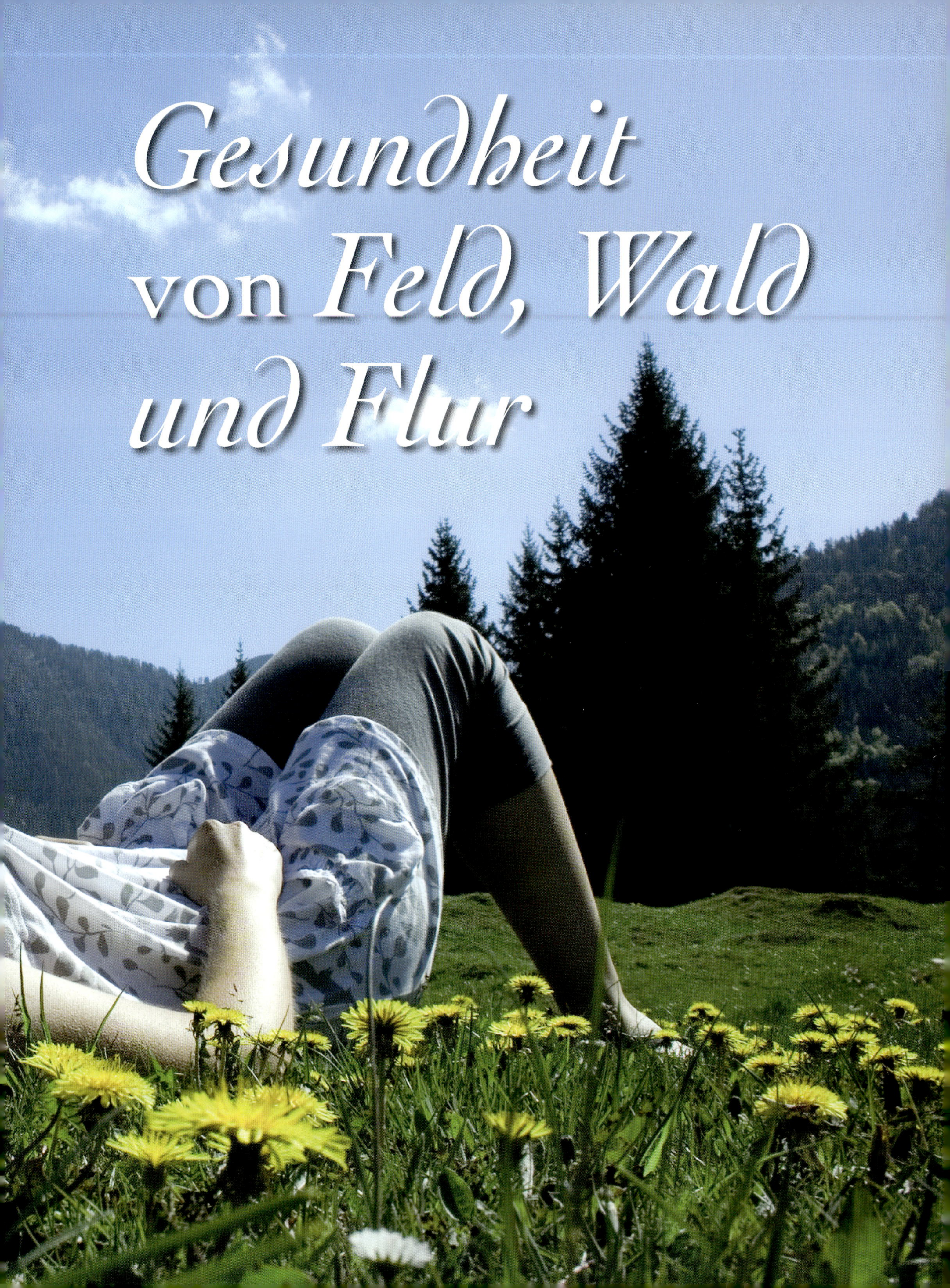
Gesundheit
von Feld, Wald
und Flur

Sei gut zu Deinem Körper, damit Deine Seele Lust hat, darin zu wohnen.
Theresa von Avila

Fette, Talg und Honig

Schaut man über den Gartenzaun, finden sich auch hier viele Produkte, die der Gesundheit und der Schönheit zuträglich sind. In Feld, Wald und Flur tummeln sich viele Tiere, die uns Mittelchen liefern, die gesund und schön machen. Auf der Wiese sammeln die Bienen Nektar und produzieren daraus den wunderbaren Honig, der uns das Frühstück versüßt, aber auch unsere Haut verwöhnt. Die Schafe liefern neben der Wolle auch gleich ein pflegendes Wollfett, das Lanolin, das in vielen Cremes enthalten ist. Im Wald begegnen wir dann den Hirschen oder in den Alpen dem Murmeltier. Auch sie warten mit Produkten auf, die wir uns zunutze machen können.

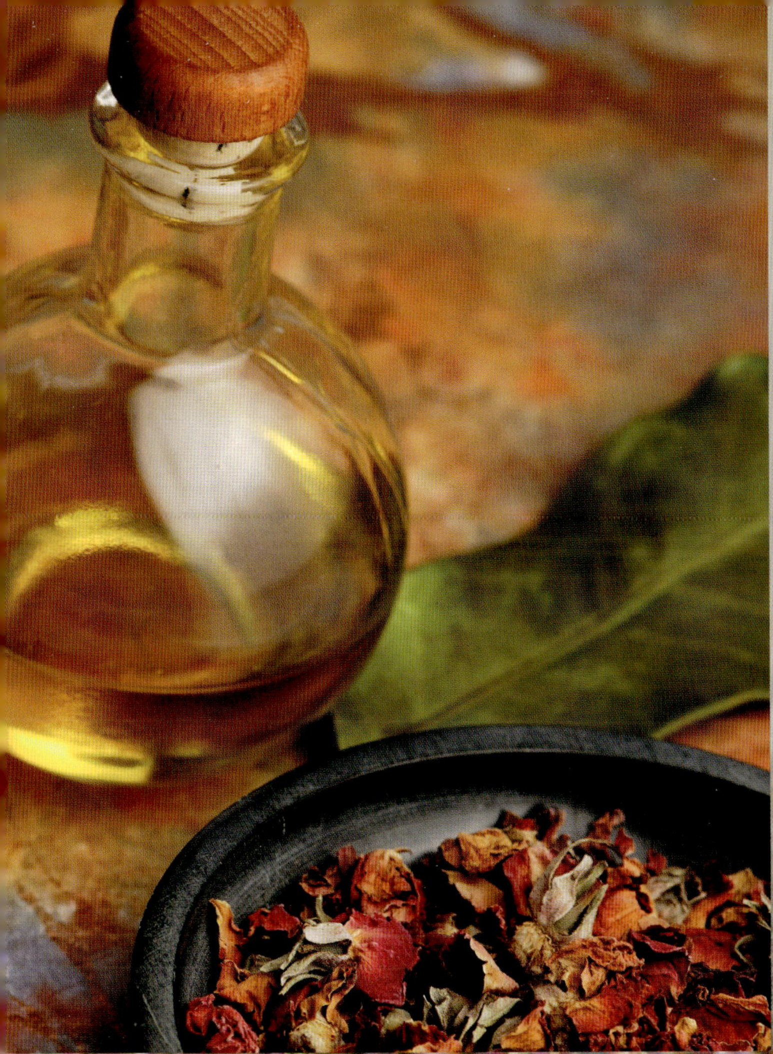
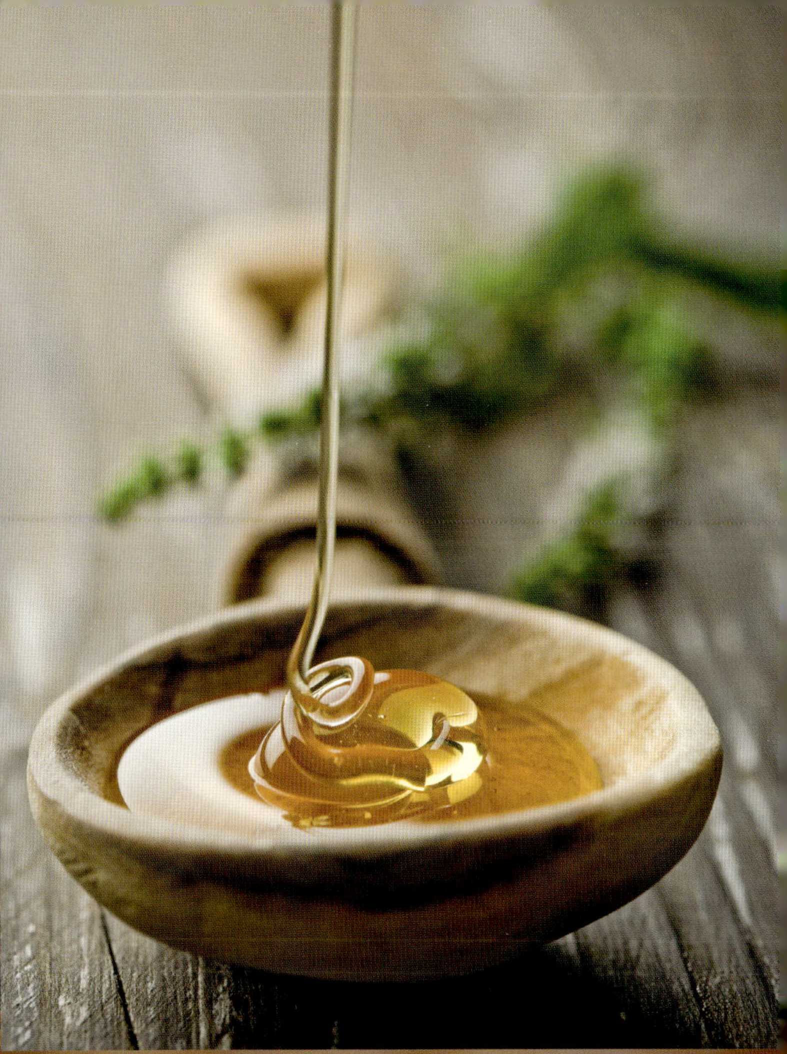
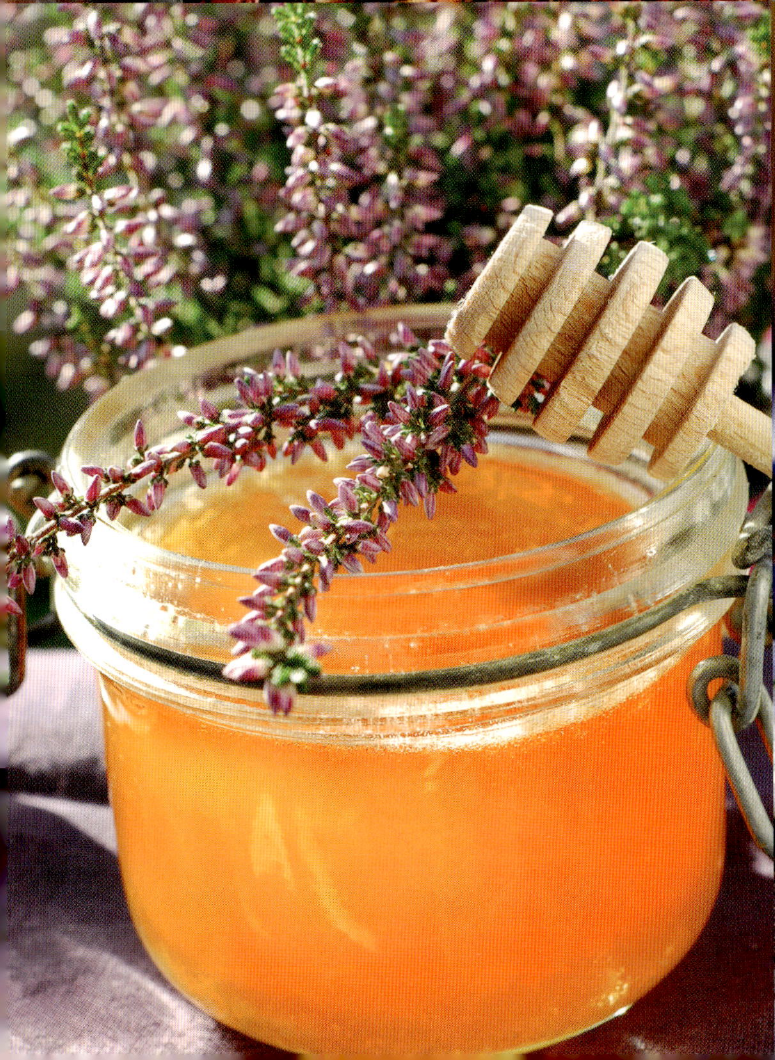
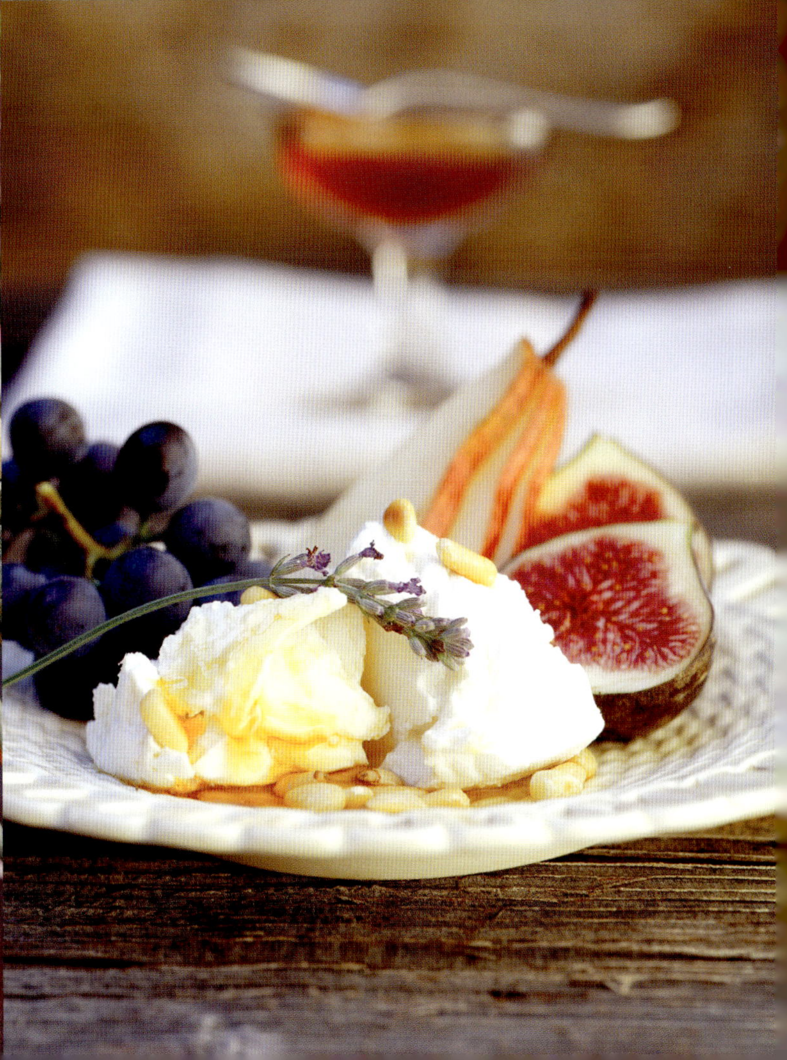

Hirschtalg

Das weiße, spröde Fett, das aus dem ausgeschmolzenen Talg von Hirschen hergestellt wird, verhindert das Wundwerden der Haut. Besonders Langstreckenläufer, Radrennfahrer und Marathonläufer schützen damit ihre Haut. Aber auch Wanderer und Ruderer schmieren Hände und Füße mit Hirschtalg ein, um Blasen und wunde Stellen zu verhindern.

In der Volksheilkunde hat der Hirschtalg einen außerordentlichen Ruf als Pflegemittel bei trockener und rissiger Haut. Seine beste Eigenschaft ist, dass er nicht sofort einzieht, sondern als Schutzmantel an der Hautoberfläche bleibt und so als zweite Haut eine Schutzfunktion übernimmt. Der gefürchtete „Wolf" kann dadurch verhindert werden und auch das „Wundliegen" bei längerer Bettlägerigkeit.

Wermutsalbe mit Hirschtalg nach Hildegard von Bingen

INGREDIENZIEN

80 g Wermutfrischsaft
20 g Hirschtalg
10 g Hirschfett
199 g Ziegenfett

„Der Wermut ist sehr warm und kräftig und ist der wichtigste Meister gegen alle Erschöpfungen … Der Wermut werde im Mörser zu Saft zerstoßen und Hirschtalg werde beigegeben … und so werde eine Salbe bereitet. Und wer von sehr starker Lähmung geplagt wird, welche seine Glieder zu zerbrechen droht, der werde damit neben dem Feuer gesalbt, wo es schmerzt, und er wird geheilt werden." (Hildegard von Bingen)

Die Fette im Wasserbad schmelzen, den Wermutsaft hinzufügen und unter ständigem Rühren zu einer Salbe verarbeiten. Sollte sich eine Wasserschicht bilden, diese abschütten und die Salbe in ein sauberes Porzellandöschen füllen.

Die Wermutsalbe kann man mehrmals auf schmerzende Gelenke auftragen.

Sie hilft bei Arthritis, vor allem in Fingern und Knien, Rheuma, Hexenschuss, Rückenschmerzen, Ischiasschmerzen und Harnsäuregicht.

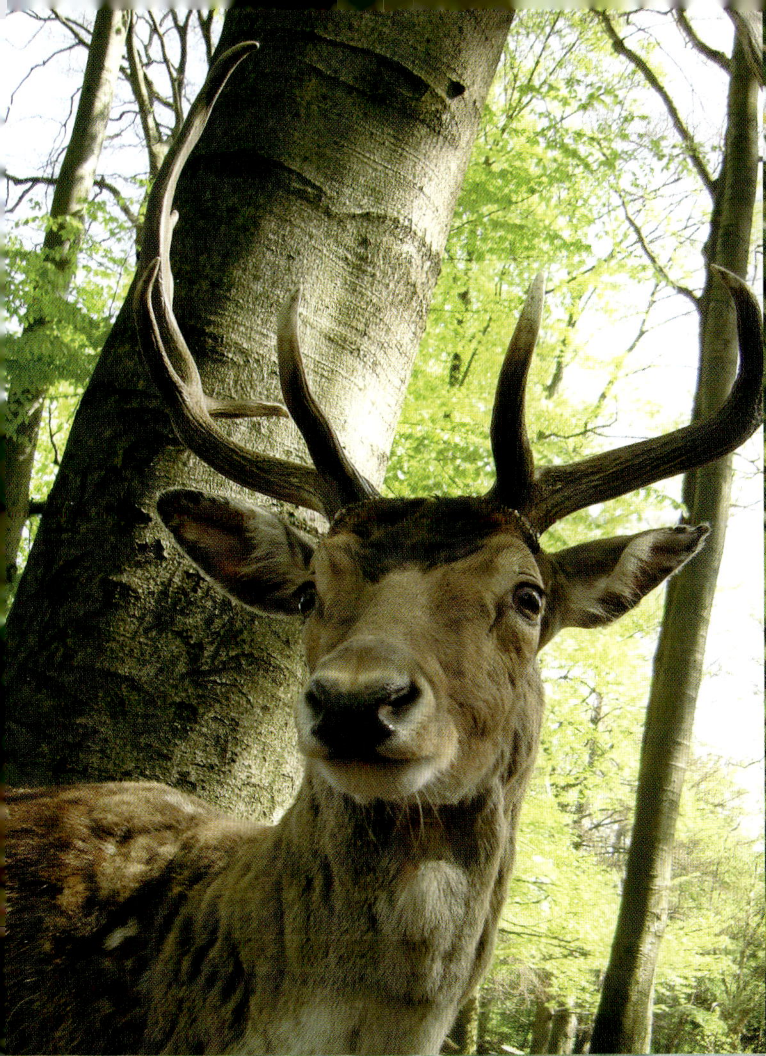
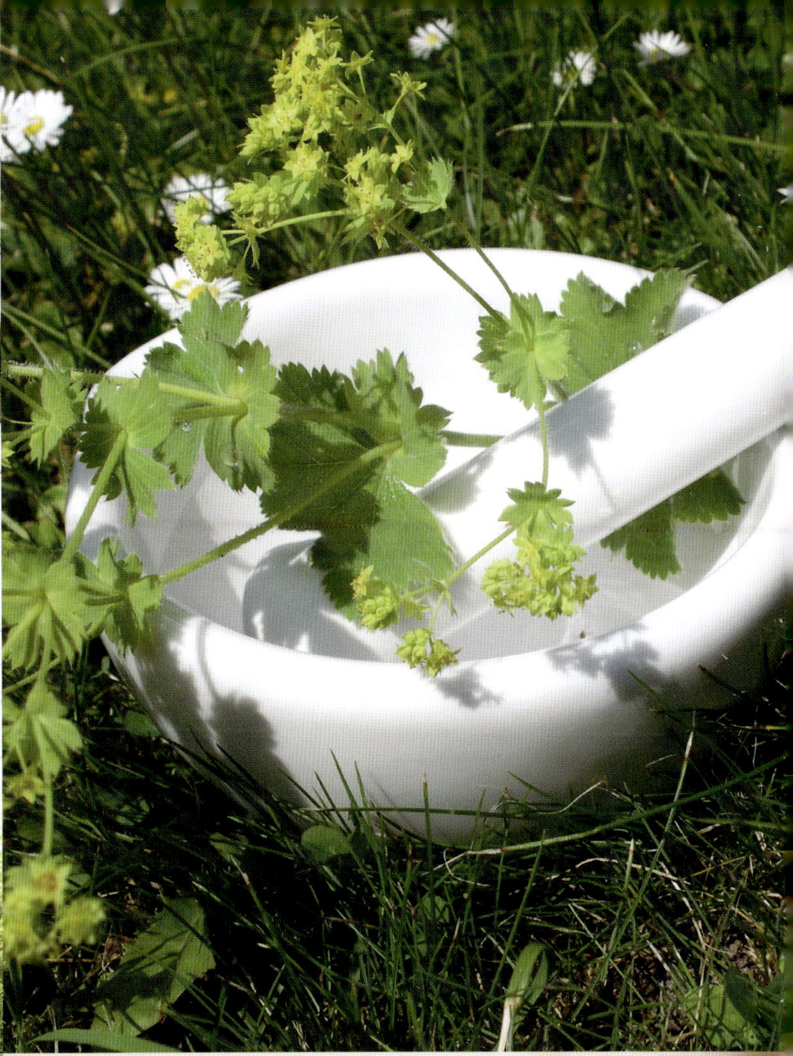
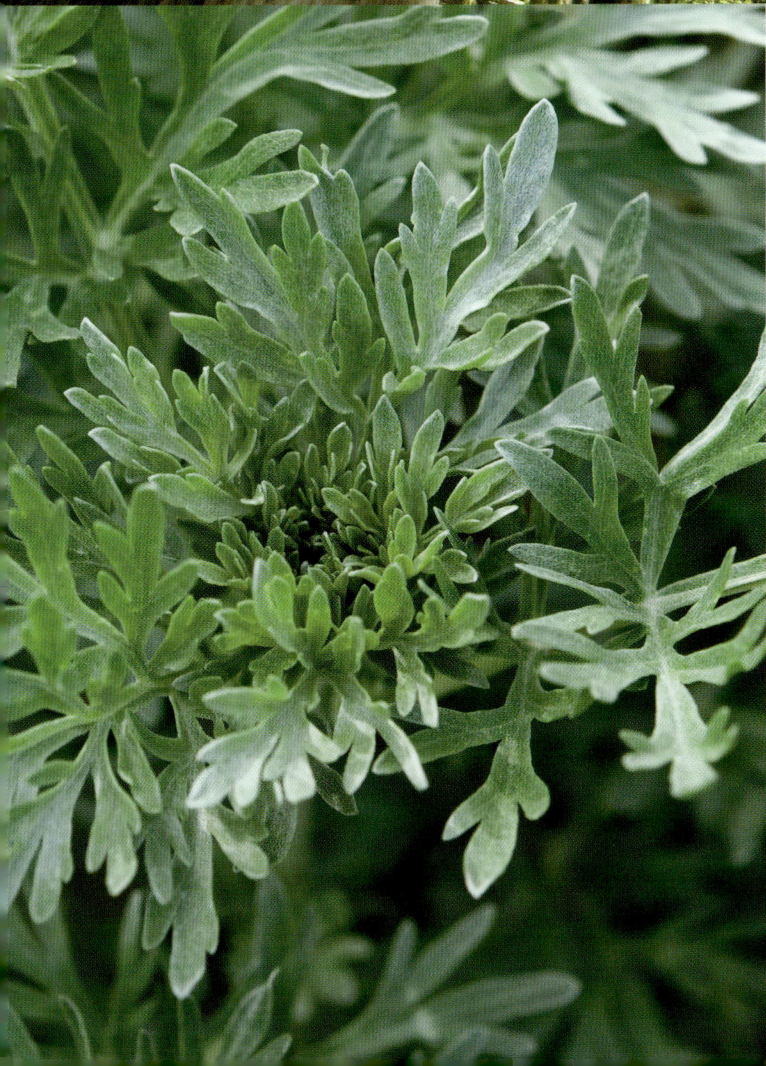
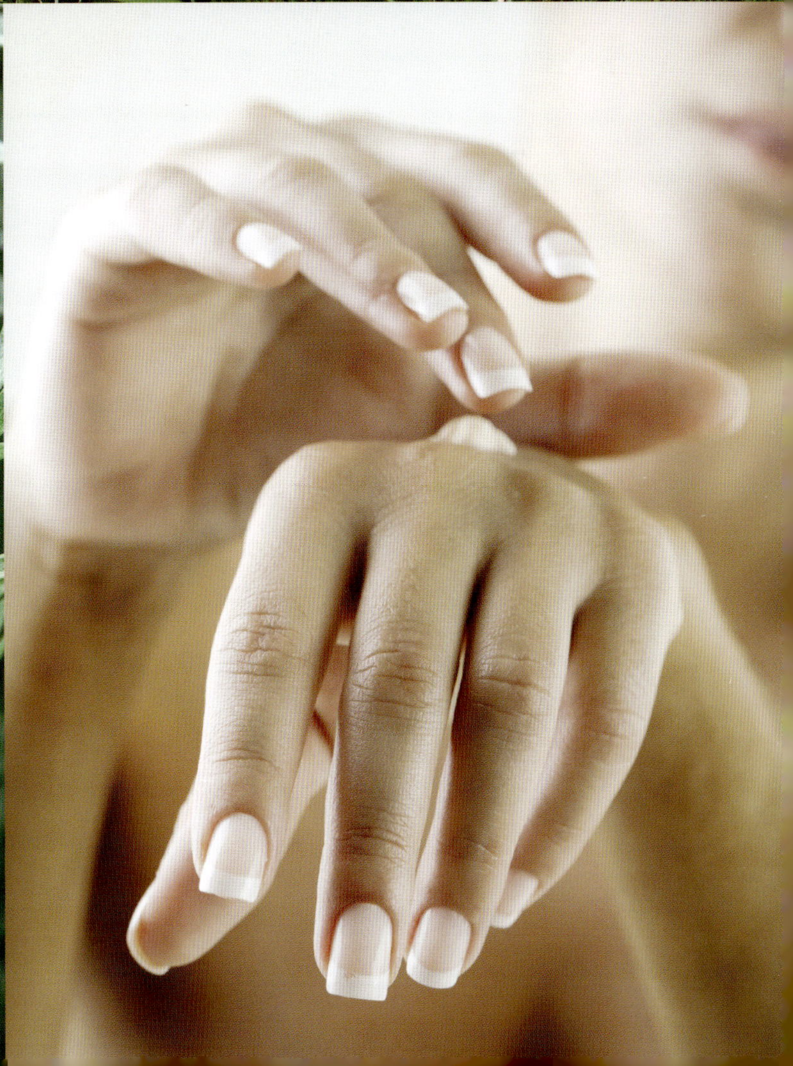

Honig

Fleißige kleine Insekten sammeln emsig Nektar und produzieren daraus den Honig. Aber Honig ist nicht gleich Honig, auch hier gibt es Unterschiede in der Qualität. Viele Eigenschaften bleiben in den unterschiedlichen Sorten gleich. Allgemein ist Honig ein hervorragendes Kräftigungsmittel, wirkt entzündungshemmend und ausgleichend und ist ein Katalysator im Verdauungssystem. Sortenhonige bringen aber zusätzlich noch die spezifischen Eigenschaften der entsprechenden Pflanze mit, von der gesammelt wurde. So eignet sich heimischer Blütenhonig besonders gut, um damit gegen Heuschnupfen zu desensibilisieren. Heidehonig eignet sich hervorragend zur Behandlung von Blutarmut und wirkt harntreibend, weshalb er bei Erkrakungen des Nieren- und Blasenbereichs hilfreich ist. Lindenblütenhonig wirkt entzündungshemmend und beruhigend und der Löwenzahnhonig hat eine blutreinigende Wirkung und unterstützt die Heilung von Leber-, Gallen- und Nierenleiden. Rapshonig wirkt beruhigend und ausgleichend und dem Sonnenblumenhonig wird eine verdauungsfördernde Wirkung zugeschrieben. Der würzige Waldhonig ist sehr mineralstoffreich, ebenso wie der Tannenhonig und darum werden beide gerne bei Erkältungskrankheiten eingesetzt.
Honig ist also innerlich wie auch äußerlich angewandt ein kleines Wundermittel. Hygienisch einwandfrei verarbeiteter und keimfrei gemachter Honig kann auf offene oder auch eitrige Wunden aufgetragen werden. Die Enzyme, Flavonoide, Vitamine und Mineralstoffe fördern die Wundheilung. Zudem wirkt der Honig der Leberverfettung entgegen und unterstützt die entgiftende Funktionen, fördert die Magen-Darm-Funktionen, hilft bei fieberhaften Erkrankungen, lindert Halsschmerzen und unterstützt das Immunsystem.
Heiße Milch mit Honig erfreut sich bei Husten und Heiserkeit besonderer Beliebtheit. Am besten kommen die Honigwirkstoffe jedoch zur Geltung, wenn man sich einen Löffel der süßen Speise langsam auf der Zunge zergehen lässt oder den Honig im Kräutertee genießt.
Säuglinge und Kleinkinder sollten jedoch noch keinen Honig essen, denn vereinzelt kann ein Krankheitserreger (*Clostridium botulinum*) enthalten sein, dem die Säuglinge noch nichts entgegensetzen können. Bei älteren Kindern und Erwachsenen wirkt sich dieser sehr seltene Erreger nicht aus.

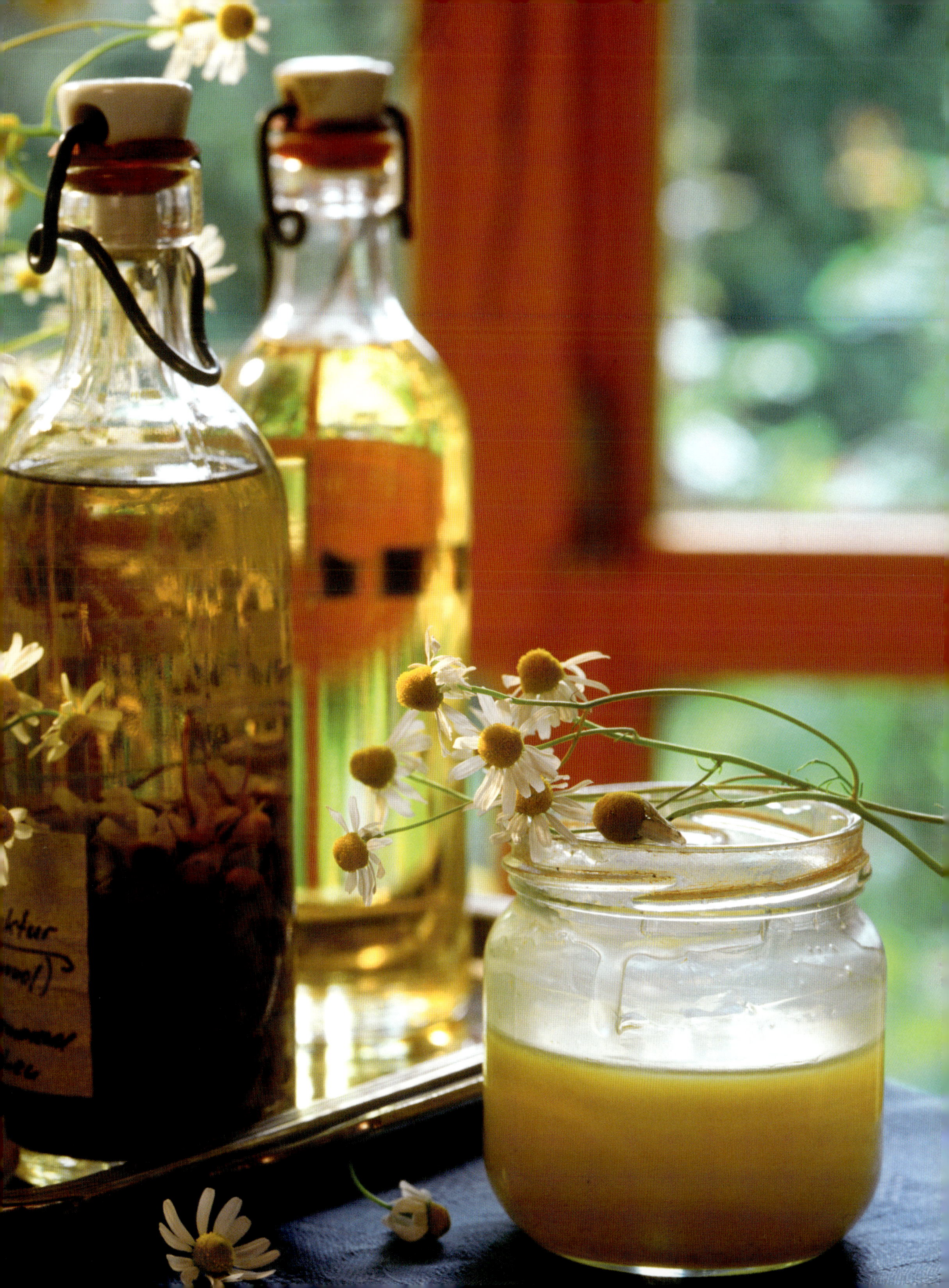

Gelée Royale, der Stoff, aus dem Königinnen gemacht werden?

Inhaltsstoffe
Enzyme wie Glucoseoxidase, Phosphatase, Diastase und Katatase
Vitamin C, B_1, B_2, B_3
Aminosäuren wie Alanin, Asparaginsäure, Glycin und Prolin
Mineralstoffe wie Magnesium, Kalzium, Kalium, Eisen, Mangan, Bor und Natrium
Zuckerverbindungen, Pollen und Säuren

Diesen Futtersaft, den die Arbeiterinnen und Drohnen nur kurze Zeit während des Larvenstadiums bekommen, erhält die Königin ihr ganzes Leben lang. Früher wurde angenommen, das dieser Stoff die Biene zur Königin macht, was dazu führte, Gelée Royale als wahres Wundermittel zu sehen. Australische Forscher haben allerdings herausgefunden, dass das Gegenteil der Fall ist. Die Ernährung der Bienen aus Pollen und Honig verändert bestimmte Eigenschaften der Gene und verhindert dadurch, dass aus den einfachen Arbeiterinnen ebenfalls Königinnen werden.
Gelée Royale ähnelt in Farbe und Konsistenz dem Naturjoghurt und schmeckt auch etwas säuerlich. Es enthält Kohlehydrate, essenzielle Aminosäuren, Peptide, essenzielle Fettsäuren, Enzyme, Vitamine, Hormone und Spurenelemente. Ein positiver Einfluss auf den Hormonhaushalt, die Unterstützung des Immunsystems, Förderung der Bildung neuer Zellen und die Stimmulierung der innersektorischen Drüsen wurden diesem besonderen Saft nachgesagt. Ob es denn tatsächlich das wertvolle Nahrungsergänzungsmittel ist, für das es lange gehalten wurde, ist strittig. Der hohe Anteil an Aminosäuren und Proteinen kann zu allergischen Reaktionen führen bis hin zum anaphylaktischen Schock.

Entzündungshemmende Honig-Lotion

Ingredienzien
2 EL Bienenhonig
¼ l Hamameliswasser

Hier spielen zwei Komponenten zusammen. Die entzündungshemmende Wirkung des Honigs mit der widerstandsfördernden, wundheilenden und straffenden Wirkung des Hamamelisstrauches, auch Virginischer Zauberstrauch genannt.
Die Zutaten einfach in einem braunen Apothekerfläschchen zusammenschütten und kühl aufbewahren. So hält sich die entzündungshemmende Lotion einige Wochen. Sehr wirkungsvoll bei eitrigen Pickelchen und unreiner Haut, die zu Entzündungen neigt.

Honig-Waschemulsion

Eine Waschemulsion mit sanftem Peelingeffekt, für den die Mandelkleie sorgt. Der Honig wirkt dann beruhigend und entzündungshemmend, was bei unreiner Haut die ideale Mischung ist.
Bienenhonig und Weizenkeimöl verrühren, Mandelkleie und Orangenschalen hinzufügen.
Das angefeuchtete Gesicht mit der Emulsion in kreisenden Bewegungen bearbeiten, anschließend mit einem feuchten, warmen Tuch abnehmen und wie gewohnt pflegen. Das Öl wirkt pflegend, die Mandelkleie vertreibt alte Hautzellen und macht frisch und der Honig pflegt die Haut zudem.

Ingredienzien

- 30 g Bienenhonig
- 3 EL Weizenkeimöl
- 40 g Mandelkleie
- 2 EL abgeriebene, getrocknete Orangenschale

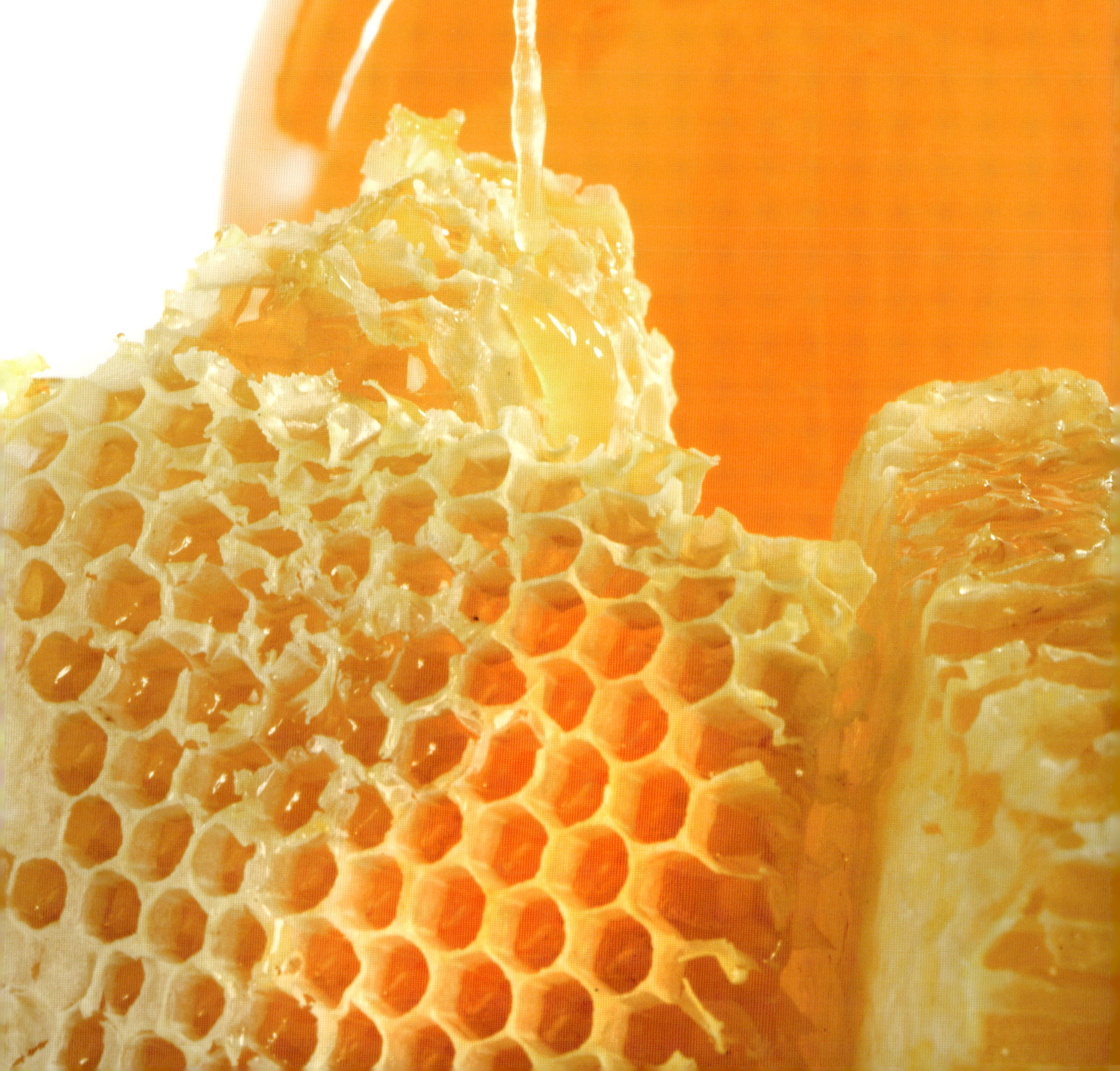

Honig-Mandel-Peeling

INGREDIENZIEN
3 EL Honig
2 EL Mandelmus
2 EL Seesand-Mandelkleie

Diese wunderbare Maske befreit von lästigen Hautschüppchen und gibt der Haut einen sanften Frischekick.
Alle Zutaten verrühren und die Maske mit den Fingerspitzen mit kreisenden Bewegungen auf die Haut auftragen. Die empfindlichen Augenpartien auslassen. Die Maske antrocknen lassen und nach etwa 10 Minuten mit einem feuchten, warmen Gästehandtuch abnehmen.

Honig-Mandel-Maske

INGREDIENZIEN
1 EL Honig
2 EL Mandelkleie
1 EL Schlagsahne
1 Eigelb

Irritierte Haut? Rote Flecken? Raue Stellen? Diese Maske hilft in allen Notfällen. Sie wirkt beruhigend und glättet verknitterte, trockene Haut. Im Nu hat die Haut ihre jugendliche Frische zurück. Die Zutaten verrühren, bis die Masse cremig ist. Mit einem Pinsel auf Gesicht und Hals auftragen. Auch das Dekolleté freut sich über die Spezialbehandlung. Ruhend 20 bis 30 Minuten einwirken lassen und mit warmem Lindenblütentee abwaschen.

Honighaarwasser

INGREDIENZIEN
3 EL Honig
½ l destilliertes Wasser
1 TL Glyzerin

Da der Bienenhonig die Haarwurzeln nährt und das Haar stärkt, ist dieses Honighaarwasser ein ideales Mittel gegen dünnes und weiches Haar. Es verleiht dem Haar zudem noch einen wunderbaren Glanz.
Den Honig im destillierten Wasser auflösen und das Glyzerin hinzufügen. In Apothekerfläschchen füllen und vor jedem Gebrauch durchschütteln. Morgens und abends ins trockene Haar massieren.

Hautpflegecreme mit Honig

INGREDIENZIEN
10 g Bienenwachs
50 ml Ringelblumenölauszug
5 g pulverisiertes Propolis (aus der Apotheke)

Ringelblumenöl, das für seine pflegende und entzündungshemmende Wirkung bekannt ist, und Propolis, das desinfizierende Kittharz der Bienen, machen diese Hautcreme so wertvoll.
Das Bienenwachs im Wasserbad schmelzen, den Ringelblumenölauszug dazugeben, vermischen und abkühlen lassen. Das Propolispulver vorsichtig einrieseln lassen und unter ständiger Bewegung glatt rühren. In ein verschließbares Gefäß füllen und im Kühlschrank aufbewahren

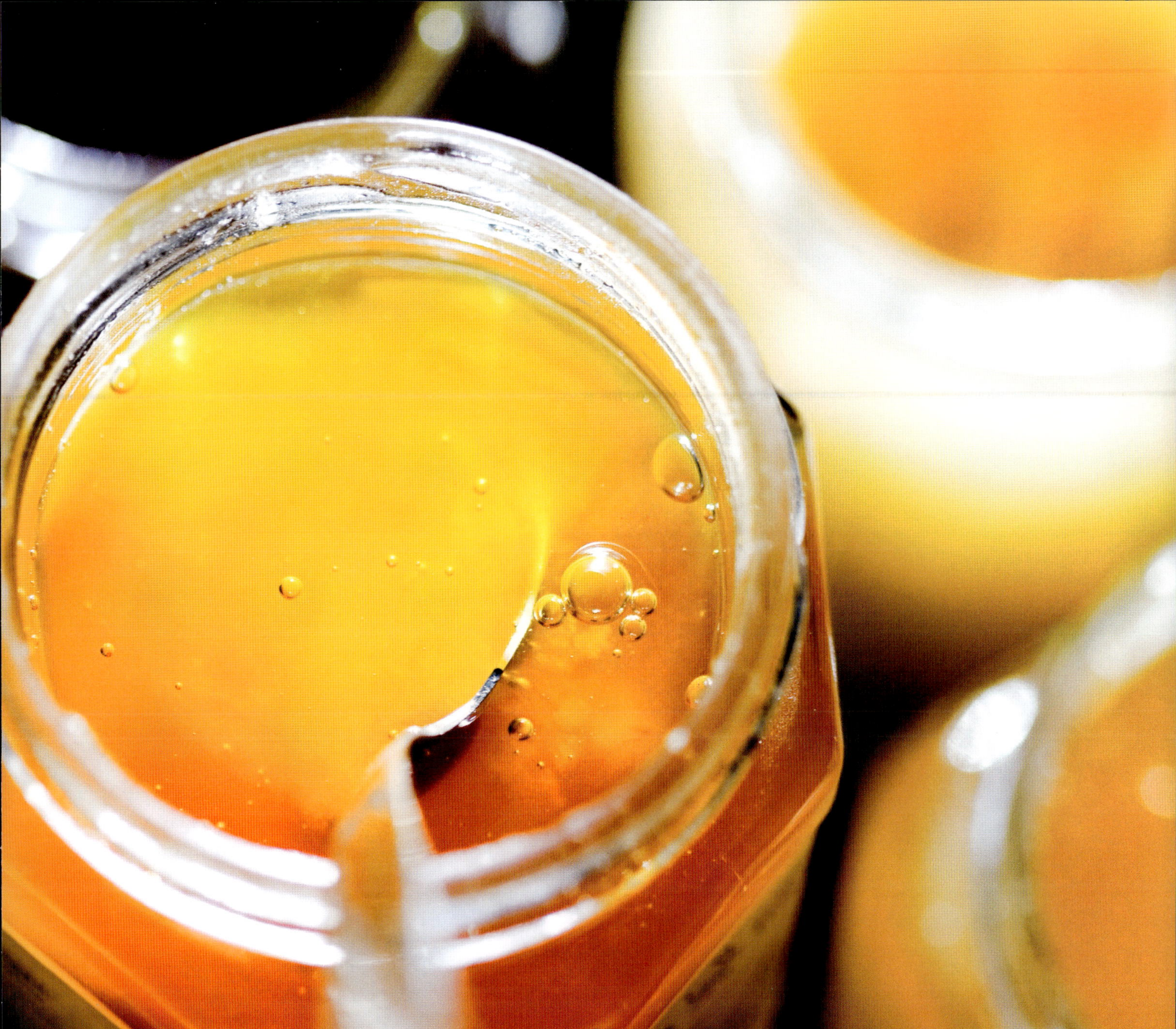

Schnelle Enthaarungsmischung mit Honig

Die einfachste und wohl auch gründlichste Version, die unschönen Haare an Beinen und unter den Armen schnell und dauerhaft zu entfernen.

Die Zutaten zusammen in einem Topf bei kleiner Hitze etwas einkochen lassen, bis die Konsistenz klebrig wirkt. Mit einem Spachtel auf die trockene, fettfreie Haut aufstreichen und mit einem Baumwollstreifen abdecken. Gegen die Haarwuchsrichtung schieben, fest andrücken und dann mit einem Ruck gegen die Wuchsrichtung abziehen. Ist die Haut nach der Behandlung etwas gereizt, einfach mit Naturjoghurt kühlen.

INGREDIENZIEN
3 EL Honig
1 Tasse Rohrzucker
2 TL Zitronensaft

Powerdrink mit Honig

ZUTATEN
2 EL Honig
1 Tasse frischer Orangensaft
1 EL Mandelmus
1 Tasse Magermilchjoghurt

Bei diesem Aufbaudrink kommt es auf die Inhaltsstoffe an. Gerade nach einer langen Krankheit oder beim Gefühl der Schwäche kann der Powerdrink mit seinen vielen Vitaminen, den Mineralstoffen, dem Eiweiß und dem Honig als Immunstofflieferant gute Arbeit leisten. Mit 230 kcal fast ein kleines Frühstück schafft der Drink eine gute Grundlage für den ganzen Tag.
Den Orangensaft mit dem Honig und dem Mandelmus in einen Mixer geben, aufmixen und den Joghurt unterrühren. Erfrischt richtig und gibt Kraft!

Entspannungsdrink mit Honig

ZUTATEN
2 EL Honig
¼ Tasse Mangosaft
¼ Tasse Grapefruitsaft
½ Tasse Sauerkirschsaft

Mit diesem Drink in der Hand entspannt zurücklegen und genießen und nichts kann einen mehr erschüttern. Die Inhaltsstoffe der Mango wirken vitalisierend und euphorisierend, die der Kirsche verjüngend und die Grapefruit packt reichlich Vitamin C dazu. Da frischer Kirsch- und Mangosaft nicht so einfach zu bekommen sind, kann hier gut auf gekaufte Produkte ausgewichen werden. Zumindest im Winter kann man den Grapefruitsaft selber auspressen, was dem Drink einen extra Vitaminkick verleiht. Der Honig als Kräftigungsmittel tut das seine dazu, um daraus einen Entspannungsdrink zu machen.
Die Zutaten mit Eiswürfeln in einen Shaker tun und kräftig durchschütteln. Abseihen und in Cocktailgläser füllen. Nach Belieben mit frischen Früchten garnieren.

Sanddorn-Kefir mit Honig

ZUTATEN
1 Tasse Kefir
1 EL Honig
3 EL Sanddornsaft
1 TL Mohnsamen
1 Birne

Eine kleine Mahlzeit für zwischendurch, die mit ihrem hohen Gehalt an Zink für eine schöne, gesunde Haut sorgt und mit viel Vitamin C für ein festes Gewebe. In nur 10 Minuten ist diese kleine Zwischenmahlzeit zubereitet.
Kefir, Honig, Sanddornsaft und Mohnsamen verrühren, die Birne mit Schale in mundgerechte Stücke schneiden, anrichten und die Kefirmischung darübergießen.

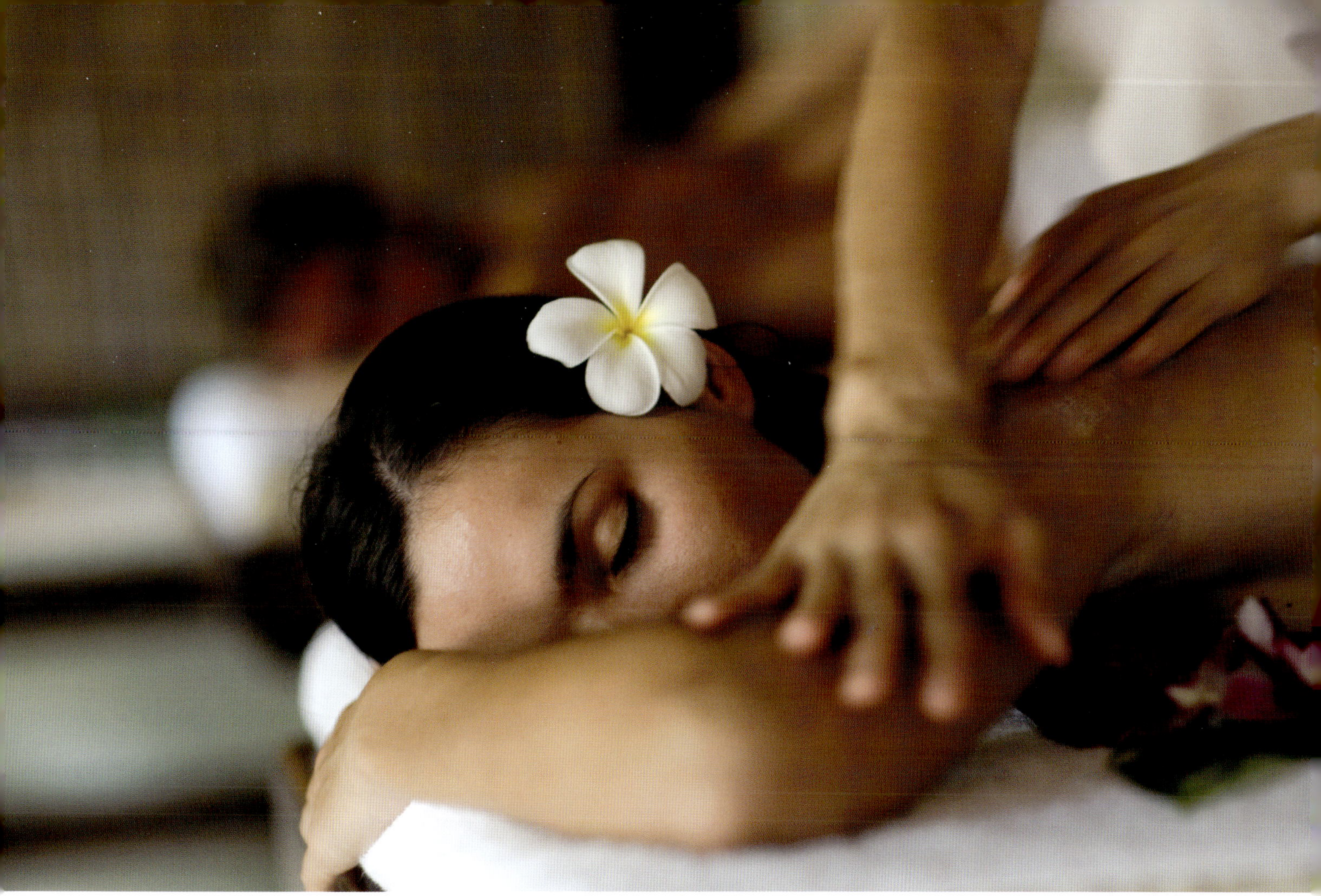

Wohltuende Honigmassage

Eine Wohlfühlmassage, die man sich ab und zu gönnen sollte. Neben der wohltuenden Wirkung kräftigt der Honig, regt die Durchblutung und den Stoffwechsel an.
Ungefähr 1 EL Honig gleichmäßig auf dem Rücken des zu Behandelnden verteilen. Beide Hände nebeneinander legen und mit der Pumpmassage beginnen. Dabei die eine Hand mit dem Ballen auf den Rücken drücken und dann über die Finger abrollen. Die andere Hand führt die Bewegung in entgegengesetzter Richtung aus. Sie rollt also von den Fingern her bis zum Handballen. Die Kraft für die Massage soll dabei aus der Schulter kommen und über den Ellenbogen bis in die Hände gehen.
Die Hände massieren mit dieser Technik den ganzen Rücken in langsamen, gleichmäßigen Bewegungen.
Der Massagegang wird mit dem Abwaschen des Rückens in kleinen kreisenden Bewegungen beendet.

INGREDIENZIEN
Honig
Schüssel mit heißem Wasser
Waschlappen

Lanolin

Inhaltsstoffe
hautverwandte Fette
Fettsäuren
Paraffin
Wasser

Bei Lanolin handelt es sich um das Wollfett, das bei der Wäsche der Schafswolle gewonnen wird. Dieses Sekret aus den Talgdrüsen der Schafe ist ein unraffiniertes „Wollfett" und wird aus dem Waschwasser der Wolle extrahiert. Anschließend beginnt der für die Herstellung von Lanolin notwendige Reinigungsprozess. Zwei Punkte sind hier von großer Bedeutung. Zum einen die Verringerung der allergieauslösenden Bestandteile und zum anderen die Entfernung von Verunreinigungen durch Umweltschadstoffe einschließlich eventueller Pestizidrückstände.

Den Namen Lanolin trägt das Produkt erst seit etwa 100 Jahren. Im medizinischen Sinne, wie im Deutschen Arzneibuch aufgeführt, enthält Lanolin außer dem Wollwachs noch Paraffin und Wasser und man kann es so, im Gegensatz zum reinen Wollwachs, direkt auf die Haut auftragen. Wer allerdings zu Allergien neigt, sollte vorsichtig sein.

Lanolin ist der perfekte Weichmacher für rissige Haut und versorgt sie mit rückfettenden Lipiden, die die Hautfeuchtigkeit binden. Dafür sorgen die hautverwandten Fette und Fettsäuren. Auch wunde und abgeschürfte Haut heilt mit Lanolin schneller, denn die epithelbildende und zellregenerierende Wirkung ist längst erwiesen.

Schon die alten Griechen kannten die wachsartige Masse, die beim Waschen der Schafwolle anfiel, und nannten sie Oesypum. Das Wollwachs wurde schon damals für Heilsalben und Pflaster verwendet.

Wimpernpflegeöl

Ingredienzien
25 g Lanolin
3 EL Weizenkeimöl
1 EL Walrat
5 EL Rizinusöl

Täglich werden die Wimpern getuscht und abends abgeschminkt. Da kann es schnell passieren, dass sie ihren seidigen Glanz und ihre Länge verlieren. Das Wimpernpflegeöl hat schon unseren Großmüttern zu einem verführerischen Blick verholfen.

Die Zutaten zusammen im Wasserbad schmelzen lassen und noch warm in ein Porzellangefäß gießen. Verschlossen und kühl aufbewahrt hält sich das Öl einige Wochen.

Mit einem Wattestäbchen nach dem Abschminken auf die Wimpern auftragen.

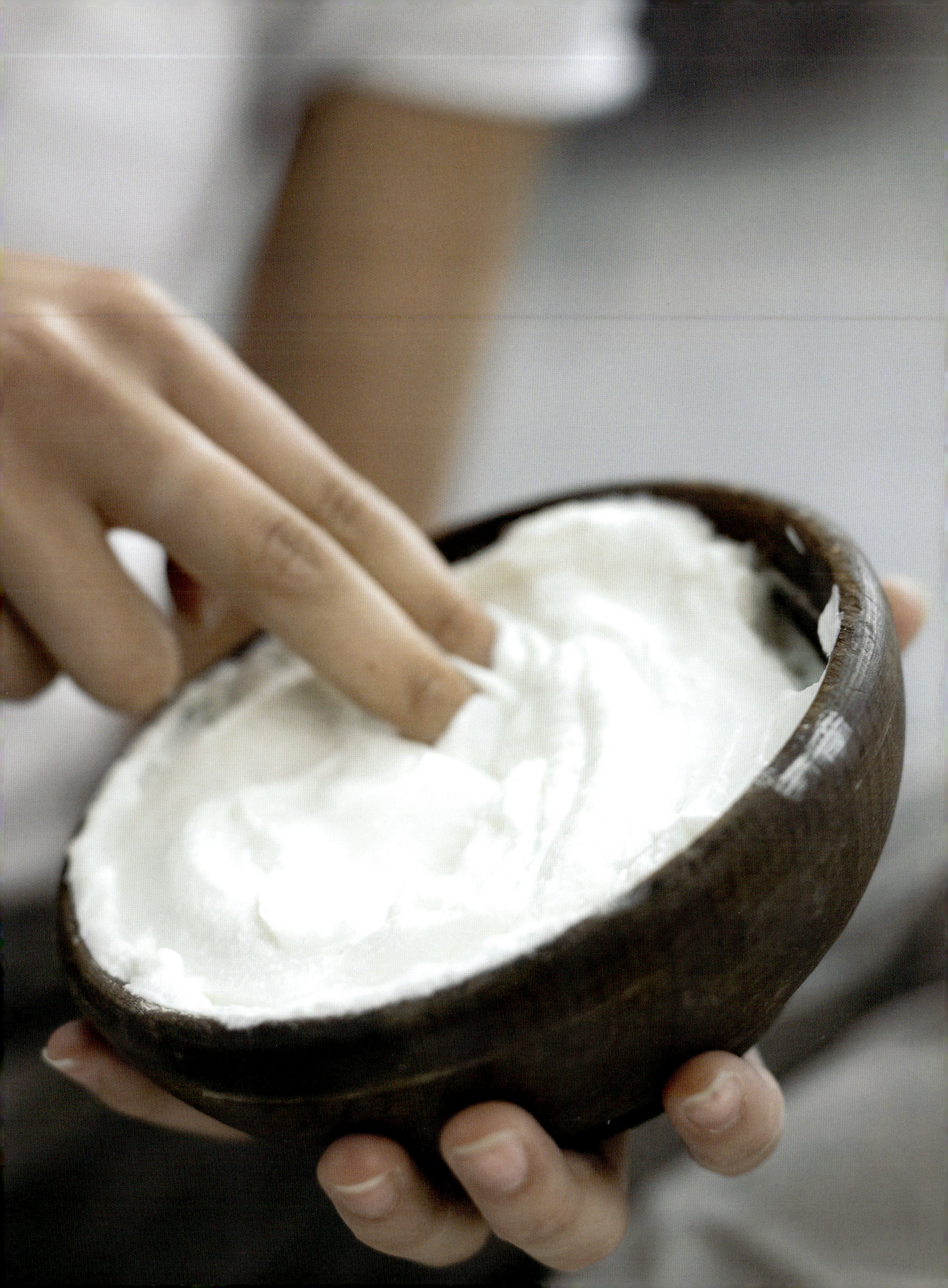

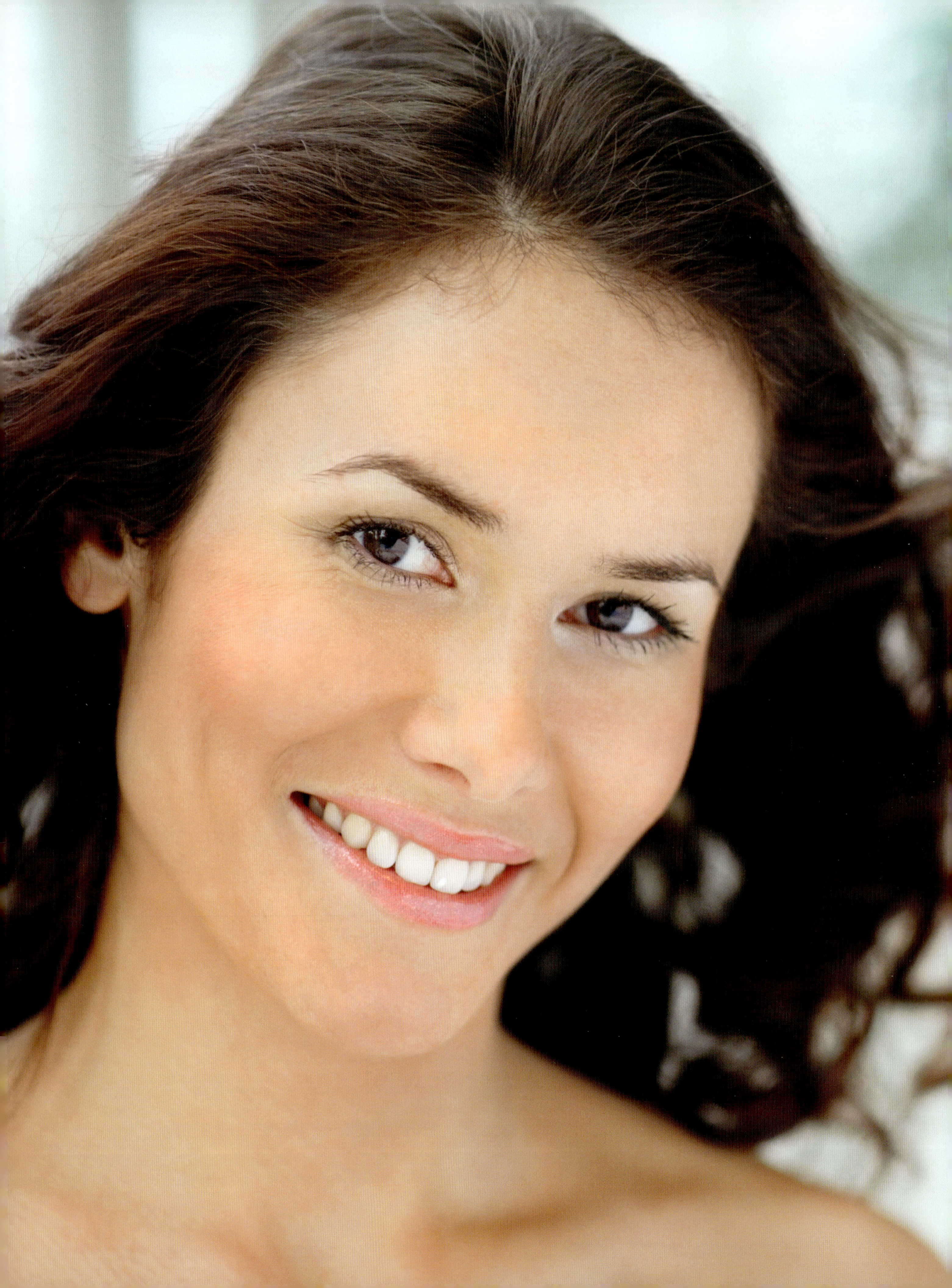

Honig-Lanolinbalsam

Der Honigbalsam ist eine hochwertige Nährcreme, die sehr gut als Nachtcreme fungiert. Das ebenfalls enthaltene Hamameliswasser wirkt widerstandsfördernd, wundheilend und straffend und ist somit besonders für empfindliche Haut geeignet.

Lanolin und Weizenkeimöl zusammen im Wasserbad schmelzen, Fettschmelze abkühlen lassen, den Bienenhonig in die noch warme Fette rühren. Das zuvor separat erwärmte Hamameliswasser abschließend untermischen und die Creme in ein Porzellandöschen füllen.

INGREDIENZIEN

6 EL Honig
6 EL Weizenkeimöl
50 g Lanolin
⅛ l Hamameliswasser

Pflegende Creme mit Lanolin

Rissige, raue Haut? Schuppige Stellen an Ellenbogen und Knien? Diese Creme schafft Abhilfe, denn sie pflegt die stark beanspruchte Haut und macht sie wieder streichelweich und zart.

Die Fette in einem Wasserbad zusammen schmelzen lassen und die Öle hinzufügen. Auf 60 °C erhitzen, das ebenfalls erhitzte Wasser hinzufügen und gut verrühren, bis die Creme erkaltet ist. Dann erst das ätherische Öl hinzufügen. Die Creme in ein hübsches, sauberes Porzellandöschen füllen und gut gekühlt aufbewahren. Die betroffenen Hautstellen täglich damit behandeln.

Durch den Austausch des Orangenblütenwassers gegen Rosenwasser oder verschiedene Kräutertees kann auch noch die Wirkung verändert werden.

Der Duft von Orangenblütenwasser erinnert leicht an Jasmin und ist ideal für empfindliche, müde und trockene Haut und Rosenwasser eignet sich sehr für die sensible Haut und unterstützt den natürlichen Säureschutz.

INGREDIENZIEN

10 g Lanolin anhydrid
5 g Bienenwachs
5 g Kakaobutter
20 g Mandelöl, z. B. von „Grüne Erde“
20 g Jojobaöl, z. B. von „Grüne Erde“
5 Tropfen eines ätherischen Öls nach Belieben
40 g Orangenblütenwasser, z. B. von „Grüne Erde“

Anwendungsgebiete:

Das Murmeltierfett hat kaum Eigengeruch und wird gerne verdünnt in Salben, Cremes und Massage-Ölen verwendet. Es hilft vor allem gegen Krankheiten mit entzündlichem Charakter wie

Gelenkentzündungen
Rheuma
Arthrose
Hexenschuss
Ischias
Rückenschmerzen
Tennisarm
Sehnenscheidenentzündung
Schleimbeutelentzündung
Sportverletzungen
Verstauchungen
Prellungen
Ekzemen
Juckreiz
Neurodermitis
Schuppenflechte
Hautentzündungen
gereizter Haut.

In Kombination mit durchblutungsfördernden Kräutern und ätherischen Ölen wirkt das Murmeltieröl besonders gut. Für eine dauerhafte Behandlung ist das Fett allerdings nicht geeignet, denn, darauf sei nochmals hingewiesen, der Cortisongehalt ist hoch und kann bei längerer Anwendung zu einer Verdünnung der Haut führen und andere Nebenwirkungen hervorrufen.

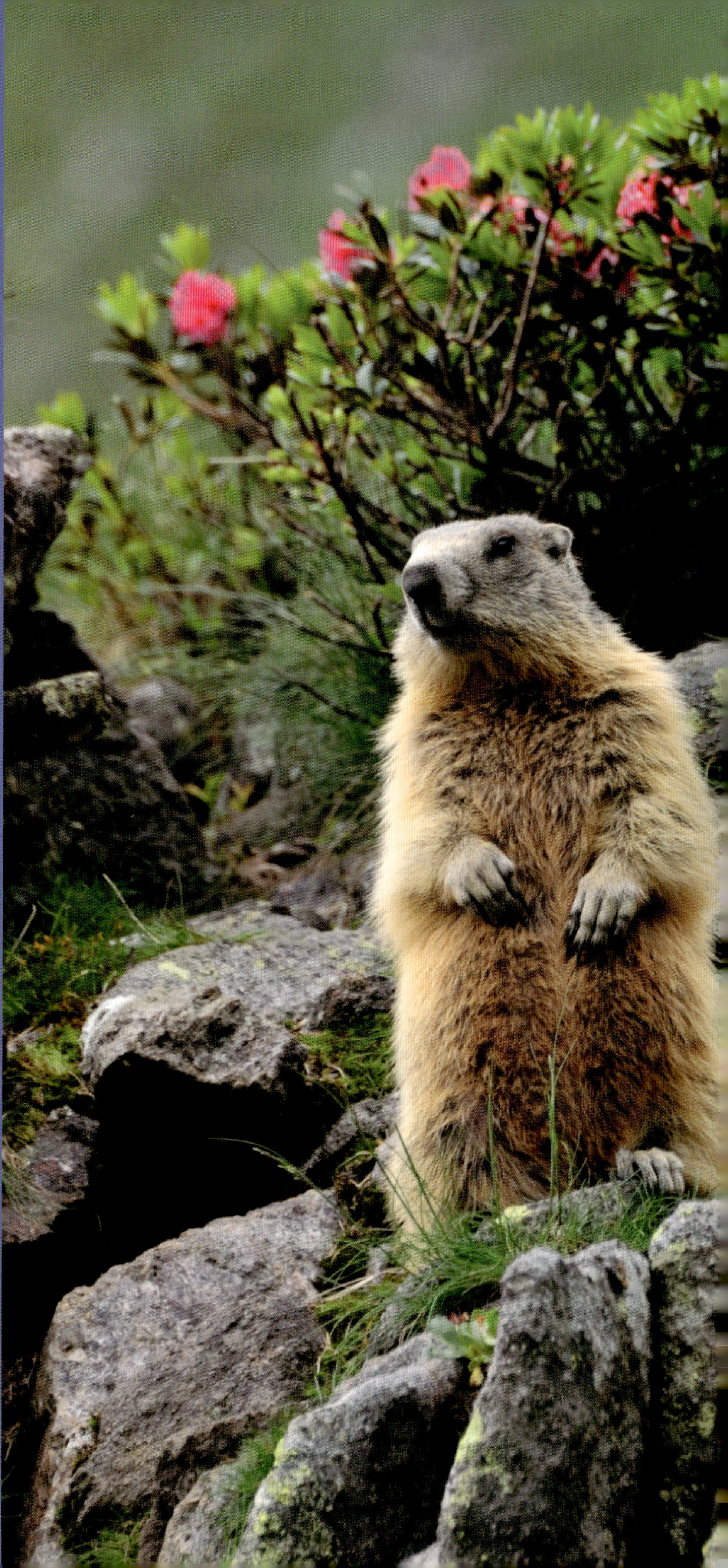

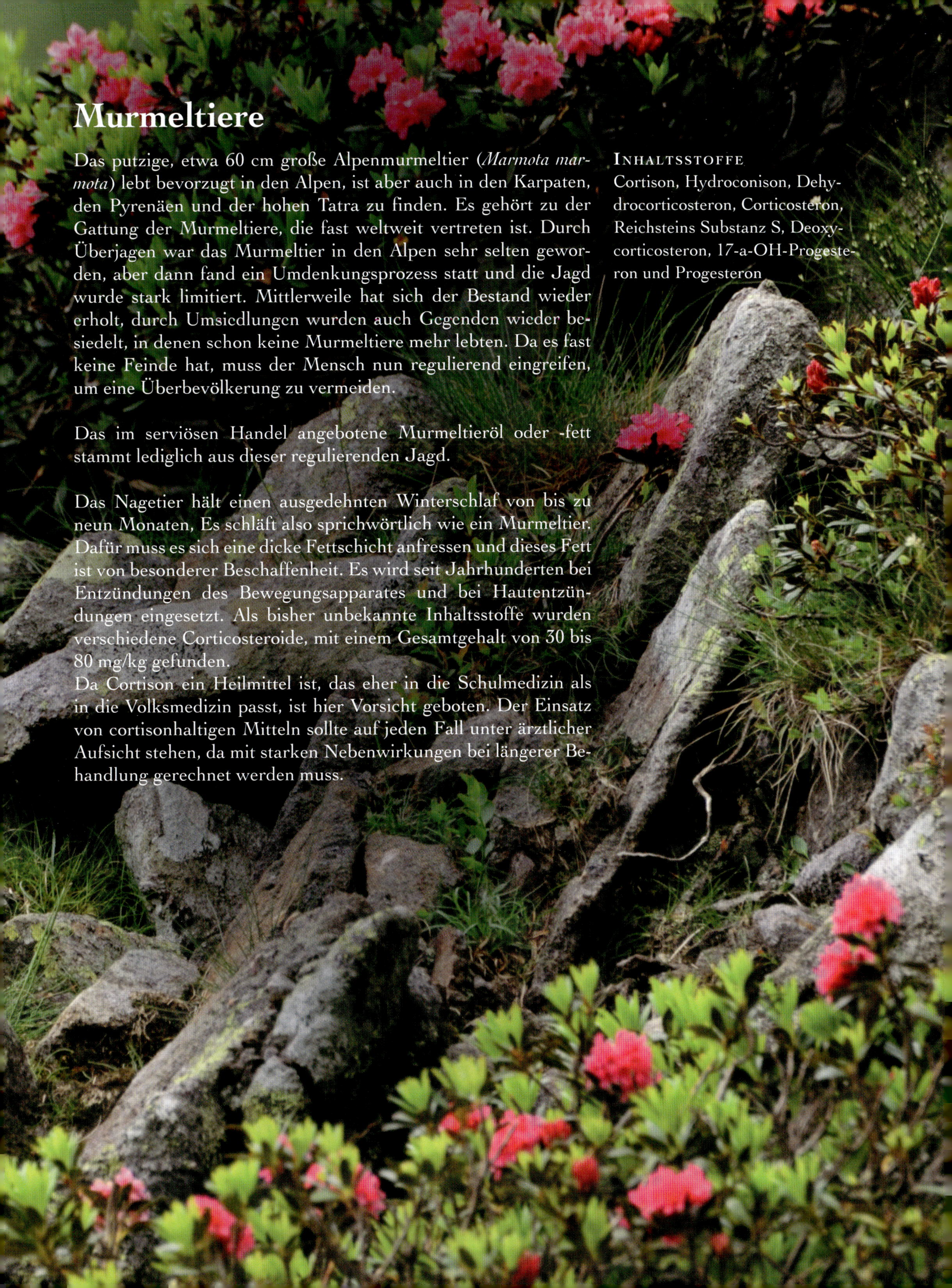

Murmeltiere

Das putzige, etwa 60 cm große Alpenmurmeltier (*Marmota marmota*) lebt bevorzugt in den Alpen, ist aber auch in den Karpaten, den Pyrenäen und der hohen Tatra zu finden. Es gehört zu der Gattung der Murmeltiere, die fast weltweit vertreten ist. Durch Überjagen war das Murmeltier in den Alpen sehr selten geworden, aber dann fand ein Umdenkungsprozess statt und die Jagd wurde stark limitiert. Mittlerweile hat sich der Bestand wieder erholt, durch Umsiedlungen wurden auch Gegenden wieder besiedelt, in denen schon keine Murmeltiere mehr lebten. Da es fast keine Feinde hat, muss der Mensch nun regulierend eingreifen, um eine Überbevölkerung zu vermeiden.

Das im serviösen Handel angebotene Murmeltieröl oder -fett stammt lediglich aus dieser regulierenden Jagd.

Das Nagetier hält einen ausgedehnten Winterschlaf von bis zu neun Monaten, Es schläft also sprichwörtlich wie ein Murmeltier. Dafür muss es sich eine dicke Fettschicht anfressen und dieses Fett ist von besonderer Beschaffenheit. Es wird seit Jahrhunderten bei Entzündungen des Bewegungsapparates und bei Hautentzündungen eingesetzt. Als bisher unbekannte Inhaltsstoffe wurden verschiedene Corticosteroide, mit einem Gesamtgehalt von 30 bis 80 mg/kg gefunden.
Da Cortison ein Heilmittel ist, das eher in die Schulmedizin als in die Volksmedizin passt, ist hier Vorsicht geboten. Der Einsatz von cortisonhaltigen Mitteln sollte auf jeden Fall unter ärztlicher Aufsicht stehen, da mit starken Nebenwirkungen bei längerer Behandlung gerechnet werden muss.

INHALTSSTOFFE
Cortison, Hydroconison, Dehydrocorticosteron, Corticosteron, Reichsteins Substanz S, Deoxycorticosteron, 17-a-OH-Progesteron und Progesteron

Register

Die geraden Seitenzahlen geben die Verwendung in einem Rezept an.

Rezepte

Zum Genießen

Für das Gesicht

Für die Haare

Für die Haut

Für das Wohlbefinden

Zur Beachtung!

Die in diesem Buch aufgeführten Beschreibungen von Naturprodukten als Genuss-, Pflege- und Heilmittel beruhen auf Tradition und Überlieferung und dienen lediglich zur Anregung sich näher mit den Naturprodukten zu befassen. Sie verstehen sich nicht als Behandlungsanweisung oder als Rezept zur Behandlung von Krankheiten. Sie ersetzen daher weder einen Arztbesuch oder die Beratung durch eine/n Heilpraktiker/in.
Die Anwendung der in diesem Buch beschriebenen Naturprodukte erfolgt stets auf eigene Verantwortung und ist individuell unbedingt sorgfältig abzuwägen und evtl. durch den Rat eines Arztes, Apothekers oder Heilpraktikers abzusichern. Auch bei Naturheilmitteln treten Nebenwirkungen und/oder Wechselwirkungen, auch mit chemischen Medikamenten, auf, die in ihrer Wirkung verstärkt, abgeschwächt oder aufgehoben werden könnten!
Die abgedruckten Informationen sind nach bestem Wissen und Gewissen und aus eigener Anschauung verfasst, dennoch übernehmen weder die Autorin noch der Verlag die Haftung für Schäden, welcher Art auch immer, die sich direkt oder indirekt aus dem Gebrauch der hier vorgestellten Rezepte ergeben könnten.

Bildnachweis

Eder
S. 4 oben, 15, 17, 19 li unten, 26 re unten, 40 li unten, 40 re oben, 41 li unten, 53, 71, 75, 79, 83, 86 li unten, 86 re oben, 101, 105, 107 li unten, 135 li unten, 135 re oben, 143, 146, 158

Florapress
U1 alle, S. 9 re unten, 41 li oben, 117 re unten, 119, 127 alle, 131 re unten, 175

Fotolia
U4 re, S. 9 li unten, 10, 26 li unten, 32 li oben, 32 re oben, 40 li oben, 40 re unten, 41 re unten, 45 li oben, 61 re unten, 80 re unten, 85, 86 re unten, 93 li unten, 96 li unten, 96 re oben, 102 re oben, 121, 129 alle außer re unten, 131 re oben, 137 li unten, 137 re unten, 154 li unten, 160, 163 li oben, 163 li unten, 163 re oben, 165 alle, 169, 173, 179

iStockphoto
U4 li, S. 5 unten, 19 li oben, 21, 45 alle außer li oben, 48 alle, 61 li oben, 72, 90, 93 re unten, 94, 96 re unten, 97 alle, 123, 129 re unten, 137 li oben, 141, 149, 154 li oben, 154 re oben

Bildagentur Look
S. 4 unten, 5 oben, 7, 28, 31, 41 re oben, 54, 57, 58, 62, 66, 69, 86 li oben, 96 li oben, 102 li oben, 111, 114, 117 alle außer re unten, 131 li oben, 131 li unten, 132, 137 re oben, 151 alle

Christine Paxmann
S. 8 li oben, 9 li oben

Shotshop
S. 32 li unten, 38, 61 li unten, 61 re oben, 93 li oben, 154 re unten, 157, 176

Stockfood
Rücken, U4 mitte, S. 8 alle außer li oben, 9 re oben, 13, 19 re oben, 19 re unten, 23, 25, 26 li oben, 26 re oben, 32 re unten, 35, 37, 42, 47, 51, 65, 80 alle außer re unten, 88, 93 re oben, 102 li unten, 102 re unten, 107 alle außer li unten, 109, 125, 135 li oben, 135 re unten, 139, 153, 163 re unten, 167, 171

ISBN 978-3-9813104-8-1

Gestaltung und Satz: Paxmann text • konzept • grafik, München

Alle Rezepte dieses Buches wurden mit Sorgfalt zusammengestellt und überprüft.
Eine Garantie kann jedoch nicht übernommen werden.

Printed in Italy 2011

Verlagswebsite: www.d-hverlag.de
Themenwebsite: www.aus-liebe-zum-landleben.de